国家社会科学基金重大项目资助成果

中华民族复兴社会心理促进研究丛书

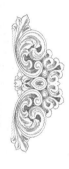
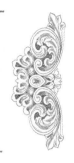

健康型城区建设模式研究

THE RESEARCH ON THE MANAGEMENT MODEL OF HEALTHY URBAN AREAS

时　勘◎著

U0353450

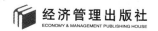

经济管理出版社

ECONOMY & MANAGEMENT PUBLISHING HOUSE

图书在版编目（CIP）数据

健康型城区建设模式研究／时勘著 . —北京：经济管理出版社，2018.5
ISBN 978-7-5096-5691-4

Ⅰ . ①健… Ⅱ . ①时… Ⅲ . ①心理保健—社区服务—研究—中国 Ⅳ . ①R395.6

中国版本图书馆 CIP 数据核字（2018）第 051492 号

组稿编辑：赵亚荣
责任编辑：赵亚荣
责任印制：黄章平
责任校对：王淑卿

出版发行：经济管理出版社
　　　　　（北京市海淀区北蜂窝 8 号中雅大厦 A 座 11 层　100038）
网　　址：www. E-mp. com. cn
电　　话：（010）51915602
印　　刷：三河市延风印装有限公司
经　　销：新华书店
开　　本：720mm×1000mm/16
印　　张：24. 75
字　　数：406 千字
版　　次：2018 年 5 月第 1 版　　2018 年 5 月第 1 次印刷
书　　号：ISBN 978-7-5096-5691-4
定　　价：108. 00 元

项目资助声明

本书得到了国家社会科学基金重大项目
（项目批准号：13&ZD155）的支持。

中华民族复兴社会心理促进研究丛书

国家社会科学基金重大项目（13&ZD155）成果

《健康型城区建设模式研究》编委会

时　勘　中国人民大学心理学系
谢　泳　上海市静安区卫生计划委员会
胡　平　中国人民大学心理学系
张清芳　中国人民大学心理学系
李欢欢　中国人民大学心理学系
温晓通　中国人民大学心理学系
邢　采　中国人民大学心理学系
刘　颖　首都医科大学医学人文系
李　梅　中国人民大学心理学系
李　洁　中国人民大学心理学系
李永娜　中国人民大学心理学系
张　晶　中国人民大学心理学系
王　桢　中国人民大学劳动人事学院
王筱璐　香港理工大学应用社会科学系
万　金　华东交通大学经济与管理学院
朱厚强　中国科学院大学经济与管理学院
周海明　山东科技大学文法系
郭慧丹　中国人民大学心理学系

　　中共十八大以来，习主席多次提出并阐释了实现中华民族伟大复兴的"中国梦"，这在国内外引起强烈反响和高度关注，也成为社会科学界的研究重点和热点。此后，2016 年 8 月 21 日习主席在全国卫生与健康大会上再次发表重要讲话，提出"要倡导健康文明的生活方式，树立大卫生、大健康的观念，把以治病为中心转变为以人民健康为中心，建立健全健康教育体系，提升全民健康素养，推动全民健身和全民健康深度融合"，这为我们开展健康型城区建设的研究指明了方向。最近，习主席在中共十九大中又进一步提出，要"加强社会心理服务体系建设，培育自尊自信、理性平和、积极向上的社会心态"，这与我们 2013 年获批的社会科学基金重大项目"中华民族伟大复兴的社会心理促进机制研究"（13&ZD155）具有高度的吻合性。

　　关于"健康"的概念，世界卫生组织（WHO）1948 年在其成立宪章中就有明确的阐述——"健康是一种在躯体上、心理上和社会上的完美状态，而不仅仅是没有疾病和虚弱的状态"。也就是说，健康是躯体、心理和社会功能三个方面的统一体，而心理健康是人类社会整体健康不可分割的关键部分。我们在 2005 年首次提出了"健康型组织建设"的新概念，经过十余年的系统探索，健康型组织建设定位于"身心健康、胜任高效和创新发展"三大维度，已经取得了重要的进展。由上海市静安区卫生计生党工委和中国人民大学心理学系共同承担的社科重大项目子课题"健康型城区建设的社会管理模式研究"，于 2014 年 7 月在上海市静安区举行了子课题的签约和挂牌仪式，并作为静安区卫生计生系统重点学科建设项目立项。经过近四年来的努力，健康型城区建设模式研究已经初见成效。上海地区成为"中华民族伟大复兴的社会心理促进研究"社科重大项目有充分展示度的地区，为全国其他地区开展社会心理服务体系的建设树立了榜样，其研究成果主要包括：心理摆脱与抗逆力研究、老年人口语的年老化和社交网络研究、老龄化与认知功能的神经机制研究、精神障碍与乙肝污名的研究、自杀应对与临终精神性关怀、丧亲人群的哀伤社会支持研究和健康型城区建设的评价研究七大部分。

1. 心理摆脱与抗逆力研究

一方面，随着商业环境竞争的加剧，企业员工面临着日益增加的工作压力，在有限的时间内完成大量工作任务已经成为大部分员工的常态。在此情境下，员工为了完成工作任务，将工作带回家也成为了普遍存在的现象。员工在工作中不能将工作和非工作的边界进行区分。本研究从波动的视角证明了工作要求中时间压力的影响，并进一步证明了心理摆脱对工作行为和工作绩效的影响因素，通过横截面数据和经验取样，得到了心理摆脱的影响因素及其作用机制。另一方面，研究是在医护人员中进行的。我们探索了抗逆力在应对压力方面的作用。通过深度访谈获取质性材料后，我们了解了医护人员在工作中所遇到的压力事件、通过哪些途径来缓解压力，以及需要哪些能力和特质来应对这些压力事件；根据访谈情况与文献资料，编制了医护人员的抗逆力问卷，从而了解医护人员的压力特征以及应对的有效方式；在问卷施测后，可以从性别、年龄、科室、职位等不同层面了解医护人员的心理健康状况，为后期的干预研究提供理论支持；最后，根据调查结果，设计出了一套具有医疗卫生系统特色的测试工具，并寻求出一套促进社会融合的医疗卫生系统健康管理模式。这项工作已在国内不同地区、不同等级医疗单位中开展。

2. 老年人口语的年老化和社交网络研究

早在 1900 年，世界卫生组织针对全球范围内人口的年老化现象就提出了老龄健康化这一长远的战略目标。本研究以社区为依托，探索整合各种社区资源来建设健康型社区，实现老龄健康化。首先，本研究探索口语产生的认知年老化现象及其认知神经机制，总结了年龄因素对口语产生各阶段的影响及认知机制，主要从"舌尖效应"、同音词的图片命名及其启动效应等方面进行了阐述。在此基础上，本研究从不同角度对认知年老化进行了分析，获得了有关汉语口语产生过程的初步研究结果，从认知年老化和口语产生这两个研究领域，对口语认知年老化的研究提出了展望。其次，我们以老年人为研究对象，采用横断面研究和追踪研究相结合的方式，系统地研究了老年人社会网络对老年人健康的影响：首先，探讨了社会网络数量、质量与老年人心理健康的关系，发现情感亲密的社会伙伴的质量与心理健康的关系更强；其次，探索了影响老年人健康状况的社会网络因素，以及老年人外围的社会伙伴数量与情感亲密的社会伙伴数量的相互关系。

3. 老龄化与认知功能的神经机制研究

失智是严重威胁老年人身心健康的精神疾病，随着人口老龄化，患病率逐渐增加。当前对失智无特效治疗方法，它给家庭和社会都带来了巨大的经济负担。不过，采取早期预防和干预措施，能够延缓或推迟失智的发生。静安区是我国第一个步入老龄化的行政区域，老年人口及高龄老年人口均居上海市首位。我们研究者的任务是，建立科学有效的服务模式，推迟或延缓老年人失智的发生。

第一项研究任务是，探索老年人大脑功能网络交互机制的变异与老年人认知功能行为衰退的关系。这里，我们关注影响老年人认知功能的常见神经退行性疾病——脑白质疏松症（Leukoaraiosis，LA），从大脑结构与功能网络变异的角度对此种疾病影响认知功能的机制进行探究。研究表明，此种疾病与更高的卒中再发危险性和更低的生存率有关，它影响中老年患者的认知功能，增大了痴呆发生概率。本研究表明，LA 对感觉运动网络（SMN）的部分脑区间的交流协调造成了干扰，包括右侧扣带运动区、左侧后脑岛和左侧腹侧运动前区等，对于感觉运动整合是必不可少的区域。我们探究了经颅直流电刺激（transcranial Direct Current Stimulation，tDCS）右侧颞顶联合区对心理理论和认知共情的影响，发现心理理论能力和一些神经发育障碍密切相关。研究心理理论能力可以更好地了解其他社会认知能力的神经模型，帮助患有神经发育障碍的特定人群康复。本研究通过使用 tDCS 刺激成年被试的右侧颞顶联合区（right Temporo-Parietal Junction，rTPJ），来探究成年人的心理理论和认知共情能力是否和 rTPJ 存在因果关系；在自动情绪调节的神经机制及其可塑性研究中，探索自动情绪调节如何影响个体对情绪信息的注意；此外，还探索了自动情绪调节是否具有可塑性，以及通过训练个体能否提高自动情绪调节能力。我们通过脑电图（Electroencephalogram，EEG）技术获得静息态额叶 alpha 偏侧化，检验自动情绪调节是否影响预备阶段调节反应倾向，结合启动范式和行动者网络理论（Actro-Network Theory，ANT）注意范式，检验自动情绪调节对注意的作用机制；通过 EEG 技术结合启动范式与 Go/Nogo 范式，获得大脑皮层的时空特点，以探索自动情绪调节对评价和反应的作用机制，通过情绪调节目标训练，探索了自动情绪调节的可塑性。

第二项研究任务是，根据认知功能障碍老年人的脑功能衰退与症状表现的理论模型研究处置和干预的策略。我们组织了专家论证会来确定实施方案，组织发动老年人群参与培训活动，全面开展了宣传及筛查工作，并组建专业化服务团队开展认知功能训练、有氧训练、情绪管理、放松训练、健康讲座等主题活动。通过自愿报名、社区动员的参与方式，让老年人分别参加认知训练班、有氧训练班和情绪管理班。通过认知训练班的益智健脑训练帮助老年人提高认知功能；通过情绪管理班，主要运用生物反馈技术进行团体心理素质训练，提升老年人的心理能力。我们给老年人提供的系统规范的心理行为干预服务，为老年人搭建了人际交往平台，帮助老年人构筑社会支持网，在老龄化趋势下探寻出有效、实用的干预服务措施。

4. 精神障碍与乙肝污名的研究

当前，"亚健康"已经成为谈论我国人口素质的一个重要概念。变革带来的社会压力，使处于亚健康状态的人群数量日益增多。亚健康是健康与疾病之间的连续体。对于靠近疾病这一分界点的员工精神健康问题，从其形成机制和影响因素来看，更多地来源于工作场所。目前，压力管理办法只能在第一级、第二级的干预中起作用，并未涉及相对较为严重的员工精神症状的层面，即压力管理系统的第三级干预，这需要临床精神病学专家的参与。工作场所中员工的抑郁症状的形成揭示了工作场所中员工，特别是情绪劳动职业的抑郁症状的发生机制，本书旨在探索其心理社会治疗模式，特别是个性化综合干预模式，并从团体层面探索合作性学习模式在组织干预中的作用。在职业康复领域，采用支持性就业对于症状的改善，提高患者对职业服务、空闲生活和经济状况的满意度与自尊水平有重要的作用，而职业社交技能训练能帮助精神病患者获得竞争性工作，可以通过训练帮助精神病患者维持他们的工作。

污名（Stigma）指的是一种非常不光彩的，具有耻辱性质的特征。污名实际上是他人对被污名者或被污名群体的某些不受欢迎的社会特征所产生的刻板印象，最终导致了歧视行为的出现。尽管乙肝污名对乙肝疾病管理而言是比较严重的问题，但还鲜有专门开发的用于测量乙肝污名态度的工具。本书运用质化访谈和量化分析相结合的方法，编制了乙肝污名态度的问卷，提出并验证了乙肝污名态度的影响因素以及作用因素。本书认为，在乙肝污名经常发生的招聘环节中，对人际关系方面的担忧是导致乙肝病毒携带者被拒绝的重要原因。此外，通过电视宣传的方式探索消除乙肝污名态度的干预手段，对于乙肝污名的消极因素——回避倾向和雇佣污名，均有较好的干预效果。以宣传乙肝病毒传播和治疗知识为主的教育方式，对消除回避倾向和雇佣污名均有非常显著的作用。这一结果可为政府和公益组织开展减少乙肝歧视的干预活动提供有实践意义的指导意见。

5. 自杀应对与临终精神性关怀

我们首先探讨了全球公共卫生领域亟待解决的难题——自杀的神经机制问题。我们在心理痛苦理论的基础上，关注以往研究忽视的对"痛苦逃避"动机的测量；通过改编和发展情感激励延迟和金钱激励延迟的认知任务，对痛苦体验和痛苦逃避动机阶段进行时间上的分离，结合事件相关电位（Event-Related Potential，ERP）和功能性磁共振成像（functional Magnetic Resonance Imaging，fMRI）技术，建立基于心理痛苦理论的眶额皮质介导抑郁症自杀的神经病理模型的研究新思路。然后，我们采用相同的方法探讨了大学生群体中孤独感和自杀意念水平，以及两者之间的相互关系，结果发现，自杀的内隐和外显态度具有同一性。在大学生群体中，孤独感也是预测自杀意念的敏感指标。近年来，我国大学生自杀现象呈现明显的榜样行为特点。我们特别考察并得出了不同类型互联网自杀新闻（规范新闻、不当新闻）暴露条件下，抑郁和不当的自杀新闻报道，是大学生自杀榜样行为的重要风险因素。

晚期的癌症病人面对的最大挑战是如何走向死亡。本研究要探索的是在生命倒计时的过程中人们的经历、人们如何看待和接受死亡，并讨论对晚期癌症病人更好地在临终关怀项目中进行设计，以满足病人的死亡应对需求。精神性或者灵性（Spirituality）是与宗教信仰不同的一个概念，它相当于个体对自己生命意义的追寻，濒临死亡的人的精神需求会变得比较强烈，在研究如何提供舒适的物质条件减轻病人疼痛的同时，更要涉及精神层面的需求。我们的研究方法是，先做访谈和数据分析的定性研究，再通过死亡态度量表了解病人与相关人员的死亡态度，参与调查研究的除病人之外，还包括医务人员、家属。此类研究首先探索抑郁、自杀新闻暴露方式对自杀榜样行为的影响，然后研究孤独感与自杀意念的关系，最后，探索死亡应对与临终精神性关怀问题，应该是一个有关健康型城区建设较为完整的理论和实践研究。

6. 丧亲人群的哀伤社会支持研究

本研究首先探索了丧亲者社会支持体验，试图通过质性研究，深入了解丧亲者的真实社会支持的经历、内容与结构，并发展出一个丧亲社会支持量表，为丧亲社会支持研究提供新的工具，也利于后期的研究。我们具体地探索了丧亲社会支持对适应结果的影响，通过追踪设计，分别探索出丧亲社会支持及各个维度对适应结果（比如复杂哀伤、抑郁、孤独感以及创伤后成长）的直接影响，揭示出了社会支持影响丧亲的适应结果（复杂哀伤、抑郁、孤独感以及创伤后成长），考察了感知社会支持与意义整合变量的纵向中介效应，探索了丧亲社会支持对适应结果的影响机制。这项系统研究考察了依恋风格变量的调节作用，获得了社会支持对于影响丧亲适应结果的干预模型，目前，该项研究成果在上海地区的哀伤社会支持实践中取得了很好的社会效益。

7. 健康型城区建设的评价研究

健康型城区建设的评价研究首先从建设幸福企业入手，在对平衡计分卡（BSC）流程进行创造性调整之后，我们以员工关爱为切入点，建立以工作投入为核心的幸福企业建设（E-STAR）方案的理论模型，构建了包含心理测评模块、干预培训模块和跟踪反馈模块的幸福企业评价的集成系统。有近40家企业参与了这项评估工作，最后在北京人民日报社举行了全国幸福企业成就展，产生了很好的社会效益。我们从"身、心、灵"三维度九因素的角度，形成健康型组织评价模型，并开发出包括多测度评价、诊断干预和跟踪反馈环节的健康型组织评价集成系统，此后，在全国范围内分行业开展了健康型组织评估工作。该部分介绍了某市公安局进行的评价工作，全局有近2000名干警参与了评价工作，我们根据评价结果提供了公安系统的全面发展的咨询报告和未来发展建议。最后一项研究是以某公司知识型员工为实证研究对象，目标是构建综合激励体系，将管理熵理论应用于健康型组织评价体系。本研究测量了综合激励体系各指标的正熵和负熵状况，确定激励手段、途径、方向、力度等的变化对总体激励效果的影响。由于激励机制的改良通过降低激励系统正熵和增加激励负熵实现了总激励熵的下降，获得的测度激励效果促进了激励盲点的发现，维护了激励措施的协同。

　　四年多来，在课题组全体人员的共同努力下，我们在健康型城区建设模式方面进行了系统的探讨，开展了相应的社会心理服务体系的工作，在健康型城区建设模式方面取得了明显的进展。我们参与各项研究工作的同志，除了在编委会署名的之外，在每章的末尾都有署名。我们相信，读者通过阅读本书，一定能够从中获得社会心理服务体系建设理论和实践方面的启发，使健康型城区的建设工作更加完善，不断推向前去。

　　　　　　　　　　　　　　　　　于北京市奥林匹克花园

　　　　　　　　　　　　　　　　　2018 年 5 月 16 日

目录

| 第一章 |

健康型组织概述

第一节　健康型组织的概念

一、健康与健康型组织

（一）心理健康与和谐社会

关于"健康"的概念，世界卫生组织（WHO）1948 年在其成立宪章中就有明确的阐述："健康是一种在躯体上、心理上和社会上的完美状态，而不仅仅是没有疾病和虚弱的状态。"也就是说，健康是躯体、心理和社会功能三个方面的统一体，而心理健康是人类社会整体健康的不可分割的关键部分。依据世界卫生组织成立宪章的概括，人的健康包括积极的心理健康状态、有效的生活应激和恢复、卓越的工作成效与宽松、创新的组织文化，并能对社会做出贡献等方面。

那么，和谐社会与心理健康之间存在什么关系呢？从"和谐"二字的中文构型也可以理解其基本含义。"和"，其左边是"禾"，禾苗可以长粮食和长棉花，右边是"口"，表示要让每一个人口有饭吃、有衣穿；"谐"，其左边是"言"，表示言论的自由，右边是"皆"，表示人人应该有发表自己意见的权利和自由。其实，从一个人到他所在的团队、组织，以至于社区、整个社会，如同人体的健康一样，也应该有好坏之分，所以，可以把用于解释个体心理健康的概念引入到组织，乃至社会、自然环境的和谐层面上。因此，完全可以把健康作为整个和谐社会建设的质量标准，从个体、群体、组织、社会和自然环境等多个层次，系统探索我国社会经济转型时期和谐社会建设的机制问题。

（二）员工援助计划

谈到健康型组织建设，必须要提到员工援助计划（Employee Assistant Program，EAP）。这项活动其实与健康型组织建设有着密切的关系。早在 1917 年，北欧和北美的一些企业就开始提供员工援助计划的支持，以提高工作绩效。R. M. Macy 公司和北洲电力公司最早意识到了对 EAP 的需要，并建立了 EAP 服务体系。在 20 世纪 40 年代，大多数的 EAP 服务主要是针对当时一些企业白领员工的酗酒问题，还专门建立了职业酒精依赖项目（Occupational Alcoholism Program，OAP），这可以视为 EAP 的雏形。对 EAP 的大量应用始于 20 世纪 60~70 年代，1972 年，酒精滥用和酗酒联邦研究所职业项目办公室提供的联邦资助数量得到了很大提高。后来，EAP 作为一项为工作场所中个人、组织提供咨询的服务项目，逐渐地发现，帮助管理者识别员工所关心的问题，不仅涉及员工的工作表现，甚至影响到整个组织的业绩，咨询专家会为此提出解决问题的方案，其中就包括了员工的个人生活、工作问题和组织发展三方面内容：个人生活方面涉及健康问题、人际关系、家庭关系、经济问题、情感困扰、法律问题、焦虑、酗酒、药物成瘾及其他相关问题；工作问题涉及工作要求、工作平衡感、工作关系、欺负与威吓、人际关系、家庭/工作平衡、工作压力及其他相关问题；组织发展涉及与组织发展战略相关的服务项目，比如能给组织带来一定的效益，需要通过组织措施干预来实现。系统的人力资源管理方法使组织能够从 EAP 中获得最大益处的服务计划，比如组织变革过程中员工对于裁员的适应等，这些援助计划完全是根据组织发展的要求来进行量身定制式的设计的。一些研究结果表明，EAP 的开展可以有效地提高工作绩效、工作满意度和组织承诺，并降低离职倾向。不过，直至今日，EAP 的咨询内容的结构尚不够清楚。

（三）"组织健康"概念的提出

对组织健康的结构的探讨源于 20 世纪末，当时由于对组织健康的概念和内涵缺乏统一的认识，还没有成熟和公认的组织健康的结构。Clark 和

Fairman 试图将基于学校的组织健康的概念推广到企业等组织内，由于测量上的问题以及组织之间的差异，结果不够理想（Shuck，2011）。此后，Jaffe（1995）对组织健康的结构进行了分析，提出了包括组织绩效和员工健康的两维度结构的思想。Bennett、Cook 和 Pelletiier 等根据生命周期论，将组织健康的结构扩大为四个方面，分别是肌体健康、情感健康、心理健康和精神健康，不过，这在结构上或者是有重合，或者是对组织健康的内部结构缺少内在的逻辑关系的探索，也很难对组织健康的成效进行检验。此外，在组织行为学界，针对社区、企业也提出了一系列有关健康的标准，比如关注目标、权利平等、资源利用、独立性、创新能力、适应力、解决问题、士气、凝聚力、充分交流 10 项指标（时勘，2007）。我们认为，这些指标不仅适用于企业，也适用于社区，甚至一个更大的推广区域。但是，对于健康组织的概念学术界还是存在不同的看法。

（四）NQI 的卓越框架

加拿大国家质量研究所（National Quality Institute，NQI）应用卓越框架来为组织的发展提供认证，这些认证内容包括了良好的企业指导和道德领导行为。研究发现，组织采纳这个卓越计划后，取得了一些积极的成果，并且在使用这些概念时，将组织健康概念逐渐转化为健康型组织的概念。在这样的组织里，它们的领导人能够理解在员工、客户和股东之间的动态平衡关系，组织为了承诺自身的责任会构建彼此之间的信任关系。这样的关系能够使组织在社会责任、员工健康和顾客满意度方面均有非常卓越的表现。这一卓越计划实施之后，随着时间的推移，无论是在私立部门还是在公立组织当中，都使组织获得了成功（Dan，2004）。该框架从三个维度出发，形成了一条健康型组织建设的链条（见图 1-1）。在该结构中，组织通过自身的过程管理、有效领导，将焦点集中在员工、客户以及供应商等利益相关者身上，通过组织自身投入资源，进行健康环境建设，形成组织健康的文化，培养出健康的员工和健康的客户以及供应商等群体，通过提升他们的满意程度进而不断地提升自身的绩效水平。后来，该模型接受 Moos 的社会环境理论的观点，将健康组织看成是一个大的系统，系统与系统之间是相互影响、不可分割的，系统中的一部分的变化会影响到其他部分的变化。看来，作为一个组织，要想使自身达到健康型组织的状态，必须将组织放在更大的系统或者结构中来看待。

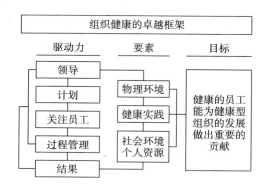

图 1-1 NQI 的健康场所的卓越框架

（五）组织健康的 HERO 模型

在组织健康的结构探讨上，能总结以往研究的成果，并且以理论模型的形式进行呈现的是 Salanova 提出的 HERO（Healthy and Resilient Organizations）模型。HERO 模型是一个有关组织健康的启发性的理论模型，它整合了理论和实证的研究证据，包含了关于工作压力、组织行为学和积极健康心理学的研究成果。这个模型被 Salanova 等（2012）定义为："一个组织做出系统性的、计划性的和积极的努力，进而提高组织的以及员工的实践过程，在此基础上获得积极的结果。"根据 HERO 模型，一个健康、韧性的组织，应该具备三个主要的因素，而且它们之间是相互作用的。这些要素包括：①健康的组织资源和实践（如领导）；②健康的员工（如工作投入行为）；③健康的组织结果（如高绩效）（见图 1-2）。

可以发现，HERO 模型整合了员工的健康、涉及的组织背景变量（如工作要求、工具和技术以及社会环境）和组织的绩效。这个模型告诉我们，在理解组织的时候，如何从实践层面和员工健康相关联；组织投资于员工的健康，会收获具有韧性的员工、高动机的员工；从结构和工作流程的角度来看，健康的员工会直接导向健康的和韧性的组织。最后，从社会心理学的视角来看，HERO 模型相较于以往，更为进步的一点是考虑了组织健康的结果，它不仅包括了员工的健康、工作环境，也包括了工作之外那些影响所在组织的健康这一结果要素。

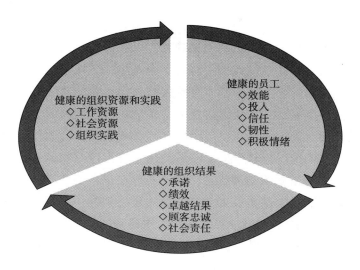

图 1-2 Salanova 的组织健康 HERO 模型

二、健康型组织的结构要素

目前，世界各国管理学者都在对中国改革开放带来的经济成功的原因表现出很大的研究兴趣。我国有自己独特的文化传统，但尚处于从计划经济向市场经济全面转型的特殊时期，作为中国学者，更有责任来探索其中的规律，形成具有中国特色的管理理论来解释周围发生的现象。近年来，组织行为学研究领域出现了组织健康（Organizational Health）的新概念。依据该概念，一个组织、社区和社会，如同人体健康一样，也有好坏之分。其衡量标准是，能正常地运作，注重内部发展能力的提升，有效、充分地应对环境变化，合理地变革与和谐发展。基于此，以及前述的文献综述，我们将健康型组织归纳为三个方面，即正常的心理状态、成功的胜任特征和创新的组织文化，以此来阐述健康型组织的结构要素。

1. 正常的心理状态

建立心理行为的健康标准体系是构建和谐社会的基础，我们认为，通过心理行为的健康指标体系，可以把握健康型组织的一些生理、心理的基础性指标，这应该包括民众、管理者、企业组织和社区环境的心理行为健康指标体系。对于民众而言，健康意味着懂得适应外部世界的各种变化，如自然环境的变化，维护生态平衡，适应社会经济转型时期的各种变化；对于管理干部而言，健康意味着科学、理性地决策，遵循大自然的客观规律，在决策中适应客观规律，建构人与自然的和谐环境，以提高自身的执政能力，使决策更能代表广大人民群众的根本利益；对于企业组织、社区环境中不同层级的管理部门，要考虑影响个体、群体等层级的心理行为的健康指标体系的影响因素；对于整个国家而言，健康则意味着在全社会范围内的合理布局与有效调控。最终将形成健康型组织、健康型社区和健康型社会的评价指标及其促进机制，多层次心理行为健康指标体系的建立将为建设和谐社会奠定理论和方法学基础。所谓正常的心理状态，主要还是在正常的状态上，员工本身的生理需求要得到满足，基本收入、社会保障要得到维护，要能幸福快乐地生活。特别是习近平主席在 2018 年元旦致辞中提到的，"人民群众最关心的就是教育、就业、收入、社保、医疗、养老、居住、环境等方面的事情"，只要这些问题能得到妥善的解决，人们就有了正常的心理状态，就能够积极参与健康型组织的建设活动。而其他层级的健康心理行为指标系统的建设问题，就可以在此基础上得到根本性的解决。

2. 成功的胜任特征

建立胜任特征模型（Competency Model）是健康型组织建设的第二个层次务必解决的问题。胜任特征（Competency）是指"能将某一工作（或组织、文化）中有卓越成就者与表现平平者区分开来的个人的潜在特征。它可以是动机、特质、自我形象、态度或价值观、某领域的知识、认知或行为技能——任何可以被可靠测量或计数的并能显著区分优秀与一般绩效的个体特征"。因为组织成员仅仅具有正常的心理状态，只是解决了马斯洛所谈的生存问题，健康型组织建设要求我们的成员要能够表现卓越，获得更大的成功，这样，就需要取得更大的业绩。这里，成功的胜任特征应该包含三个方面需要考虑的问题：深层次特征、引起或预测优劣绩效的因果关联和参照校标。深层次特征指胜任特征是人们的人格的深层和持久的部分，显示了行为和思维方式，具有跨情境和跨时间的稳定性，能够预测多种情境或工作中人的行为。我们可以把胜任特征描述为在水中漂浮的一座冰山。水上部分代表表层的特征，如知识、技能等；水下部分代表深层的胜任特征，如社会角色、自我概念、特质和动机等。后者是决定人们的行为及表现的关键因素。因果关联指胜任特征能引起或预测行为和绩效。也就是说，只有能够引发和预测某岗位工作绩效和工作行为的深层次特征，才能够说是该职位的胜任特征。如果一种意图不能引发行为，则就不能称之为胜任特征。参照校标即衡量某特征品质能否预测现实情境中工作优劣的效度标准，它是胜任特征定义中最为关键的方面。一个特征品质如果不能预测有意义的差异（如工作绩效方面的差异），则也不能称之为胜任特征。胜任特征模型是健康型组织建设体系的基石，除了要建立个体水平的胜任特征模型之外，还要建立基于胜任特征模型的健康型组织体系，使我们的健康型组织建设体系更加有效。

3. 创新的组织文化

一个组织要想不断地提升自己的发展潜能，除了有正常的身心状态、成功的胜任特征之外，创新的组织文化建设也是不可或缺的因素。组织必须要有支持不断创新的文化，使组织本身具有活力，追求卓越。当然，决策是管理的基本要素之一，是管理的核心。可以认为，整个管理过程都是围绕决策的制定和实施而展开的。Simon（1960）甚至强调指出，决策贯穿于管理过程的始终，"管理就是决策"。能否在激烈动荡的市场竞争和纷繁多变的环境中，制定和执行正确的决策，是组织能否立于不败之地的关键。此外，优秀的领导者是发展健康型组织的关键。一个好的领导者才能充分利用各种工具，使组织的各种技术、经营方法的优势有所依托。最后，团队合作是进行各种创新、提高服务质量及降低运行成本的重要管理方法。在通常的人际互动中，树立良好的合作氛围，才能够有效合作，从而有一个相对占主导优势的模式。而这种占主导优势的目标关系会对他们的合作有更大的影响，这是健康型组织不断创新的保障。

第二节　健康型组织的结构探索

采用科学的测评手段探索和验证健康型组织的结构应该是健康型组织研究的首要问题，这里包括了健康型组织的结构要素、通过实证分析来进行评价以及相关领域的研究问题。

一、健康型组织的结构假设

根据世界卫生组织的定义，"健康是身体、心理、精神和社会幸福感的一种完满状态，不仅仅是没有疾病"。健康的人能应对各种挑战，倾向于生活在幸福和建设性的生活中。在前已述及的有关民族复兴的评估指标的探索中，涉及国民素质、社会心态的概念均过于宽泛，因此，在已有组织健康研究成果的基础上，可以把组织健康作为社会心态的切入点。2004 年 8 月 16 日，由笔者联合中智德慧、清华大学、北京师范大学以及美国、中国香港学者，在北京召开了《心的力量、新的成长：建设健康型组织论坛暨第二届中国 EAP 年会》，与会专家总结了国外员工援助计划引入我国企业后开展组织健康研究的经验，笔者等人首次提出了健康型组织建设的新概念，倡导把我国的组织健康工作提升到"身心健康、胜任高效、创新发展"的健康型组织的高度，以推动组织不断适应环境变化，达到创新发展之目的。经过十余年的系统探索，目前健康型组织建设的评价结构定位于身心健康、胜任高效和创新发展三大维度（时勘，2016）。研究者认为，"健康型组织是指一个组织能正常运作、注重内部发展能力的提升，并且有效、充分地应付环境变化以及开展合理变革"。在这一评价结构中，不能孤立地谈身心健康这一维度，其他两个维度是实现身心健康的重要保证（杨国枢，2008）。具体而言，胜任发展是实现企业发展和保证员工福利待遇的基础，而变革创新则是通过一种组织文化建设，即不断地追求创新，体现社会责任，来保证组织不断创新和长远发展。我们经过十余年的研究积累，在身心健康、胜任发展和变革创新的基础上，又进一步提出三方面的评价要素，即身心健康包括压力应对、人际和谐和组织绩效；胜任发展包括领导风格、能力发展和抗挫能力；变革创新包括组织文化、管理创新和责任意识。希望通过不断地评价实践，使这一新型的评价结构不断得到完善和发展，如图 1-3 所示。

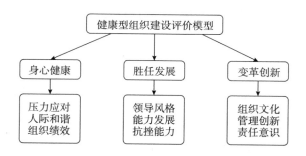

图 1-3　健康型组织评价结构模型

二、评估工具及评估方法

在进行问卷调查等环节，我们通过近十余年的探索，基本上确定了健康型组织评价采用的工具，如表1-1所示。

表1-1 健康型组织的结构量表

因素	维度	类型	量　　表	题目对应	上级卷	下级卷
1. 身心健康	1.1 压力应对	自评	A. 职业倦怠量表（李超平和时勘，2003）	1～15	√	√
		自评	B. 工作摆脱量表（Part of Sonnentag）	16～25	√	√
	1.2 人际和谐	自评	C. 人际和谐量表（Chen Tingting，2014）	26～45	√	√
	1.3 组织绩效	自评	D. 工作投入量表（Schaufeli，Bakker & Salanova，2006）	1～9	√	—
		自评	E. 组织绩效量表（Goodman & Svyantek，1999）	10～13	√	—
2. 胜任发展	2.1 领导风格	评他	F. 变革型领导量表（李超平和时勘，2005）	1～26	—	√
	2.2 能力发展	双向	G. 社会化策略量表（Finkelstein，2003）	46～59	√	√
	2.3 抗逆能力	自评	H. 个体抗逆力量表（Siu O. L.，Hui C. H.，Phillips D. R.，et al.，2009）	60～65	√	√
		自评	I. 团体抗逆力量表（梁社红和时勘，2013）	66～71	√	√
3. 变革创新	3.1 组织文化	评他	J. 组织文化量表（姚子平和时勘，2015）	72～96	√	√
	3.2 责任意识	评他	K. OCB 量表（Lin & Peng，2010）	14～21	√	√
		自评	L. 诚信型领导量表（周蕾蕾，2010）	27～43	—	√
	3.3 管理创新	双向	M. 管理创新量表（Anderson & West，1998）	97～113	√	√

在身心健康测试方面，压力应对分别采用了李超平和时勘2003年修订的职业倦怠问卷，共15题，采用自评的方法进行，以及 Sonnentag 的摆脱问卷，共6题；人际和谐采用 Chen Tingting（2014）编制的20题量表；组织绩效采

用了两套问卷：工作投入问卷采用 Schaufeli 等 2006 年编制的 9 道题目，组织绩效采用 Goodman 等 2006 年编制的 4 道题目。

在胜任发展测试方面，领导风格采用李超平和时勘 2005 年研发的变革型领导 26 道题；能力发展采用 Finkelstein 2003 年编制的 13 道题；抗逆能力的个体抗逆力采用 Sui O. L. 等编制的 6 道题的量表，团体抗逆力采用梁社红和时勘编制的 6 道题的量表。

在变革创新测试方面，组织文化采用姚子平和时勘 2015 年编制的 25 题量表；责任意识采用的 OCB 量表选用 Lin 和 Peng 2010 年编制的 8 道题的量表，诚信型领导量表采用周蕾蕾 2010 年编制的 17 道题的量表；管理创新量表采用 Anderson 等 1998 年编制的 17 题的量表。

在涉及自我评价的某些问卷的调查方面，我们采用了上下级互评的方式，以避免称许性，以及后来调查中可能出现的共同方法偏差问题。有关问题将在具体的问卷评价中予以阐述。

三、评估工作的研究进展

健康型组织的评估工作一直在全国各示范基地进行，并且日趋完善。我们在本书中主要介绍在上海静安区示范基地的进行情况。由于健康型城区建设的社会管理模式研究的进行，经过三年来的努力，评估工作已经有明显的进展。有些项目完全采用评价工具的内容，有些项目只是选用其中的一部分进行深入探讨。我们将在相关部分予以介绍，并且在最后一章进行总结。

第三节　健康型城区建设的社会管理模式

一、中国梦与健康型城区建设

由上海市静安区卫生计生党工委和中国人民大学心理学系共同承担的社会科学重大项目子课题"健康型城区建设的社会管理模式研究"，于 2014 年 7 月在上海静安区举行了子课题签约和挂牌仪式，后来，还作为静安区卫生计生系统重点学科建设项目立项。经过四年来的努力，健康型城区建设模式研究已经初现成效。

　　健康型城区的管理模式研究实际上就是社会心理服务体系建设的实践探索，我们从习主席在中国共产党第十九次全国代表大会上作的报告中能够感觉到，社会心理服务体系的建设就是要实现人民对美好生活的向往的理想，促进社会公平正义，让广大人民群众共享改革发展成果；就是要不断促进教育发展，让其成果更多、更公平地惠及全体人民，把做好就业工作摆到突出位置，建设更加公平可持续的社会保障制度；还需要加强和创新社会治理，完善中国特色社会主义社会治理体系，切实维护公共安全和社会稳定，着力建设平安中国。

二、社会心理服务体系

（一）健康型城区建设与社会心理服务体系的关系

　　健康型城区建设与社会心理服务体系究竟是一种什么关系呢？换言之，健康型城区建设究竟应该研究什么问题，才与我们当今的社会心理服务体系融为一体呢？习主席在2018年新年贺词中说："我们伟大的发展成就由人民创造，应该由人民共享。我了解人民群众最关心的就是教育、就业、收入、社保、医疗、养老、居住、环境等方面的事情。大家有许多收获，也有不少操心事、烦心事。我们的民生工作还有不少不尽如人意的地方，这就要求我们增强使命感和责任感，把为人民造福的事情真正办好办实。"

（二）社会心理服务的类型

　　当前要建立社会心理服务体系，首先要明确这个体系包含的内容。我们认为，结合我国国情和城区特点，这个服务体系应该包含两部分的内容：基础服务和个性化服务。基础服务是城区心理服务共性化的部分，是社会心理服务体系的根本，涉及政策和资金支持、标准化体系建设、服务形式多样化、服务流程管理，并有助于从物质和精神两个层面落实城区心理服务建设。个性化服务则是对不同层级的人群进行关注，如老年人、青少年、医护人员、社区矫正人员、伤残人员，还包括临终关爱的对象、失独家庭以及其他需要哀伤辅导的家庭。

三、社会心理服务的内容

　　考虑到健康型城区的上述特点，要做好社会心理体系的服务工作，尤为关键的是确定服务的内容。

（一）正常人的压力管理研究

1. 压力管理与工作摆脱

本研究基于压力源—解脱模型和努力—回报失衡模型（Effort-Reward Imbalance Model，ERI）理论等探讨了心理摆脱的影响因素及其作用机制，并将研究内容归纳为三个方面：心理摆脱的影响因素研究、心理摆脱的作用机制研究和心理摆脱的干预研究。本研究基于压力源—解脱模型和 ERI 理论，以心理摆脱为中心，验证了从时间压力出发对心理摆脱的影响，并系统地揭示了其内在的作用机制，将心理摆脱作为预测变量探讨了其对结果变量的影响因素及其作用机制。此外，本研究通过横截面数据和经验取样数据两种研究方法，从一般水平的视角以及波动研究的动态视角对心理摆脱进行研究，丰富了对心理摆脱影响因素及其作用机制的认识。

2. 医护人员的压力管理

医护人员的压力管理是一个特殊的问题，我们将探索抗逆力在应对压力方面的作用。通过深度访谈获取质性材料，了解医护人员在工作中所遇到的压力事件有哪些、会通过哪些途径来缓解压力，以及需要哪些能力和特质来应对这些压力事件。在问卷施测后，从性别、年龄、科室、职位等不同层面了解医护人员的心理健康状况，并为后期的干预研究提供理论支持。本研究还将以不同地区、不同等级医疗单位的医生、护士和药剂人员为研究对象，来进一步验证这一结论。

（二）正常老年人的交往问题

1. 老年人的口语年老化问题

这项研究综述了口语产生的认知年老化现象及其认知神经机制，总结了年龄因素对口语产生各阶段的影响及认知机制，主要从"舌尖效应"、同音词的图片命名及其启动效应等方面进行了阐述；在此基础上阐述了关于口语产生认知年老化的理论——激活不充分假说、传递不足假说和抑制不足假说，从不同角度对认知年老化进行了分析；简要介绍了有关汉语口语产生过程中的初步研究结果；最后，从认知年老化和口语产生这两个研究领域，对口语产生认知年老化的研究提出了展望。

2. 老年人的认知交往问题

随着我国老年人口比例的不断上升，老龄化社会问题日益突出，如何解决社会老龄化问题，实现老年人的"中国梦"显得尤为重要。现在的老年人绝大多数是居住在家中，他们的活动场所主要为自己所在的社区，因此要以社区为依托，整合各种社区资源，建设健康型社区，真正实现健康老龄化。研究者回顾并梳理以往文献发现，拥有健全、多样化的社会网络对老年人的身体和心理健康有积极作用，并在此基础上开展了相关研究。此外，笔者提出，子女应当关爱父母，弘扬孝道，社区应改善支持系统，政府应加强服务职能，从而促进健康老龄化，建设健康型社区，早日实现中华民族伟大复兴的中国梦。然后，我们以老年人为研究对象，采用横断面研究和追踪研究相结合的方式，系统地研究老年人社会网络对老年人健康的影响；此外，将进行老年人社交网络对心理和身体健康的追踪研究，在上海静安区老年医院和上海市江宁路街道社区卫生服务中心开展追踪研究，判断老年人社交网络和健康之间的因果关系。

（三）失智老人的认知功能的神经机制研究

1. 失智老人的神经机制研究

鉴于之前的研究已经揭示了临床症状和组织结构变化，我们猜想，LA 患者是由于 SMN 交流协调被破坏导致感觉运动系统损伤。为了探索上述问题，我们采集了 LA 患者和正常人认知行为数据和磁共振成像数据，根据成像数据所显示的 LA 严重程度对患者进行划分。然后，我们采用独立成分分析的方法检测和比较正常人与 LA 患者 SMN 功能连接强度（即网络中不同脑区之间信号的相关程度）的变异机制，从大脑功能网络连接变异的角度为解释 LA 病人认知功能衰退的神经机制提供了新的证据。此外，rTPJ 被认为是和心理理论的社会认知成分以及认知共情密切相关的脑区。在本次研究中，我们尝试使用 tDCS 改变 rTPJ 的皮层兴奋性，采用 Vollm 等（2006）的实验范式，来探究 rTPJ 与心理理论和认知共情的关系。结果显示，与假刺激和阳极刺激条件相比，使用阴极刺激被试的 rTPJ 后，其心理理论和认知共情任务的正确率均发生显著下降，从而证明了心理理论的社会认知成分和认知共情均与 rTPJ 密切相关。此外，改变 rTPJ 的兴奋性确实会对人的社会认知功能产生影响，阴极会抑制 rTPJ 的皮层活跃性，使社会认知功能下降。最后，自动情绪调节无须意识决定、注意加工及有意控制，改变着情绪轨迹。迄今为止，研究仅限于证实其确能低耗高效地改变情绪过程，尚未对其如何改变情绪过程进行研究。以自动情绪调节的神经机制作为研究对象具有可操作性，可从行为和心理生理层面，对自动情绪调节改变情绪过程的机制进行实验研究。研究问题包括：①通过 EEG 技术检验自动情绪调节是否影响预备阶段行为反应倾向；②自动情绪调节对注意的注意觉醒、注意朝向和注意执行三个阶段的作用机制；③自动情绪调节对评价和反应的作用机制；④自动情绪调节的可塑性在脑活动上的体现。研究最终确定自动情绪调节的加工规律，构建其预备—注意—评价—反应模型，并为有效控制情绪紊乱和研究出高效的情绪调节干预方案提供理论和实证依据。

2. 失智老人的培训康复

我们组织了多次专家论证会来确定实施方案，组织发动老年人群参与培训活动，为江宁路街道 7700 位老年人进行认知功能的筛查和评估，全面开展了宣传及筛查工作；并且建立了以上海市精神卫生中心、静安区精神卫生中心、江宁路街道社区卫生服务中心为一体的三级服务网络，组建专业化服务团队开展服务工作，准备开展认知功能训练、有氧训练、情绪管理、放松训练、健康讲座等主题活动。轻度认知功能受损和具有不良生活习惯等的失智高危人群为重点关注人群。

（四）精神障碍与乙肝污名的研究

1. 抑郁症状的治疗

我们以探索工作人员的抑郁症状问题为研究重点，系统考察从工作压力到工作倦怠再到抑郁症状产生的全过程的影响因素，并提出针对性的个性化综合干预模式的理论架构。本研究将完善压力管理理论，为提高员工工作与生活质量的组织管理实践提供理论依据。

2. 出院精神病康复者

精神病患者出院后的职业康复研究是目前西方精神疾病康复研究的热点。通过帮助出院后症状稳定的精神病患者就业，来帮助患者获得技能，获取收入，增强自信和自我认同，提升生活质量，较好地回归社会。本研究从总体上介绍了职业康复的研究现状与进展，并着重阐述了较新的支持性就业、个体支持性就业、工作社交技能训练和综合性支持性就业等方法，旨在为我国的相关研究提供参考。

3. 正确对待艾滋病、乙肝患者

通过电视宣传的方式，仅仅宣传艾滋病、乙肝的传播方式的知识即可达到很大程度上消除污名的效果。而以宣传艾滋病、乙肝病毒传播和治疗知识为主的教育方式，对消除回避倾向和雇佣污名均有非常显著的作用，且此影响有一定的持久作用。这一结果可为政府和公益组织开展减少乙肝歧视的干预活动提供有实践意义的指导意见。

（五）死亡应对与临终精神性关怀研究

1. 对于自杀的预防

尽管抑郁症患者是自杀的高风险人群，但单一的抑郁并不能有效预测自杀。自杀的心理痛苦理论指出，自杀是个体为逃避难以忍受的心理痛苦而采取的唯一解决方式，没有心理痛苦就没有自杀。然而，以往研究缺乏对该理论中的核心成分"痛苦逃避"动机的测量，且对于强烈的痛苦体验和痛苦高逃避动机预测抑郁症自杀行为关系的实证研究十分缺乏。回归分析表明，控制抑郁水平后，孤独感对自杀意念也有显著的正向预测作用。高孤独感得分者内隐自杀联结测验中的内隐联想测验（Implicit Attitude Test，IAT）效应明显高于低孤独感得分者。结果表明，自杀的内隐和外显态度具有同一性。除抑郁外，在大学生群体中，孤独感也是预测自杀意念的敏感指标。在考察抑郁与自杀榜样行为之间的相关关系方面，我们考察了不同类型互联网自杀新闻（规范新闻、不当新闻）暴露条件下，大学生的自杀榜样行为各心理指标的差异。结果发现，抑郁和不当的自杀新闻报道，可能是大学生自杀榜样行为的重要风险因素。

2. 临终关爱活动

临终关怀运动 20 世纪 50 年代起源于英国，但对于临终关怀实践和理论的研究是 70 年代才逐渐展开的。中国关于临终关怀的学术研究直到 21 世纪才逐渐增多。本研究在梳理已有研究的基础上，提出了临终关怀实践中精神关怀和心理关怀的重要性，并讨论了如何在理论研究以及实践操作中满足临终之人的精神性需求和心理需求。近两年来，我们与上海市静安区卫生计生委党工委合作，选择部分社区卫生服务中心开展了精神、心理与生理关怀的综合服务模式的实践探索，取得了一些进展。本研究认为，临终关怀是一个涉及医疗、护理学、心理学、宗教学、社会学等不同学科的综合领域，需要有不同训练背景的研究者的共同努力，来解决理论和实际应用中的问题。研究最后探索了死亡应对与临终精神性关怀问题，应该是一个有关健康型城区建设较为完整的理论和实践研究。

（六）丧亲人群的社会支持研究

1. 丧亲社会支持的测定

丧亲是人们一生中经常经历的应激事件。与亲密对象的分离往往会给个体带来生理、心理以及社会功能等多个层面的广泛影响，使个体经历情绪健康和生活恢复的双重挑战。本研究首先探索了丧亲者社会支持体验，试图通过质性研究深入了解丧亲者的真实社会支持经历与体验，探索丧亲社会支持的内容与结构，并以此作为开发丧亲社会支持量表和进行相关定量研究的基础；然后，将发展出一个丧亲社会支持量表，并考察该量表的信度与效度，为丧亲社会支持研究提供新的工具，也利于后期的横向、纵向及建立模型的定量研究。

2. 丧亲支持的适应

我们将具体探索丧亲社会支持对适应结果的影响，通过横向与纵向追踪设计，分别探索丧亲社会支持及各个维度对适应结果（比如复杂哀伤、抑郁、孤独感以及创伤后成长）的直接影响。紧接着探索丧亲社会支持对适应结果的影响机制，这里将揭示社会支持影响丧亲适应结果（复杂哀伤、抑郁、孤独感以及创伤后成长），考察感知社会支持与意义整合变量的纵向中介效应。最后，将探索丧亲社会支持对适应结果的影响机制，特别是依恋风格在其中的调节作用，探索在社会支持影响丧亲适应结果的简单模型与中介模型中，依恋风格变量的调节作用。

（七）健康型城区的评估模式

1. 幸福企业的 E-STAR 模式

健康型城区建设重要的一部分是健康型组织的建设，健康型组织包括健康的小型团体、企事业单位、街道、区县等。企业员工心理健康涉及他们的工作—家庭平衡，因此，企业员工的关爱计划也是健康型组织研究的重要组成部分之一。我们在我国企业健康程度偏低的大背景下，提出了建设幸福企业的概念，并介绍了如何通过对平衡计分卡流程的创造性调整，以员工关爱为切入点，建立以工作投入为核心的幸福企业建设（E-STAR）方案的理论模型，进而构建包含有脆弱性分析测评模块、干预学习模块、跟踪反馈测评模块三大模块的幸福企业评价集成系统，并提出了幸福企业建设及其推广的发展设想。

2. 健康型组织评估模式

开发出的健康型组织评价系统，从身心灵理论出发，开发出包括多测度评价、诊断干预、跟踪反馈环节的健康型组织评价集成系统，帮助建立清晰的成长通道，增强组织认同感与忠诚度，促进组织的成长，为提升综合实力打下坚固基础。

3. 基于管理熵的综合评估

我们在已有研究基础上，构建综合激励体系，尝试将管理熵理论应用于健康型组织评价体系，测量综合激励体系各指标层级，以分析激励熵模型用以测评激励效果与协同程度的有效性和实用性，确定激励手段、途径、方向、力度等的变化对总体激励效果的影响，揭示企业某时某刻激励水平的协同变化趋势。由于激励机制的改良可以通过降低激励系统正熵和增加激励负熵来实现总激励熵的下降，及时测度激励效果有利于发现激励盲点并动态维护激励措施的协同。

四、健康型城区建设的未来发展

我们认为，健康型城区建设是实现中国梦、展示社会心理服务体系的范例。四年多来，在课题组全体人员的共同努力下，我们在健康型城区建设模式方面进行了系统的探讨，开展了一系列的研究和实践工作，在健康型城区建设模式方面取得了明显的进展。我们还要继续努力，把社会心理服务体系的建设不断推向前去。

（时勘、胡平、谢咏）

| 第二章 |

心理摆脱与抗逆力模型研究

第一节　时间压力下心理摆脱的研究综述

当前，我国在经济发展的过程中面临着复杂的国内外环境，产业升级和去产能增加了环境的不确定性，企业、事业单位都面临着新的挑战。为了适应新的情况，组织变革、结构调整日渐频繁。同时，大量企业在面对国际和国内经济的下行压力的情况下，为了缓解经营困境和提高市场竞争力，会采取工作过度的措施来缓解企业的困境。对于组织采取的这些举措，员工必然承受传导出来的很大的工作压力。工作过度无论是给员工，还是给组织，都会带来很多问题。在这种情况下，员工除了正常的工作时间之外，在非工作时间仍然要去处理与工作相关的事务，这就直接导致了非标准工作时间的出现（Non-standard Work Schedules）。非标准工作时间意味着工作领域已经"入侵"到了家庭领域，这种工作和家庭的界限模糊直接成为员工压力的重要来源。在这种情况下，员工发现自己在非工作时间的休闲时间越来越少，希望好好休息得以心理恢复的愿望变得越来越难以实现（Siltaloppi，2009）。

一、问题的提出

从工作中的心理摆脱（Psychological Detachment from Work）是心理恢复的一个重要的策略，它主要是指员工将工作和家庭的界限严格划分，这种行为对于心理恢复具有重要的意义。如果员工面临工作和家庭的边界模糊问题，一般会导致员工将工作上的事务带回家处理，这势必会导致员工很难从工作中心理摆脱出来。员工在非工作时间缺乏从工作中心理摆脱，对个体的生活和工作都会产生很大的负面影响（Sonnentag，2007）。在这一特殊情境下，探讨从工作中的心理摆脱及如何进行工作投入将具有重要的理论意义和实践价值。健康型组织建设强调组织在获取自身发展的同时，也要关注员工的健康和幸福。在一个组织中，只有组织积极关注于员工的健康，才能培养出高幸福感和高工作投入的员工，这样，员工才能在组织发展过程中创造出更多的财富，获取更多高承诺的客户，进而促进组织的健康发展。健康型组织建设的实践包括工作/非工作的平衡以及投入和休闲的结合，只有如此，才能实现员工的工作和生活的平衡。其中，从工作中的心理摆脱是工作/非工作平衡的一个重要举措。

近年来，随着幸福感短期波动研究的兴起，很多研究发现，与工作相关的认知和情感是可以在个体内部发生转化的，从工作中的心理摆脱和工作投入作为与工作密切相关的概念，其伴随的认识和情感也是具有波动性的。以往关于从工作中的心理摆脱以及工作投入主要是集中于较长时间内发生的效应，基于短期的从工作中的心理摆脱还没有得到有效的验证，很少有研究会去探讨哪些因素会支持或者阻碍短期内从工作中的心理摆脱问题。

二、从工作中的心理摆脱的概念

当员工离开工作岗位时，他们能够从工作要求中释放出来，而员工从长期的工作压力中摆脱能够缓解精神紧张状态，并且能够引起恢复效应。另外，没有直接暴露于工作要求，并不一定就自动地离开工作，他有可能在心理上还在想着工作上的事情。而这种现象就被称为"心理摆脱"（Eden，2001）。在工作摆脱问题上，学者们首先认为，心理摆脱就是"从工作情境中离开后的个人感受"。该概念主要是强调个体离开工作场所后的行为，而进一步的研究指出，从工作中的心理摆脱不仅仅是个体从空间上离开了工作场所，更为重要的是个体在离开工作场所的同时不去思考与工作相关的事务。随着对该问题研究的深入，Sonnentag（2012）对从工作中的心理摆脱进行了严格的界定。他指出，从工作中的心理摆脱是在非工作时间不仅仅阻止自己做与工作相关的事务，而且不去思考与工作相关的问题。

长期以来，在对心理摆脱的研究中，其起源是针对心理恢复的研究。心理恢复是指个体的功能系统恢复到压力前水平的过程，从工作中的心理摆脱是心理恢复的一个重要策略，它是与放松、掌控和控制感并列的心理恢复的策略。而与其余三者比较来看，心理摆脱的影响更大。在非工作时间从工作中心理摆脱是非常重要的，是一种强有力的恢复体验，被认为是与员工的工作结果强相关的变量。在非工作时间里，从工作中的心理摆脱对于那些面临压力的员工进行心理恢复具有重要的意义。究其原因，员工在工作中投入了很大的心理资源，这些资源的损耗需要通过下班回家或者假期等休息机会来进行补充，从而使员工重新积累能量，获取新的能量。而当个体经历低水平的心理摆脱时，仍然投身在工作之中，结果会导致进一步的压力以及较弱的心理恢复。

三、从工作中的心理摆脱的结构和测量

根据 Sonnentag 和 Fritz（2007）的定义，他们在已有的研究基础上，开发出了从工作中的心理摆脱量表。该量表是自陈式量表，由被试根据自己的判断来评价心理摆脱的状况。该量表由四个题目组成，如"在不工作的时候，我会忘记工作"。该量表采用李克特五点计分，从 1（完全不同意）到 5（完全同意），得分越高，说明被试的从工作中的心理摆脱水平越高。该量表经过后期的使用，发现具有较高的信效度，在信度上，计算的内部一致性系数均大于 0.7（Park，2011）。龚会和时勘（2012）通过对电信服务业员工的调查，对该量表进行修订，内部一致性信度为 0.7。然而，在自陈式的量表填答中，极容易造成数据的共同来源偏差。也就是说，由于同一个人对预测变量与效标变量做反应，会造成预测变量、校标变量的人为共变。在传统上，减弱共同方法偏差主要采用统计控制的方法，即 Harman 单因素检验，这种方法主要采用因素分析，析出单独一个因子或者是共同因子来解释大量的变异，但是该方法被证明并不完全精确。因此，为了克服该误差，Sonnentag、Kuttler 和 Fritz（2010）在使用原有自陈式测量之外，加入了伴侣报告（Spouse Report），也就是对于从工作中的心理摆脱这一变量，除了被试自我报告外，其伴侣也从自身的角度来报告被试从工作中的心理摆脱程度。伴侣报告时也采用 Sonnentag（2007）开发的四项目量表，只不过将原有题目中的人称进行了修改，如"在不工作的时候，他/她会忘记工作"。该量表在之后的实证研究中被证明具有较高的信效度指标，一致性信度水平达到 0.9 左右（Sonnentag，

2010）。

通过以往的对从工作中的心理摆脱的测量来看，它所测量的都是一般水平上的结果，被试所参考的时间大都相对较长，例如持续两周或者是更长的时间（Etzion，1998）。然而，短期的从工作中的心理摆脱，发生在正常工作日内的晚间，即基于每天水平（Day-level）的心理摆脱还没有得到有效的研究。Sonnentag 等（2013）采用经验取样的方法，探究了每日水平的晚间从工作中的心理摆脱，具体方法是在连续的三个工作日内，每天晚间都测量心理摆脱的水平，所采用的工具是 Sonnentag 等（2007）开发的四题目量表，测量时间是工作之外的睡前时间，主要的题目如"今天我忘记了工作"。该量表经过检测具有良好的信效度。

四、从工作中的心理摆脱的理论

1. 努力—恢复模型

努力—恢复模型（Effort-recovery Model）是 Meijman 和 Mulder（1998）提出的基于工作负荷条件（Load）下心理恢复的理论模型。该假设是，假如工作要求持续发挥作用，那么，就会使身心系统持续地投入，进而导致个体的健康甚至是幸福感遭到破坏。根据该假设，从工作中的心理解摆脱对于恢复过程是有积极意义的。在非工作时间的心理摆脱使个体远离了工作要求，被唤醒的功能系统不再持续投入资源，从而得到了相应的休息，进而实现了恢复的最佳状态，为接下来的工作要求提供了充分的能量储备。反之，如果个体在非工作时间内持续思考工作上的事情或者做工作相关的事务，那么，功能系统还是处于激活状态，就需要额外的资源去投入，这样，就没有得到充分的恢复，会很难应对接下来的工作要求。

2. 工作—家庭边界理论

工作—家庭边界理论（Work-family Boundary Theory）的提出离不开勒温的生活空间（Life Space）概念。该理论指出，个体在生活空间内具有工作和家庭两个领域，并且在生活中根据自身的特点塑造出这两个领域的边界，几乎每天都在这两个领域中切换。如果个体在心理空间上采取分割的策略，个体会在工作和家庭之间创造一个非常明确的边界，那么，个体的主导信念就是"工作就是工作，家庭就是家庭，工作中的事务应该高效率地完成，而回家之后自己的时间就属于家庭，不会在家庭中处理工作上的事务或者思考工作上的事情"，这样就很容易实现从工作中的心理摆脱。相反，如果个体采用融合的管理策略，个体面临的工作和家庭之间的边界变得模糊，那么，个体在回到家之后去做工作相关的事情就较普遍，因此，很难从工作中心理摆脱。

3. 资源保存理论

资源保存理论（Conservation of Resource Theory，COR）（Hobfoll，1989）属于资源导向的理论。该理论基于的观点是，个体努力保持、保护和累积资源，以便缓冲潜在的威胁，否则就会导致有价值资源流失的风险。在工作当中，经过每天的投入工作之后，个体的一些资源都会有一定的损耗，为了保持资源，阻止资源被损耗，个体回到家之后会倾向于摆脱工作上的事务，进而为接下来的工作保存资源，甚至是获得新的资源。相反，那些面临较高的工作要求的个体，回到家之后不能从持续的工作中摆脱出来，持续地思考工作上的事情或者做工作相关的事务，那么，其自身的资源会被进一步地损耗，这种资源的损耗很难被阻止，势必会对接下来的工作产生非常不利的影响。因此，从这个意义上来说，能从工作中进行心理摆脱是个体保持资源的一条重要的途径。同时，该理论也指明了从工作中的心理摆脱对资源保存的重要意义。

五、从工作中的心理摆脱的影响因素

1. 与个体相关的因素

在年龄变量上，那些较年轻的个体或许会发现，他们较难从工作中心理摆脱，因为与年长的个体相比，他们或许缺少成功应对的策略。在性别变量中，女性的个体较容易从工作中心理摆脱，因为她们更容易被卷入到家务中，以及照看孩子的事务上。有无孩子对从工作中的心理摆脱也会产生重要的影响，家中没有孩子的员工有更多的自由空闲时间，因此，与配偶一起的时间较多，较容易受到配偶心理摆脱的影响。

在大五人格上，尽责性与从工作中的心理摆脱负相关，情绪稳定性与从工作中的心理摆脱显著正相关；情绪稳定性高的员工在面临高工作要求时，会适时地调整自己的不良情绪，不会对完不成的工作斤斤计较，离开工作时会更容易从工作中摆脱出来。在情感特质的研究上，相较于那些积极情感特质的员工，具有负向情感特质的员工面临高工作要求时，在非工作时间会出现较低的从工作中的心理摆脱。

2. 与工作领域相关的因素

时间压力或者工作负荷与心理摆脱之间存在负相关关系（Burke，2009）。工作要求中的时间压力、决策要求和每周的工作时间与较低的心理摆脱相关。工作压力、情绪要求和认知要求与心理摆脱负相关。此外，研究发现，工作中的技术使用与较低的心理摆脱有关；角色模糊与重要他人报告的心理摆脱有关，但是不与自我报告的心理摆脱相关，而角色冲突和工作负荷与心理摆脱有关。某些研究者采用时间间隔 6 个月的纵向研究设计，探索了工作要求与心理摆脱之间的关系，结果发现，时间点 1 的工作要求预测了时间点 2 的从工作中的心理摆脱。

3. 与生活领域相关的因素

在非工作时间的环境因素中，面对那些比较放松和休闲的环境，员工会沉浸其中，暂时忘记与工作相关的事务。生活领域的环境包含硬环境和软环境：硬环境指家中的装饰等，软环境指他人陪伴等。研究发现，员工从工作中的心理摆脱与配偶的工作—家庭分割偏好显著正相关，如果员工的配偶没有严格的工作—家庭分割偏好，就会在家里与配偶谈论工作上的事务，导致员工很难从工作中进行心理摆脱。另外，也有研究指出，如果配偶工作繁忙，与家庭的社会互动比较少，那么，员工在缺少重要他人的陪伴下，很难从工作中进行心理摆脱。

六、从工作中的心理摆脱的影响效果及其机制

1. 直接效应

从工作中的心理摆脱所产生的直接效应是指将该概念作为前因变量，对相关结果所产生的直接影响。这种直接影响在工作领域和生活领域都有所体现。首先，从工作中的心理摆脱对员工的幸福感具有直接的效应。研究者以以色列的 248 名教师为例，采用纵向研究设计发现，那些在假期心理摆脱水平较高的教师呈现出较少的倦怠，有较高的积极情感和较高的生活满意度。其次，从工作中的心理摆脱对心理健康有直接的效应。研究者以新西兰的 399 名服务业工人为被试，采用横截面的研究发现，情感脱离能预测低情感耗竭，但是不能预测身体健康方面的抱怨；身体脱离可以预测低情感耗竭和低身体健康的抱怨；认知脱离既不能预测情感上的耗竭，也不能预测身体健康上的

抱怨。

2. 作为第三方变量的间接效应

心理摆脱的间接效应主要集中于调节和中介两种情况，其调节作用主要是指心理摆脱可以缓解外界压力对压力反应的影响。当员工在非工作时间没有脱离工作，工作压力源在心理上还存在时，就会引起压力反应，如疲劳、焦虑、身体症状或者睡眠障碍等。高水平心理摆脱下的个体相比那些低水平心理摆脱下的个体，压力源与压力反应之间的关系会变弱。龚会和时勘（2012）分析发现，心理摆脱调节表层动作对生活满意度的负作用，同时，心理摆脱也调节倦怠对生活满意度的预测作用。心理摆脱的中介作用在目前的研究中较少涉及，但是，从 Sonnentag（2011）的工作压力源—解脱模型来看，其中介作用也是存在的。目前，针对心理摆脱的中介研究主要探讨心理摆脱在工作压力源和压力结果之间的关系。工作压力源剥夺了个人资源，这样就提高了压力水平并且减弱了幸福感。研究者还以 173 名大学生为被试，进行的调查研究发现，心理摆脱在工作要求和生活满意度之间起到了完全的中介作用。

第二节　心理摆脱的影响因素及其作用机制研究

一、研究假设

本研究试图探究时间压力和心理摆脱之间的关系，揭示工作过度承诺的中介作用以及变革型领导的个性化关怀维度和人际和谐在其中的调节作用。大家知道，工作会经常被感知为是一种压力，并且会导致产生耗竭等工作状态。在工作要求中，时间压力是其中非常重要的一个变量。在工作当中，员工经历的高时间压力容易导致其将未完成的工作带回家，或者即使没有将工作任务带回家，也更加倾向于持续地去思考或者表达对工作的情绪，诸如愤怒、失落以及焦虑等。对于这样的员工来讲，心理摆脱变得更为困难。工作负荷和时间压力被认为是从工作中的心理摆脱的强预测源。所以，高工作负荷和时间压力提高了个体的唤醒水平，这样，当员工离开工作场所时，很难放松下来，还在思考与工作相关的事情，还会去预期第二天仍然会有高的工作要求，从而担心第二天的到来。因此，基于以上的分析结果，本研究提出如下假设：

假设 1：时间压力对心理摆脱具有负向影响。

在压力源—解脱的关系中，工作过度承诺是 Siegirst（1996）最先提出的一个概念，它指"过度努力以及带有强烈的欲望去证明以及获取自尊的一系列的态度、行为和情感的总称"。工作过度承诺与工作压力源和摆脱之间的关系可以用工作压力的努力—回报失衡模型来解释。根据这个模型，感知到努力会有收获的员工坚信，通过投入工作会获得提升和个人满意作为回报。假如投入与回报之间是失衡的，那么，员工会产生持续的压力反应。努力—回报失衡模型认为，那些经历 ERI 的员工会更频繁地过度承诺于工作，而过度承诺于工作会与工作压力、情感和身体耗竭、倦怠和身心症状相关（Siegrist，1996）。这样，会进一步影响他们从工作中进行心理摆脱的能力，而这时不管工作要求如何，对于当前组织的管理者来讲，任务导向需要的员工在有限的时间内完成工作任务，这种任务倾向就表现出时间压力导向。在时间压力下，那些经历 ERI 的员工为了完成任务，进而证明自己要获取自尊，就会更多地承诺于工作，将大部分时间投入到工作中，而这种行为倾向势必会导致员工的家庭和工作的界限模糊，造成心理摆脱的降低。因此，根据 ERI 模型以及以上的分析，本研究提出如下假设：

假设 2：工作过度承诺在工作要求与从工作中的心理摆脱之间起中介作用。

工作背景变量在个体的感受中发挥了重要的作用，而其中的领导是一个非常重要的工作情境变量，可以影响员工的工作经历的方方面面。领导行为不仅仅旨在提高员工的工作有效性、工作动机以及满意度，同时也会影响员工的健康行为和幸福感受，其中的变革型领导类型被证明是与正向的员工积极行为有关的领导风格。变革型领导强调了通过愿景和价值观来促进变革以及激发员工的动机，它的智能激发、个性化关怀等特质促进了对经验的开放性以及个人的成长。从心理摆脱的概念和内涵来看，它主要强调了在非工作时间远离工作相关的事务和想法，这正是中国情境下变革型领导的个性化关怀维度所体现的特征。变革型领导通过提供工作资源（如足够的支持、反馈和关心）来减弱员工感知到的压力、提升个人资源以及减弱工作要求。根据工作要求—资源（JD-R）模型，领导可以影响其下属的压力水平，高个性化关怀的领导通过支持等资源减弱了员工感知到的工作要求，进而导致积极的工作行为和结果。因此，基于以上的分析，我们提出以下假设：

假设3：个性化关怀负向调节工作过度承诺和心理摆脱之间的关系。

综合上述的分析和假设，在四个变量之间的关系中，个性化关怀对工作要求—工作过度承诺—心理摆脱三者之间的关系起到调节作用。据此，本研究提出被中介的调节作用模型假设：

假设4：个性化关怀正向调节时间压力、工作过度承诺和心理摆脱之间的关系（见图2-1）。

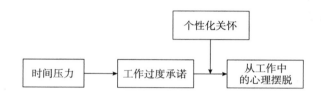

图2-1 个性化关怀在工作过度承诺和心理摆脱间的作用机制

人际和谐作为人际关系中的一个核心概念，是组织中的一种潜在社会资本形式，它对组织的成员来讲，不仅是一种保健因素，更是一种激励因素。在我国的文化背景下，强调人际和谐是由于传统儒家价值观鼓励人们去包容人际冲突以及所犯的过错。基于对人际和谐的实证研究，维护人际和谐等人际层面的行为对团队绩效和团队成员的满意感产生正向效应。从资源保存理论的视角出发，资源自身是有价值的，它们可以用来作为获取其他资源的途径。相对于那些低人际和谐的个体，高人际和谐的个体更容易获取资源来缓冲工作要求对心理摆脱的不利影响。因此，基于以上的分析，我们提出如下假设：

假设5：人际和谐正向调节工作过度承诺和心理解脱之间的关系。

综合上述的分析和假设，在四个变量之间的关系中，人际和谐对时间压力、工作过度承诺和心理摆脱三者间的关系起到调节作用。据此，本研究提出被中介的调节作用模型假设：

假设6：人际和谐正向调节时间压力、工作过度承诺和心理摆脱间的关系（见图2-2）。

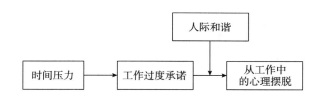

图 2-2   人际和谐在工作过度承诺和心理摆脱间的作用机制

二、研究方法

（一）研究取样

共有 671 名中铁总公司的青年干部参与了本项调查，其中男性 486 人，女性 185 人。年龄范围集中在 35 岁以下，占到总数的 83.3%。

（二）变量测量

1. 工作过度承诺量表

本研究采用 ERI 的六条目过度承诺量表（Siegirst，1996），该量表的中文版由杨文杰和李建进行修订，具有良好的信效度指标。题目采用李克特四点计分，从 1（非常不同意）到 4（非常同意），主要的题目如"跟我关系密切的人说我花费大量的时间在工作上"。本研究的内部一致性信度为 0.762。

2. 个性化关怀量表

本研究采用李超平和时勘（2005）提出的测量量表，该量表发展的变革型领导测量问卷（Transformantion Leadership Questionnaire，TLQ）成为目前本土研究中使用更为广泛和最具代表性的量表，由四个维度 26 个题项组成。四个维度分别是愿景激励、个性化关怀、德行垂范和领导魅力。题目采用李克特五点评分，经过检验具有良好的信效度指标，其内部一致性系数在 0.975 左右。量表条目如："廉洁奉公，不图私利""能让员工了解单位/部门的发展前景""愿意帮助员工解决生活和家庭方面的难题""业务能力过硬"。该量表的信度为 0.939。

3. 人际和谐量表

本研究采用 Leung 等（2011）开发的量表。该量表包含 12 个题项的和谐促进和 8 个题项的隔阂避免维度。题目采用李克特五点计分，从 1（完全不同意）到 5（完全同意）。经过检验，两个量表的 Cronbach a 系数从 0.68 到

0.73。量表条目如"能够与其他人和谐地交往，对获得成功是非常重要的""与有权势的人维持和谐的关系，能为你带来很多好处"。该量表的总信度为0.888，其中和谐促进的量表信度为0.926，隔阂避免的信度为0.867。

三、研究结果

（一）共同方法偏差检验

本研究采用了 Harman 的单因子分析来进一步检验共同方法偏差问题。通过因子分析，共生成了四个因子，解释了 66.78% 的变异，第一个因子解释了 21.69% 的方差变异，小于 50% 的判断标准，表明本研究中不存在严重的共同方法偏差。

（二）描述性统计与相关性分析

如表 2-1 所示，时间压力与工作过度承诺之间呈现显著的正相关（r=0.265，p<0.01），时间压力与心理摆脱之间呈现显著负相关（r=-0.154，p<0.05），时间压力与个性化关怀之间相关不显著（r=0.044，p>0.05）。工作过度承诺与心理摆脱之间呈现显著的正相关（r=0.086，p<0.05），工作过度承诺与个性化关怀之间呈现显著的负相关（r=-0.102，p<0.05）。个性化关怀与心理摆脱之间显著负相关（r=-0.201，p<0.01）。

表 2-1　各变量总体相关分析（个性化关怀）

	Mean	SD	1	2	3	4	5	6	7	8	9
1. SEX	1.72	0.45	1								
2. AGE	1.89	0.83	-0.084*	1							
3. MAR	1.45	0.53	-0.097*	0.595**	1						
4. EDU	3.34	0.63	-0.205**	-0.036	-0.056	1					
5. WOR	1.63	0.80	-0.095*	0.786**	0.666**	-0.104**	1				
6. TIM	3.35	0.71	0.094*	0.022	-0.018	0.018	0.029	1			
7. OVE	3.28	0.73	0.099*	0.064	0.030	0.073	0.072	0.265**	1		
8. IND	4.29	0.94	-0.065	-0.116**	-0.061	0.155**	-0.088*	0.044	-0.102**	1	
9. PSY	2.96	0.84	-0.063	-0.028	-0.011	-0.046	-0.013	-0.154*	0.086*	-0.201**	1

注：*p<0.05，**p<0.01。

如表2-2所示，时间压力与工作过度承诺之间呈现显著的正相关（r=0.265，p<0.01），时间压力与心理摆脱之间呈现显著负相关（r=-0.154，p<0.01），工作过度承诺与心理摆脱之间呈现显著的负相关（r=-0.102，p<0.05）。和谐促进与心理摆脱之间相关不显著（r=-0.058，p>0.05），隔阂避免与心理摆脱之间显著正相关（r=0.314，p<0.01）。

表2-2 各变量总体相关分析（人际和谐）

	Mean	SD	1	2	3	4	5	6	7	8	9	10
1. SEX	1.72	0.45	1									
2. AGE	1.89	0.83	-0.084*	1								
3. MAR	1.45	0.53	-0.097*	0.595**	1							
4. EDU	3.34	0.63	-0.205**	-0.036	-0.056	1						
5. WOR	1.63	0.80	-0.095*	0.786**	0.666**	-0.104**	1					
6. TIM	3.35	0.71	0.094*	0.022	-0.018	0.018	0.029	1				
7. OVE	3.28	0.73	0.099*	0.064	0.030	0.073	0.072	0.265**	1			
8. HAR	4.19	0.68	-0.025	-0.070	-0.029	0.114	-0.011	0.121**	0.254**	1		
9. BAR	2.99	0.88	0.059	-0.170**	-0.125**	0.004	-0.167**	0.219**	0.153**	0.217**	1	
10. PSY	2.96	0.84	-0.063	-0.028	-0.011	-0.046	-0.013	-0.154**	-0.102**	-0.058	0.314**	1

注：* p<0.05，** p<0.01。

（三）工作过度承诺的中介作用检验

本研究的中介作用检验根据中介效应检验方法进行。如果中介变量的系数显著，说明中介变量发挥了部分中介作用；如果中介变量的系数不显著，说明中介变量发挥了完全中介作用。在人口统计学变量上，由相关分析可知，性别在工作过度承诺上存在显著性差异（r=0.099，p<0.05），所以，在回归分析中对性别变量加以控制。

表2-3 工作过度承诺的中介作用检验

变量	中介变量（工作过度承诺）	因变量（心理摆脱）	
	M1	M2	M3
控制变量			
性别	0.122*	-0.164*	-0.141
自变量			
时间压力	0.181***	0.145***	-0.180***
中介变量			
工作过度承诺			0.190***
F	27.420***	10.296***	11.774***
Adjusted R²	0.073	0.027	0.046

注：* p<0.05，*** p<0.001。

通过表2-3可以看出，在控制了性别变量后，时间压力对心理摆脱的直接效应显著（ß=-0.145，p<0.001），时间压力对工作过度承诺的回归系数显著，同时，时间压力和工作过度承诺同时预测心理摆脱的系数都显著。这证明工作过度承诺在时间压力和心理摆脱之间起到了部分中介作用。中介效应占总效应的比值为0.237。

（四）有调节的中介效应检验

通过表2-4的回归分析发现，在模型M2中，自变量时间压力对因变量心理摆脱的系数显著（r=0.156，p<0.001）；在模型M1中，自变量对中介变量的系数显著（r=0.42，p<0.001）；在模型M3中，中介变量工作过度承诺对因变量心理摆脱的系数显著（r=-0.368，p<0.001）；在模型M4中，个性化关怀与工作过度承诺乘积的交互项对因变量心里摆脱的系数显著（r=-0.111，p<0.05）。

表2-4 有调节的中介效应检验

变量	中介变量（工作过度承诺）	因变量（心理摆脱）		
	M1	M2	M3	M4
控制变量				

续表

变量	中介变量（工作过度承诺）	因变量（心理摆脱）		
	M1	M2	M3	M4
性别	0.143 *	−0.196 *	−0.143	−0.136
自变量 时间压力	0.42 ***	0.156 ***	0.208 ***	0.206 ***
中介变量 工作过度承诺			−0.368 ***	0.158
调节变量 个性化关怀	0.059	−0.256 ***	−0.234 ***	0.129
交互项 工作过度承诺×个性化关怀				−0.111 *
F	17.481 ***	16.527 ***	26.003 ***	21.560 ***
Adjusted R^2	0.069	0.065	0.130	0.133

注：* p<0.05，*** p<0.001。

采用简单斜率检验来分析个性化关怀在工作过度承诺和心理摆脱之间的调节作用趋势，以个性化关怀的均值加减一个标准差作为分组标准，分别对高、低个性化关怀情况下，工作过度承诺与心理摆脱的关系进行描述（见图2-3）。可知，当个性化关怀水平较低时，工作过度承诺对心理摆脱的作用不显著；当个性化关怀水平较高时，低工作过度承诺情况下心理摆脱较高，而高工作过度承诺情况下，心理摆脱较低。

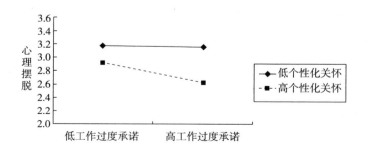

图2-3　个性化关怀调节效应

通过表2-5的回归分析发现，在模型M2中，自变量时间压力对因变量心理摆脱的系数显著（r=0.123，p<0.01）；在模型M1中，自变量对中介变量的系数显著（r=0.123，p<0.001）；在模型M3中，中介变量工作过度承诺对因变量心理摆脱的系数显著（r=-0.425，p<0.001）；在模型M4中，个性化关怀与工作过度承诺乘积的交互项对因变量心理摆脱的系数显著（r=-0.191，p<0.001）。

表2-5 有调节的中介效应再检验

变量	中介变量（工作过度承诺）	因变量（心理摆脱）		
	M1	M2	M3	M4
控制变量				
性别	0.137*	-0.164*	-0.106	-0.135
自变量				
时间压力	0.123***	0.123**	0.175***	0.147***
中介变量				
工作过度承诺			-0.425***	0.423**
调节变量				
人际和谐	0.175***	0.118**	0.263***	0.797***
交互项				
工作过度承诺×人际和谐				-0.191***
F	21.517***	10.110***	23.792***	31.731***
Adjusted R^2	0.084	0.039	0.120	0.187

注：*p<0.05，**p<0.01，***p<0.001。

采用简单斜率检验来分析人际和谐在工作过度承诺和心理摆脱之间的调节作用，以人际和谐的均值加减一个标准差作为分组标准，分别对高、低人际和谐情况下，工作过度承诺与心理摆脱的关系进行描述（见图2-4）。可知，当人际和谐水平较高时，工作过度承诺对心理摆脱的作用不显著；当人际和谐水平较低时，低工作过度承诺情况下心理摆脱较高，而高工作过度承诺情况下，心理摆脱较低。

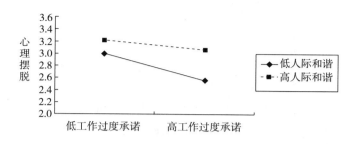

图 2-4　人际和谐调节效应

四、讨论

（一）时间压力对心理摆脱的负向作用

以往的研究指出，那些工作长时间的个体报告了较强烈的在工作之后进行恢复的需要。本研究发现，工作要求对心理摆脱存在负向作用：当面对高时间压力时，个体较少能够成功地从工作中进行摆脱。当工作负荷变大时，恢复的需要增强，同时，这种高的恢复是很难满足的。也就是说，随着工作压力的增大和工作时间的增长，个体较少能够从工作中摆脱出来。Franken-haeuser（1981）和 Meijman 等（1992）指出，在压力性工作时间内，生理压力指标和心理压力指标仍然保持较长时间的增长，尤其是对于那些拥有较差的工作设计的女性来讲，这种身心指标仍然保持较高的水平，导致了心理摆脱水平的降低。Meijman 和 Mulder（1998）的努力—恢复模型以及 McEwen（1998）的非稳态负荷理论提供了解释这种关系的框架。根据这两个理论，工作要求需要个体提供努力，这些努力不可避免地包含了生理反应和心理反应，如心率提高、血压升高等。在正常的情境下，压力反应会比较短，而且会很快地恢复。也就是说，在一定的时间之后，系统的激活水平会降低，恢复到基线水平。然而，特殊的工作情境以及持续暴露的工作要求会导致恢复得不彻底，这将引起不断累积的压力过程或长久的身心症状。

（二）工作过度承诺的中介作用

在本研究中，我们整合了人格倾向在压力源和解脱之间的关系，具体来讲，我们检验了工作过度承诺在其中的中介作用。工作过度承诺完全中介了时间压力与心理摆脱之间的关系，这个结果告诉我们，工作压力源与工作过度承诺相关，工作过度承诺阻碍了心理摆脱。工作过度承诺是一种行为倾向，被定义为一种联合了内部动机的反应，试图通过较强的意愿去证明自己，并且获得自尊。在以往的研究中，工作过度承诺被认为是消耗资源的，会导致压力反应，情绪和身体的耗竭、倦怠和身心症状，这些结果变量是与低心理摆脱水平相关的。研究结果表明，耗竭、倦怠和身心症状这些之前针对高工作承诺的个体的研究结果，可以预测低心理摆脱的情形。

另外，基于资源的视角，时间压力的持续作用会导致员工消耗自身的资源，而在时间压力下，员工持续地投入工作会进一步地耗散这些资源，而资源的损耗如果得不到有效的补偿，则会对身心造成影响。不断地经历时间压力所造成的资源损失还会影响员工的工作精力和工作效率，在工作中若员工的工作效率降低，势必会影响员工在规定的工作日内完成工作任务，因此，为了完成工作任务，将工作任务带回家或者思考工作相关的事情就成为常态，而这也是导致心理摆脱降低的重要原因。

（三）人际和谐和变革型领导的调节作用

本研究依据资源保存理论，提出变革型领导的个性化关怀维度和人际和谐是一种重要的社会资源，能够在保存当前资源的同时获得新的资源。作为社会资源的两种形式，个性化关怀和人际和谐缓冲了时间压力通过工作过度承诺对心理摆脱的不利影响。个性化关怀和人际和谐的缓冲作用可以通过COR 理论来进行解释。从 COR 理论的角度来看，个体需要被激发去保护当前的资源，同时获得新的资源。这时，资源被定义为目标、状态、条件和其他的人们看重的事物（Hobfoll，1988）。资源的价值在不同个体之间存在不同的理解，并且与个体的经验和情境有关。COR 理论的首要原则是资源损失优先原则。也就是说，个体在心理上更为担心资源的损失。大量的实证研究指出，当个体在工作中丢失资源时，他们更有可能经历压力的煎熬，如倦怠（Shirom，1989）、抑郁（Kessler，Turner & House，1988）和身心结果。Whitman 等（2014）指出，在辱虐型领导的情境中，那些具有资源损失的个体（比如经历了高压力）更加愿意投入到反馈回避中，他们与主管进行互动，以便避免资源的进一步损失。COR 理论的第二条原则是资源投资。人们投资以防止资源的损失，从损失中恢复，去获得新的资源。大量的研究已经证实，人们如何在组织中、在资源损失的情况下去投资资源。比如，Halbesleben 和 Bowler（2007）使用 COR 理论去解释，当情感耗竭导致角色内绩效降低后，个体是如何通过投资获得主管和同事的组织公民行为的。他们的结论是：这种方式更加具有工具性意义，能够挽回短期的资源损失，并且帮助减弱额外资源的损失。

个性化关怀和社会和谐作为重要的社会资源，符合 COR 理论中对资源的界定。员工在组织中遭遇时间压力后，为了缓冲过度承诺给工作带来的资源损耗，需要领导通过提供个性化关怀为员工的工作提供具体的、有针对性的指导，进而提高员工的工作效率。这不仅为员工节省了资源，更为重要的是，这种个性化关怀具有动力性质，能够催生出员工的内部动力，以便更好地应对时间压力。同时，面对组织中的工作压力，和谐的人际关系同样起到了重要的缓冲器作用，它减弱了人与人之间因为关系复杂而带来的人际资源消耗，使员工集中精力于工作本身，在节省自身资源的同时，以较高的效率完成工作，为接下来的心理摆脱提供现实可能性。

五、结论

第一，时间压力对心理摆脱具有正向影响，工作过度承诺在时间压力与心理摆脱之间起到中介作用。

第二，时间压力的不断变化会促使工作过度承诺的相应变化，进而对心理摆脱产生影响。在这一中介路径中，个性化关怀和人际和谐在其中起到调节作用，即那些提供个性化关怀的领导以及人际和谐的团队氛围，能够通过缓冲时间压力，使工作过度承诺对心理摆脱产生不利影响。

第三节　心理摆脱的干预效果研究

"恢复"这一概念可以理解在何种条件下暴露于工作要求和工作压力会导致长期的健康损害（Geruts & Sonnentag，2006）。根据努力—恢复模型（Meijman & Mulder，1998），在工作中的付出与持久的压力反应相关，如心率增高以及会出现疲劳等。当员工持续地暴露于工作负荷并且恢复不彻底的时候，这些持久的压力反应会变得更加顽固，进而会损害员工的健康和幸福感。在非工作时间远离工作负荷等工作要求是非常重要的，它不仅能够保持员工的幸福感和健康（Fritz et al.，2010），同时也能够促进工作投入，提高生产率以及工作绩效（Binnewies & Sonnentag，2009）。近几年来，关于心理摆脱的促进因素和阻碍因素已经得到了关注，但是，关于针对心理摆脱等的干预研究及其干预后对结果的影响，没有得到充分的重视。因此，本研究针对心理摆脱的影响效果，设计干预实验，试图验证提升个体的心理摆脱的有效性，同时，通过前期的干预方案，验证心理摆脱的提升对工作活力的影响效果。

一、研究假设

在工作场所中，基于资源视角（目标是提升员工的个人资源、社会资源和工作相关的资源）进行的干预被证明能够提升员工的幸福感和绩效水平（Bond，Flaxman & Bunce，2008）。这些积极的心理干预已经对员工的幸福感产生了促进作用，并且也已经证明资源能够保证最优的绩效，然而，在这些干预中促进幸福感以及绩效的机制以及具体的边界条件，限制了干预项目的具体开展（Lyubomirsky & Layous，2013）。由此，我们在干预中应该关注的问题是：在干预中我们干预什么、如何去干预以及干预谁，并且如何去获得经济和有效的干预方案。

尽管职业健康心理学已经强调了工作要求下成功恢复的重要性，但是，有关员工如何通过培训来进行恢复的研究还是非常少的（Hahn，Binnewies & Sonnentag，2011）。针对心理恢复及其效果的干预，主要集中于采用正念（Mindfulness）的方式。正念在工作场所当中被发现与工作相关的结果正相关，如获得工作—生活平衡、工作满意度、工作绩效和心理恢复（Allen & Kiburz，2012）。针对正念的横截面的研究以及日志的研究，探讨了针对正念的干预对成年工作人员的有效性。这里的研究的典型代表就是基于正念的压力削减计划（Mindfulness-Based Stress Reduction Programme，MBSR）（Kabat-Zinn，1982，1990）。近几年来，研究者们开始将 MBSR 应用于工作人群的工作要求中，针对工作要求下的心理摆脱以及睡眠情况进行干预研究（Michel，Bosch & Rexroth，2014）。H€ ulsheger 采用小剂量的正念干预计划（H€ ul-sheger et al.，2013）来检验它在工作人群中的有效性。而之所以叫小剂量，是因为该干预方案是自我管理式的，需要持续两周时间的短期干预（区别于 MBSR 的八周干预）。通过冥想以及从事特定的行为，来验证该方案是否能够增强个人的资源以及幸福感（Lyubomirsky，Sheldon & Schkade，2005）。在恢复的研究中，睡眠也被认为是一个重要的影响恢复的变量（Querstret & Cropley，2012）。睡眠代表了完全地从工作相关的活动以及与工作有关的想法中摆脱出来，因此，它不仅与心理摆脱相关，而且与身体和心理的恢复有关。基于以上的分析，本研究提出如下假设：

假设 1：实施干预后，实验组从工作中的心理摆脱、睡眠质量等指标后测水平显著高于前测。

在非工作时间的心理恢复对员工如何感知接下来的工作具有重要的影响，而这种影响就包括了对工作投入的关键作用（Sonnentag，2003）。有研究发现，恢复对工作活力具有积极的影响，那些高恢复的个体愿意投入较多的精力去应对工作压力，并且在工作压力面前具有较高的韧性。实证研究发现，那些恢复较差的个体在面对工作负荷时，具有较少的活力，而且在接下来的任务中也会投入较少的努力（Meijman，2000）。恢复与奉献之间正相关，恢复的个体具有足够可用的资源去投入其工作。如果没有足够的恢复，个体会不情愿投入工作，因为这会进一步地耗费其已有的资源（Hobfoll，1998）。实证研究发现，那些没有足够恢复以及疲劳的员工倾向于回避当前存在的工作要求（Westman & Etzion，2001）。同时，恢复会正向影响专注，如果员工恢复良好，他们会以专注的状态集中于手头的工作上，并且忽略非相关的线索。非足够的恢复导致较大的困难集中于手头的工作上（Krueger，1989），同时，需要较多的能量去进行自我调节（Zijlstra，2006，2014）。总体来说，通过干预可以提高心理摆脱和睡眠的质量，使个体进行有效的恢复，接着对个体的工作投入产生正向的影响。基于以上分析，本研究提出如下假设：

假设 2：实施干预后，实验组在工作中的工作活力、工作专注和工作奉献指标的追踪水平会显著地高于前测。

二、研究方法

（一）研究程序

在某企业选择两个平行部门的员工作为被试。A 企业选择了 57 人，作为实验组；B 企业选择了 64 人，作为对照组。A 企业负责人在听取研究者的汇报方案后，同意实施恢复干预的方案，因此，将该部门的人员作为实验组的对象。而 B 企业该部门的负责人也同意在大部分员工中进行相应的抽样工作，因此，将 B 企业的该部门作为对照组。

从干预研究的整体流程出发，本次研究共进行三次测试，分别是干预前的前测、干预后的后测以及一个月后的追踪测试。两组被试先进行从工作中的心理摆脱、睡眠质量和工作活力等指标的前测，然后，针对实验组进行相应的干预训练。干预训练结束后，针对实验组和控制组两组被试进行后测。

为了保证三次测试的问卷相同，每位被试具有唯一的编码，该编码采用手机号后四位的方式进行。在统计处理上，对实验组和控制组前测数据与后测数据、前测数据与追踪数据进行差异检验，以验证培训干预模式的有效性。同时，记录实验组和控制组被试的工作活力的情况，并验证从工作中的心理摆脱情况及其对个体工作活力的影响。

（二）研究被试

在两组被试中，控制组的被试有 64 人，实验组的被试有 57 人。两组被试在性别、年龄、学历变量上均无显著性差异。

三、研究结果及分析

本研究针对实验组干预前、干预后及追踪的数据进行了方差分析（Analysis of Variance，ANOVA），检验实验组时间压力、心理摆脱、工作活力等的差异显著情况。方差齐性检验的结果显示，所有变量的方差齐性检验假设成立，适合进行单因素方差分析（见表 2-6、表 2-7）。

表 2-6　实验组干预前、干预后与追踪数据单因素多元方差分析

变量	来源	平方和	df	均方	F	Sig.
时间压力	组间	0.053	2	0.026	0.069	0.934
	组内	64.637	168	0.385		
	总数	64.689	170			
心理摆脱	组间	7.834	2	3.917	7.485	0.001
	组内	87.919	168	0.523		
	总数	95.753	170			

变量	来源	平方和	df	均方	F	Sig.
工作活力	组间	2.652	2	1.326	4.164	0.017
	组内	53.505	168	0.318		
	总数	56.157	170			
	组内	84.417	168	0.524		
	总数	84.713	170			

注：组1为实验组前测数据，组2为实验组后测数据，组3为实验组追踪测试数据。

表2-7　实验组干预前、干预后与追踪数据单因素方差分析事后检验

变量	(I) 组别	(J) 组别	均值差 (I-J)	标准误	显著性	95% 置信区间	
						下限	上限
心理摆脱	2	1	0.478*	0.136	0.002	0.158	0.799
	3	1	0.425*	0.136	0.006	0.105	0.746
	3	2	0.053	0.136	0.920	-0.373	0.268
睡眠质量	2	1	0.491*	0.167	0.010	0.097	0.885
	3	1	0.386	0.167	0.056	-0.008	0.780
	3	2	-0.105	0.167	0.803	-0.500	0.289
工作活力	2	1	0.287*	0.106	0.020	0.037	0.537
	3	1	0.234	0.106	0.072	-0.016	0.484
	3	2	-0.053	0.106	0.872	-0.303	0.197

注：组1为实验组前测数据，组2为实验组后测数据，组3为实验组追踪测试数据。*代表均值差的显著性水平为0.05。

由上述统计结果可知，首先，实验组后测心理摆脱得分显著高于前测得分（M2＝3.583，M1＝3.105，p＝0.002），而追踪测试的心理摆脱的得分也显著高于前测得分（M3＝3.531，M1＝3.105，p＝0.006），但后测与追踪测试没有显著差异（M3＝3.531，M2＝3.583，p＝0.92）。

其次，实验组后测的睡眠质量得分显著高于前测得分（M2＝3.719，M1＝

3.228，p=0.01），且追踪测试睡眠质量与前测得分边缘显著（M 3=3.614，M 1=3.228，p=0.056），但后测与追踪测试得分并没有显著差异（M 3=3.614，M 2=3.719，p=0.803）。

最后，实验组后测的工作活力得分显著高于前测（M 2=3.725，M 1=3.439，p=0.02），但是对比组的工作活力与前测得分差异不显著（M 3=3.673，M 1=3.439，p=0.072），后测与追踪测试得分也没有显著差异(M 3=3.673，M 2=3.725，p=0.872)。

为了进一步呈现心理摆脱、睡眠质量和工作活力在干预前、干预后和追踪测验的得分分布情况，通过柱状图的形式呈现出三个变量的变化趋势，如图 2-5 所示。

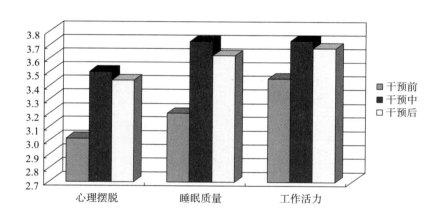

图 2-5　实验组主要变量干预后的变化

四、研究小结

研究结果证明，时间压力和心理摆脱的交互作用对工作活力产生重要的影响。因此，本研究依据该研究结论设计了干预研究，考察心理摆脱和睡眠质量的提升等恢复手段是否有利于工作活力的提升。通过实验组和对照组的比较，得出通过工作场所中的正念训练可以提升员工的心理摆脱和睡眠质量，同时，心理摆脱和睡眠质量的提升促进了工作活力的提高。

研究进一步发现，实验组的心理摆脱、睡眠质量和工作活力的后测得分显著高于前测，而追踪研究发现，一个月后的追踪分数，在心理摆脱上显著高于前测，睡眠质量与前测的分数边缘显著，工作活力的分数高于前测，但是结果不显著。这一结果说明，通过正念训练的方式能够提高心理摆脱和睡眠质量，且这种效果在这两种变量上具有长期性。

第四节　医护人员抗逆力结构与测评量表的编制

在讨论了时间压力下如何从工作中心理摆脱之后，我们把视角转向医护人员的抗逆力模型研究。这是一个应对压力的全新的课题。抗逆力（心理弹性）指个人或团队面对生活逆境、创伤、悲剧、威胁及其他生活重大压力事件时所表现出来的良好适应，也是个人面对生活压力和挫折表现出的"反弹能力"。在医院医患关系尤为复杂的今天，在医护人员中选择这一课题展开研究，具有重要的理论价值和实践意义。

一、医护人员的抗逆力

（一）医护人员的压力应对现状

现代医疗模式的革新和患者维权行为的强化对医护人员的工作要求日渐提高。国内外研究普遍表明，医护群体心理健康状况不容乐观。相关研究人员使用焦虑自评量表（SAS）和抑郁自评量表（SDS）对某大型综合医院的整群调查结果显示，医护人员由于工作压力引起的抑郁总检出率为22.5%，焦虑总检出率为34.2%。国内医护人员患抑郁症的概率为25%~30%，高于普通人群患病率的4倍，因此，自杀的风险性高于普通人群的数倍。因心理障碍引发的工作倦怠表现为工作热情降低、工作满意度下降、情绪衰竭等消极情绪，导致工作错误率增加、对患者关心度降低，严重时甚至产生回避高风险疑难手术、拒绝收治高危病人、使用保守医疗手段等防御性医疗行为，使危重病人丧失本应获得的治疗机会，造成医疗资源的极大浪费。另外，医疗行业与生俱来的市场特殊性和服务产品异质性问题，导致中国医疗改革始终无法将医疗体制政策与受众经济行为精确匹配，暴露在表层的即行医过程中频发的社会性事件。我们可以发现，公众媒体发声关注老百姓健康权益的同时，却往往忽视医护群体的工作健康。医护人员面对社会舆论和职业风险等多重压力源，由于缺乏及时的健康评估和干预，面对心理压力时会感到更加束手无策。

（二）抗逆力的研究概述

抗逆力（Resilience）也称为"复原力""心理韧性"，是个体在压力应对过程中维持相对稳定的生理功能和心理健康水平，并能在受挫后回弹和恢复的一种能力，是胜任特征在非常规突发事件下的特殊体现。过去国内对抗逆力的相关研究多关注于受创人群在危机过后的复原水平。时勘等（2008）从压力管理视角，对汶川地震救援人员的压力成因、影响和应对方法进行量化分析，并针对提升救援人员抗逆能力提出了建议；此外，还对震后灾区学生展开心理健康跟踪研究，发现地震给学生带来的创伤导致明显的精神失调和抑郁症状。梁社红等（2013）基于公共危机事件的应急情境，分别对个体水平和团队水平的抗逆力结构进行了探索。

近年来，抗逆力研究对象逐渐延伸到大众群体，多数研究聚焦于抗逆力在企业危机事件中的应对方式，通过研究其对管理者及员工的主观认知和情绪等心理活动的影响作用，人们提出了团队走出逆境的应对策略。郝帅等（2013）在设计公务员群体的心理干预方案基础上，对北京基层公务员进行了持续的干预实验，并完成了三个月的追踪研究，为公务员抗逆力理论模型的建立提供了操作性指标，并形成了一套提升公务员抗逆力的干预策略。陈蓓丽（2013）对上海市 226 名外来女工的调查研究表明，抗逆力作为影响女工精神健康的保护性心理因素，主要体现为个人能力对情绪心理的控制作用。然而，聚焦医护人员这一特定职业范围的研究，因缺乏专门的针对医护人员抗逆力的测评量表和其他原因，还少有突破性进展。而且现有成果多集中于工作强度较大的护士群体，对于医生群体的探索还相当缺乏。

国外由于其医疗行业在组织机制、工作压力等特征上与我国存在较大差异，对明显的医患矛盾等社会性问题也缺乏研究，其研究多面向学业压力较大的医科学生展开。此外，在对医护人员的研究中多采用其他领域的心理弹性量表来进行探索，缺乏行业的针对性，因此，亟待开发针对医护人员工作心理特征的量表，以便开展更加深入的医护人员的抗逆力模型及其形成机制的研究。

二、抗逆力测试问卷的开发工作

（一）文献研究

基于对抗逆力不同的概念界定，国外学者开发了多种抗逆力量表。比如，

ERS 和心理弹性量表（ER89）（Block，1996）主要测量个体的潜在心理特质，自我韧性量表（Connor-Davidson Resilience Scale，CD-RISC）及简明精神病评定量表（Brief Psychiatric Ration Scale，BPRS）（Smith et al.，2008）侧重测量个体成功的压力应对能力，但多针对儿童及青少年进行研究。也有人基于保护性因素，通过对个人特征、家庭背景和社会支持等因素的全方位测量来综合评估个体抗逆能力。国内学者对心理弹性量表开发的研究同样聚焦于青少年群体，也有研究者针对中国成年人群体进行心理弹性量表编制研究，并有学者将其修订用于公务员抗逆力评估。姚桂英等（2013）则基于 RSA 量表在护理人员中进行了信效度检验，修订出可用于护理人群的 RSA 量表。董杨叶（2014）通过对我国部分城市医院的调研，开发出医护人员心理弹性问卷，但其问卷开发未使用问卷编制所严格要求的访谈及编码过程，样本来源也未体现出明显的地域梯度，故其研究样本群体代表性受到了限制。

（二）条目修订访谈

1. 访谈对象与访谈内容

我们邀请了 3 位优秀的医院管理者，请其梳理医疗护理工作中可能发生的突发事件，总结当下我国医护人员工作境况和压力水平，列举压力源并分析可能导致医护人员产生心理健康障碍的问题所在；并根据抗逆力的内涵，选取了经历过较大负性工作事件而又恢复良好的医疗行业医护人员进行访谈；同时，选取不同层级医院共 20 名医护人员，其中医生 7 名、护士 8 名、药剂师 3 名、医院技术员 2 名，请他们叙述应对突发事件的举措、日常工作压力情况、受压前后的内心感受，以及自身个性特质及人际心理资本等情况。

2. 访谈过程

2 名心理学博士及 1 名管理学硕士与访谈对象分别进行了半结构化访谈，访谈开始前与受访对象声明，访谈内容绝不用于学术研究之外的其他方面，20 名受访对象全部同意全程录音记录。访谈内容围绕工作压力展开，访谈者适时追问细节，避免提出诱导性问题。与每名医院管理者的访谈约 1.5 小时，与每名医护人员的访谈约 30 分钟。

3. 访谈资料整理

每次访谈结束后，第一时间即对当次访谈记录进行归纳整理，为记录明晰，避免理解产生偏差，由 2 名以上访谈者重听有误差对应部分访谈录音，以补齐空缺信息，从而保证记录的准确性。同时，根据访谈过程中暴露出的问题，及时修订访谈提纲，以提升后期访谈质量。全部访谈结束后，将医生、护士、药剂师、技术员、管理者的对应访谈结果分别归类记录，统计各自表述出的关键内容出现频次，将高频条目纳入重点关注清单。

（三）问卷编制

在访谈的同时，本研究还广泛参考上述国内外相关研究成果基础，对相关抗逆力量表进行归纳整理，合并了相似条目，根据医护人员工作特性对条目重新分类并重新命名维度，初步总结出 7 个大类，共 35 个条目。在此基础上，本研究对照访谈结果对条目进行修订，删除明显不适合医护人员岗位的条目，补充访谈过程中的高频适宜条目；对条目维度分类、语言逻辑等进行总体考虑和反复推敲，调整、合并和删减条目，把条目句子完整化、简洁化、书面化，确保题项明白易懂，形成 6 大类共 24 个条目的预测试问卷，6 大类分别为坚强人格、理性应对、自我效能、柔性适应、积极心态、人际联结。题项采用李克特五点量表，1~5 表示由"完全不符合"到"完全符合"，同时设置两个反向题以甄别答卷质量。

三、抗逆力量表的初测

（一）被试选取与抽样

在全国范围内包括上海同济医院、上海市儿童医院、上海市宝山区大场医院、北京协和医院、天津南开医院、天津中医药研究院附属医院、天津市第四医院、湖南省株洲市妇幼保健院共八家医院内发放问卷，样本来源涵盖一、二、三级不同等级医院，医院规模由社区基层医院到大型综合医院。被试包括护士、护士长、基层全科医师、专科医师、手术师、药剂师、医疗设备技术员等。共发放问卷 150 份，回收问卷 143 份，有效问卷 125 份。

（二）统计分析

然后是受访人员填写问卷，完成一套抗逆力问卷的平均时长约为 10 分钟，采用 SPSS 22.0 统计软件对预测试结果进行项目分析、探索性因子分析和问卷信度分析。

1. 项目分析

首先，进行高低分组决断值（CR）评估，将量表总分最高的前 27% 项条目划分为组1，总分最低的27%项条目划分为组2，通过独立样本 T 检验来分析两组被试在各项条目均值上的差异，删除 CR 值未达到显著性水平的题项 X_{43}、X_{54}，剩下22题具有良好的区分度，对不同被试的反应程度能够进行区分。再对余下的22题进行同质性检验，测量各题项与总分之间的相关度。采用一致性检验方法，计算校正项目总分间的相关系数。算得 Cronbach α 系数为0.919，题总相关系数计算结果表各项均不大于0.919，从题总相关系数计算结果表中删除任意一题，Cronbach α 系数一般都会变小。但删除 X_{52} 题后 α 系数并没有改变，根据前期访谈结果，该题属于"积极心态"维度对医护人员抗逆力测度较为典型的一道问题，且在独立样本 T 检验中显著性水平良好，故先不予剔除，供进一步探索性因子分析。至此，仍保留22个条目，所保留条目的题总相关系数均显著。

2. 探索性因子分析

将保留的22个条目进行可行性评估，KMO 值为0.892，Bartlett's 球形检验 $\chi^2 = 1337.257$，$p < 0.001$，说明总体样本的相关矩阵间存在有共同因素，非常适合进行探索性因子分析。通过主成分分析抽取因子，使用最大方差法进行数据的正交旋转，根据碎石图确定保留五个因子较为适宜。进而抽取出五个特征值大于1的因子，经转轴后五因子累计方差贡献率为64.002%。逐次剔除存在双载荷、载荷值小于0.5、载荷间差异小于0.2的条目 X_{33}、X_{63}，以及包含题项内容太少（小于三项）的第五维度因子，在不断地探索性因子分析过程中来验证量表的结构效度。经过反复探索，最终保留四个因子，18个条目，各条目在对应因子上均具有较大载荷，在0.555~0.829区间内，所抽取的四个因子的特征值均大于1，累积方差贡献率达到62.928%。

3. 信度分析

在进行多次探索性因子分析最终得到四维度18条目后，为检验量表整体信度和四个子维度信度，对125份预测试数据采用 Cronbach α 系数分析。结果表明，医护人员抗逆力量表 α 系数为0.907，四个维度内部一致性系数分别为0.866、0.797、0.696和0.786，整体信度及四个子维度的内部条目信度较好，说明医护人员抗逆力测评量表具有较高的稳定性。

四、抗逆力量表的复测及信效度验证

（一）研究工具

使用前期探索性因子分析开发的四维度18条目医护人员抗逆力量表，其中 2 个条目反向计分。

(二) 被试选取与抽样

各初测单位对不同对象进行量表复测，共发放问卷 240 份，回收问卷 232 份，有效问卷 216 份，达到结构方程模型对样本量的需求标准。其中，男性占 37.93%，女性占 62.07%；93.1% 年龄处于 25 岁到 40 岁之间，6.9% 小于 25 岁；72.41% 具有本科及以上学历，其中硕士学位以上占 31.03%；从事本岗位时间在 1～3 年、4～9 年、10 年及以上者分别占 6.9%、44.83% 和 48.27%；具有初级医护人员职称的被试占 37.93%，中级职称占 48.28%，副高级以上职称占 13.79%。部分人口统计学变量题项有少数被调查者未填写。

(三) 验证性因素分析

医护人员抗逆力模型是 18 个条目的单因子结构，还是聚合成四因子结构，需要进一步对两类结构模型进行比较。我们使用 AMOS 22.0 进行验证性因素分析，发现四大因子各项验证性结果指标均位于临界值附近，需根据修正指数 (MI) 进行模型修正。在 MI 值较大的条目之间建立关联路径以减小卡方值，同时保证建立关联路径的条目存在实际意义上的客观关系，最终在条目 X_{24} 与 X_{31}、X_{62} 与 X_{64}、X_{11} 与 X_{13}、X_{13} 与 X_{21} 之间建立关联路径。修正完毕后，模型各项指标趋于良好，修正后的四因子模型结果如图 2-6 所示。

我们再对 18 条目单因子模型进行验证性因子分析，将其与修正后的四因子模型做比较，结果显示，修正后的医护人员抗逆力四因子模型分析结果明显优于修正前的四因子模型和单因子模型，各项拟合指数均达到测量学要求的标准，说明医护人员抗逆力量表结构效度良好 (见表 2-8)。

表 2-8 医护人员抗逆力量表验证性因子分析结果 (N=216)

指标	χ^2	df	χ^2/df	RMSEA	RMR	TLI	CFI
单因子模型	1308.985	153	8.555	0.075	0.058	0.840	0.859
四因子模型	283.747	129	2.200	0.075	0.033	0.835	0.861
四因子修正模型	211.916	125	1.695	0.057	0.028	0.905	0.922

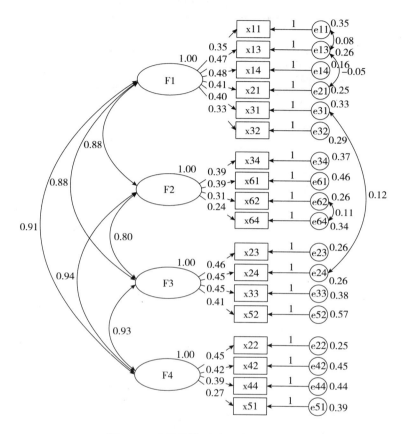

图 2-6　四因子模型验证性分析结果

（四）信度与效度分析

对医护人员抗逆力量表进行重测信度分析，问卷整体信度为 0.88，各维度信度分别为 0.785、0.619、0.629 和 0.61，重测信度良好。将本研究开发的四维度医护人员抗逆力量表与 Siu（2009）开发的成熟的抗逆力量表进行相关性分析发现，二者总分呈高度正相关。这说明本研究开发的四维度抗逆力量表具有较高的聚合效度。在预测效度方面，抗逆力量表总分与积极情绪呈正相关，与压力感受呈负相关。这与抗逆力能预测积极情绪、降低压力感受的功能相符合。量表聚合效度与预测效度分析结果如表 2-9 所示。

表 2-9　医护人员抗逆力量表的效度（N=216）

	聚合效度	预测效度	
		积极情绪	压力感受
医护人员抗逆力量表总分	0.785 ***	0.613 ***	−0.336 **

注：** p<0.01，*** p<0.001。

以上分析表明，医护人员抗逆力 18 条目四因子结构模型通过了数据检验，具有良好的信效度。

五、讨论

经探索性因子分析和验证性因子分析发现，医护人员抗逆力是四因子结构，包括决策应对、人际联结、理性思维和柔性自适四个维度，并且本研究开发的医护人员抗逆力具有良好的信效度。详细内容如表 2-10 所示。

表 2-10　医护人员抗逆力评价量表

抗逆力维度	测评子指标
决策应对	在突发情况下，我首先想到的是对岗位职责的坚守
	在工作中，即使牺牲自身利益我也要保证患者的生命健康
	对于工作中的一切挑战、压力，我会选择正面应对
	即使面临突发医疗事故，我也能按照事情的轻重缓急冷静处理
	在医疗救护工作中，万一孤立无援，我也能独立应战
	我相信我能帮助患者尽可能多地摆脱疾病的困扰
人际联结	帮助他人减少病痛、顺利完成医护任务，我都有极强的成就感
	遇到困难时我能够获得充分的支持和帮助
	我愿意与同行进行经常性的沟通
	遇到问题时我愿意及时与同事、亲友倾诉
理性思维	我能够把患者及其家属当作自己的朋友从而换位思考
	在患者及其家属情绪激动时，我能够理性面对，灵活处理
	我对自己"白衣天使"的工作有强烈的崇高感
	我认为患者及其家属质疑我的工作是对我的鞭策和激励

抗逆力维度	测评子指标
柔性自适	我能够正确认识关于医护人员的负面社会舆论，并保持心态平和
	因工作需要而频繁加班时，我能保持工作与生活平衡
	我能够迅速忘记工作中的不快，将注意力转移到其他事情上
	在医疗救护工作中，遇到不确定的情况时，我通常期盼最好的结果

在国内外抗逆力结构的研究中，类似于"决策应对"的信息多包含对个人能力的考察。通过评估个体在工作情境下所做反应的心理机制来分析其能力对抗逆力的综合作用。医护人员工作过程中往往特殊情况多发，对决策和应对的方式、灵活性等具有较高要求，该维度则可以对此进行清晰测度。"人际联结"维度在绝大多数抗逆力量表中主要测量的是个体的外在支持或人际能力，多表现为个体与他人的社会交流程度。本量表中的"人际联结"维度并非测查来自外界的社会支持，亦不仅局限于能力范畴，而主要考察个体主观与外界交往的认知和意愿，体现为个人内在的心理特质，区别于"社会支持""家庭支持"等外在保护性因子和能力导向下的"人际能力""社会交往能力"等（陈晨，2015）。"理性思维"则具备多数抗逆力量表未集中测量的思维层面的分析。在医患关系紧张、处于社会舆论焦点的医疗工作中，思维方式很大程度影响着工作态度和工作感受，对内在心理有源头性的影响。"柔性自适"则融合了绝大多数抗逆力量表所包含的"乐观""淡然"等对积极心理的考量，但侧重于个体对外界刺激的自我调节，以主动的态度调整心态和生活，对抗逆力是一种正面体现。

本研究得出的四维度抗逆力结构量表具有良好的信效度，为医护人员抗逆力的测评提供了量化的理论依据，因此，抗逆力培训方案可具备方向性的侧重，使医护人员在面临高压工作环境、应对突发医疗安全事件时能够积极应对并维持心理健康。

第五节　抗逆力对工作投入和工作幸福感的作用机制

生活节奏加快、信息大爆炸和社会竞争日趋激烈，这些现实问题对当代职场人士的心理健康和工作效率提出了严峻的挑战。近年来，心身耗竭综合征（Burn Out Syudrome）受到社会各界的广泛关注，它是指因心理能量长期被索取过多，产生的以极度身心疲惫和感情枯竭为主的综合征，具体表现有自卑、厌恶工作和失去同情心等，该综合征已被列入《精神障碍的诊断及统计手册》。

我国相关的研究也显示，工作压力导致员工身心疲惫、烦躁易怒和高度挫折感，以致影响正常的工作与生活，给个人和组织带来严重的负面影响。中国科学院心理所组织与员工促进中心和智联招聘共同发布的《2013 年度中国职场心理健康调查报告》显示，我国各行业从业人员心理健康得分多在 60~65 分，幸福感得分则在 40 分左右。职场人员心理健康问题已成为当前社会的重要问题之一。

21 世纪以来，积极心理学倡导心理学不仅要关注人性脆弱的一面，研究、诊断和治疗心理疾病，更要研究人性中积极、健康的一面，关注开发人的潜能，培育人的优秀品质。Luthans（2007）则将该思想引入组织管理领域，提出"心理资本"概念，并创立了积极的组织行为学。该学科倡导研究能够提升个体工作幸福和工作绩效的积极心理品质和能力。其中，抗逆力（Resilience）作为心理资本的重要维度，对个体应对创伤事件和外在压力、保持心理健康具有重要意义。

抗逆力也被翻译为"压弹""复原力""韧性""心理韧性"和"心理弹性"等，它主要指个体面对创伤事件、逆境或重大压力时的适应能力和反弹能力。抗逆力作为一个独立的构念，更多地受到发展心理学、灾难心理学和临床心理学等领域学者的关注。这一概念被用于探索遭受重大创伤事件或者负面经历的特殊群体的适应、恢复和成长，如地震幸存者、危机救援人员、留守儿童和军队士兵等。近年来，工业与组织心理学领域的学者开始研究压力背景下抗逆力对员工的心理与行为的影响，但多基于负面导向，关注其对工作倦怠和离职倾向等的影响，较少从积极方面探索抗逆力如何影响员工的工作投入和工作幸福感水平。因此，我们基于积极导向，在本研究中将探讨压力背景下抗逆力对员工工作投入和工作幸福感的影响，并进一步考察其内在的作用机制。

一、文献综述与研究假设

（一）抗逆力对工作投入的影响

抗逆力对个体的工作表现的影响研究起步较晚，现有研究更多关注其对员工的离职倾向和工作倦怠等负面因素的影响。研究发现，个体抗逆力与离职倾向存在显著的负相关关系，抗逆力高者离职倾向较低。张阔等（2015）的研究发现，抗逆力对工作倦怠及其各个子维度均有显著的负向影响。Schaufeli（2014）则认为，工作投入与工作倦怠是既相互联系又相对独立的两种心理状态，两者中等程度负相关。工作投入是个体的一种持久的、充满积极情绪与动机的完满状态，包含活力、奉献和专注三个维度。活力是指出众的精力，愿意在工作上付出努力，不易疲倦；奉献是指对工作意义的肯定及高度热情，以及自豪和受鼓舞的感觉；专注是指全身心投入工作的愉悦状态。研究证实，个体的人格特质对其工作投入具有显著影响，其中员工的人格坚韧性对其工作投入水平具有显著的正向影响。近年来，有学者开始从积极角度考察抗逆力与工作投入或抗逆力的关系，发现抗逆力对工作投入或其中的某个维度有显著的正向影响。如李旭培和时勘等（2016）针对企业员工的研究发现，员工抗逆力对其工作投入具有正向影响。由此，本研究提出如下假设：

假设 1：抗逆力对员工的工作投入具有正向影响。

（二）抗逆力对工作幸福感的影响

主观幸福感是个体对其存在状况的积极心理体验，包括积极情感、消极情感和生活满意度等因素。工作幸福感则是在工作领域中的主观幸福感，主要衡量个体对工作的积极情感和认知评价，包括工作中的积极情感和消极情感、对工作整体及工作不同领域的满意度。研究发现，事件和环境虽然能够影响个体的主观幸福感，但长远来看，人格特质在更大程度上影响个体的主观幸福感。抗逆力作为一种积极适应的心理特质，对个体主观幸福感具有正向的影响。研究表明，抗逆力可以预测幸福感。面对负面遭遇，抗逆力水平越高的个体，其心理幸福感越强。国外针对慢性疾病患者、更年期女性和有创伤经历的个体的研究发现，抗逆力对处于逆境和严重压力下的个体的生活满意度或者幸福感具有积极影响。国内学者也在不同人群中对抗逆力与主观幸福感的关系做了考察。针对大学生的研究发现，抗逆力通过积极情绪的中介作用，对幸福感具有正向影响。对医护人员的研究也验证了抗逆力对主观幸福感的正向作用。由此可知，对于经历各种负面事件的不同人群，高水平的抗逆力能够更好地帮助其保持幸福感，感受生活的快乐和意义。因此，在工作领域，面对重大工作压力，高抗逆力个体同样能够具有更高水平的工作幸福感。由此，本研究提出如下假设：

假设 2：抗逆力对工作幸福感具有正向影响。

（三）心理脱离的中介作用

为保证正常履行工作职责，个体需要在压力情境下维持良好的生理、心理状态，而心理脱离（Psychological Detachment）就是使个体保持活力、健康与工作资源的重要机制。心理脱离是指个体不仅在空间上从工作场所脱离，更重要的是从心理上与工作分开，不再进行任何与工作有关的思考，心理资源不被任何与工作相关的事情所占用。心理上的"断开"让个体从消耗心理资源的思考中解脱出来。

首先，人格特质对心理脱离存在影响。消极情绪特质的员工心理脱离水平较低，他们会持续思考工作中的负面事件并担心其再次发生，而自我效能感等对个体的心理脱离能力具有显著的正向影响。抗逆力作为一种积极适应的心理特质，对个体心理脱离也具有正向的影响。抗逆力高的个体具有更高水平的积极情绪，根据积极情绪的拓展—建构理论，积极情绪具有拓展功能，能够拓展个体的注意、认知和行动范围，使个体尝试新方法、寻找新的解决问题的途径。这种注意范围的拓展和认知的灵活性有助于个体在工作结束后将注意力从工作中的负面事件转向其他事物，提高其心理脱离水平。因此，抗逆力对个体的心理脱离水平具有显著正向影响。

其次，研究证实，个体的心理脱离与其工作投入、工作主动性行为正相关。对护士群体的研究发现，假期中心理脱离水平高的员工在随后的工作中工作投入水平更高。Sonnentag 等（2009）的研究也发现，周末心理脱离水平高的员工在之后的工作中具有更多的主动性行为。但也有研究发现，心理脱离只在一定程度内与工作主动性行为存在正向关系，过度的心理脱离可能导致工作主动性行为的下降。因此，本研究超出如下假设：

假设3：个体心理脱离水平对其工作投入具有正向影响。

最后，研究显示，心理脱离水平高的员工，体验到的疲劳感更少，而体验的愉悦感更多。前一天晚上的心理脱离水平能够影响第二天早晨的疲劳程度，周末的心理脱离水平对个体随后一周的愉悦感具有正向影响，而且心理脱离与生活满意度正相关。可见，个体的心理脱离水平对其生活整体的愉悦感、生活满意度等均有显著正向影响，对其消极的生理和心理体验具有显著负向影响。因此，本研究认为，个体的心理脱离水平对其工作中的积极情感和工作满意度也存在正向影响，即个体心理脱离水平对其工作幸福感具也有正向影响。综上，本研究提出如下假设：

假设4：心理脱离在抗逆力与工作投入间起中介作用。

假设5：心理脱离在抗逆力与工作幸福感间起中介作用。

综上所述，本研究的假设模型如图2-7所示。

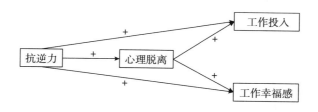

图2-7　本研究的假设模型

二、研究方法

（一）研究样本

本研究的被试为来自上海、湖南株洲、北京、甘肃兰州和天津等地不同等级医疗机构的医生、护士和药技人员。研究先发放 A 卷，A 卷包括抗逆力量表和心理脱离量表。A 卷施测一个月后，再发放 B 卷进行填写，B 卷包括工作投入量表和工作幸福感量表。每一个被试均参加 A、B 卷的填写。A、B 卷各发放 500 份，A 卷回收 474 份，B 卷回收 447 份，对每一位被试的 A、B

卷按其唯一的标识码进行匹配，A、B卷均有效的问卷 382 份。其中，女性占 78.7%，男性占 31.3%；75.8% 的被试已婚；年龄在 21～25 岁的占 12.4%，26～30 岁被试占 67.7%，31～35 岁者占 12.9%；92.6% 的被试具有大专或本科学历。

（二）测量工具

抗逆力的测量采用 Siu 等（2009）开发的抗逆力量表，共 9 个题项；心理脱离采用 Sonnentag 和 Fritz（2007）等开发的复原经历量表的心理脱离维度，共 4 个题项；工作投入的测量采用 Schaufeli 和 Bakker（2006）等开发的工作投入简版量表（UWES），共 9 个题项；工作幸福感的测量采用 Warr（1997）开发的工作幸福感量表，共 12 个题项。所用量表均为国内外广泛使用的、信效度较高的量表，并经过翻译—回译程序。所有量表均为李克特五点计分，1 和 5 分别代表"非常不同意"和"非常同意"。

三、数据分析与结果

（一）信度、效度分析

本研究中，抗逆力、心理脱离、工作投入和工作幸福感量表的内部一致性系数分别为 0.87、0.863、0.924 和 0.814，说明选用量表均有良好信度。采用 Mplus 进行验证性因子分析，以考察变量间的区分效度。时间点 1 取样的抗逆力和心理脱离二因子模型的各项拟合指数（$x^2/df = 3.85$，RMSEA = 0.076，SRMR = 0.048，TLI = 0.898，CFI = 0.917）显著优于单因子模型，时间点 2 取样的工作投入和工作幸福感二因子模型的各项拟合指数（$x^2/df = 2.93$，RMSEA = 0.068，SRMR = 0.041，TLI = 0.906，CFI = 0.923）显著优于单因子模型，说明变量具有较好的区分效度。

（二）相关分析

如表 2-11 所示，本研究中性别、婚姻、学历、年龄与研究变量存在显著相关性。因此，本研究将其作为控制变量。此外，抗逆力与心理脱离显著正相关（r = 0.293，p < 0.001），抗逆力与工作投入显著正相关（r = 0.380，p < 0.001），抗逆力与工作幸福感显著正相关（r = 0.334，p < 0.001）；心理脱离与工作投入显著正相关（r = 0.332，p < 0.001），心理脱离与工作幸福感显著

正相关（r=0.506，p<0.001），各研究假设得到初步验证。

表2-11 各变量均值、标准差和相关系数

	均值	标准差	性别	婚姻	学历	年龄	抗逆力	心理脱离	工作投入	工作幸福
性别	1.16	0.364								
婚姻	1.85	0.447	-0.090							
学历	3.69	0.589	-0.009	-0.018						
年龄	3.08	0.545	-0.160**	0.553**	-0.337**					
抗逆力	3.487	0.563	0.158**	0.024	-0.042	0.027				
心理脱离	3.301	0.761	-0.142**	-0.061	0.093	-0.077	0.293***			
工作投入	3.175	0.702	0.008	-0.002	0.019	0.023	0.380***	0.332***		
工作幸福	3.209	0.572	-0.164***	-0.173***	0.044	-0.171**	0.334***	0.506***	0.569***	

注：** p<0.01，*** p<0.001。

（三）层级回归分析

使用层级回归分析依次验证各研究假设（见表2-12）。在方程M4中，控制性别等变量后，抗逆力对工作投入具有显著的正向影响（β=0.390，p<0.001），说明抗逆力水平越高的员工，工作投入水平越高。假设1得到了验证。

在方程M7中，控制性别等变量后，抗逆力对工作幸福感具有显著的正向影响（β=0.371，p<0.001），说明抗逆力水平越高的员工，工作幸福感水平越高。假设2得到了验证。

在方程M2中，控制性别等变量后，抗逆力对心理脱离具有显著的正向影响（β=0.327，p<0.001），说明抗逆力水平越高的员工，心理脱离水平越高。假设3得到了验证。

在方程M5中，控制性别等变量后，将抗逆力和心理脱离同时放入方程，心理脱离对工作投入存在显著正向影响（β=0.242，p<0.001），抗逆力对工

作投入依然存在显著的正向影响（β＝0.311，p＜0.001），但回归系数较 M4
有所降低，说明心理脱离在抗逆力与工作投入间起部分中介作用。假设 4 得
到了验证。

在方程 M8 中，控制性别等变量后，将抗逆力和心理脱离同时放入方程，
心理脱离对工作幸福感存在显著正向影响（β＝0.387，p＜0.001），抗逆力对
工作幸福感依然存在显著的正向影响（β＝0.245，p＜0.001），但回归系数较
M7 有所降低，说明心理脱离在抗逆力与工作幸福感间起部分中介作用。假设
5 得到了验证。

表 2-12　层级回归分析结果

控制变量	心理脱离		工作投入			工作幸福感		
	M1	M2	M3	M4	M5	M6	M7	M8
性别	-0.157**	-0.211***	0.009	-0.056	-0.005	-0.200***	-0.261***	-0.179***
婚姻	-0.045	-0.052	-0.029	-0.037	-0.024	-0.111*	-0.118*	-0.098*
学历	0.080	0.089	0.039	0.050	0.029	-0.005	0.005	-0.029
年龄	-0.051	-0.062	0.052	0.039	0.054	-0.145*	-0.158*	-0.134*
自变量								
抗逆力		0.327***		0.390***	0.311***		0.371***	0.245***
中介变量								
心理脱离					0.242***			0.387***
R^2	0.038	0.141	0.002	0.150	0.200	0.077	0.211	0.340
F	3.589	12.054	0.190	12.924	15.244	7.689	19.598	31.302
ΔR^2	0.038	0.103	0.002	0.148	0.050	0.077	0.134	0.129

注：＊p＜0.05，＊＊p＜0.01，＊＊＊p＜0.001。

四、结论与讨论

（一）研究结论

本研究在两个时间点分别收集自变量、中介变量和因变量数据，通过对
382 份有效数据进行层级回归分析，发现：①抗逆力对个体的工作投入和工作

幸福感均有显著的正向影响；②心理脱离在抗逆力与工作投入、抗逆力与工作幸福感之间均起部分中介作用。

（二）必要的讨论

首先，以往研究多从消极角度研究抗逆力对个人恢复、适应等行为的影响，或者关注于抗逆力对个体的离职倾向和工作倦怠等的影响。本研究从积极角度验证了抗逆力能使个体在工作压力中感受到更高水平的主观幸福感，并能提升个体的工作投入水平。

其次，之前相关研究多以大学生等特殊群体为被试进行研究，研究发现，抗逆力对个体积极情绪、主观幸福感有正向影响。本研究以不同地区、不同等级医疗单位的医生、护士和药剂人员为研究对象，不仅进一步验证了该结论，而且拓展了研究对象范围，具有更高的生态效度。

再次，先前研究发现，积极情绪和应对方式在抗逆力与工作投入之间起中介作用。本研究基于积极情绪拓展—建构理论发现，高抗逆力个体具有更高水平的积极情绪，积极情绪的拓展功能带来个体注意范围的拓展和认知灵活性的提升，这有助于个体在工作结束后将注意力从工作中的负面事件转向其他事物。因此，抗逆力高的个体更善于将自己从负面的工作情境、工作压力中脱离出来。这种心理脱离能够帮助员工在经历应激情境后有效地补充心理资源，在压力情境中维持良好的生理、心理状态，保持工作投入和工作幸福。这一结论揭示了抗逆力对工作投入的新作用机制。

最后，本研究结论对组织管理实践具有重要的启示意义。研究结果表明，工作投入和工作幸福感对个体的任务绩效、关系绩效、组织公民行为、离职倾向、伴侣的幸福感以及组织绩效等都具有显著影响。研究结果表明，组织在人员选拔阶段就应该评估应聘者的抗逆力，选择抗逆力水平高的个体可以保证其入职后能具有较高的工作投入水平，有效地完成工作，并保持身心健康和工作幸福感。此外，组织应当通过心智培训等方式重点提升员工的抗逆力水平。研究显示，心智培训可以有效提升员工的抗逆力，并进而提升其应对方式及心理健康水平。因此，组织可以通过培训提高员工抗逆力，从而提升其心理抽离能力，最终提高其工作投入水平及工作幸福感。从短期来说，为保证员工在压力情境中维持良好的生理、心理状态，组织一方面可以直接对员工的心理脱离能力进行培训，另一方面应当减少员工业余时间的工作连通行为，在非工作时间尽可能不使员工卷入工作相关活动，以使其补充消耗的心理资源。

（三）未来研究展望

本研究在不同时点取样，利用时间延迟模型检验变量之间的因果关系，这是有成效的。后续研究可以从多个数据来源收集数据，进一步从研究设计上防止共同方法偏差问题。本研究关注个体的抗逆力如何影响其工作投入和工作幸福感，而人与情境交互作用理论指出，个体行为是情境因素与个人因素共同作用的结果，仅从个体因素方面研究有其局限性。后续研究应将团队与组织层面的一些变量纳入研究模型，如团队积极情绪、组织支持和组织文化，进行人与情境的交互作用研究。

（周海明、万金、朱厚强、时勘、丁晓沧、李海军）

第三章

老年人的口语认知年老化与社会网络研究

第一节　口语产生中的认知年老化

一、引言

在考察一个人是否掌握了一门语言时，通常会从听、说、读、写四个方面来进行测试。听、说、读、写基本概括出了心理语言学领域的研究对象：语言理解、语言产生、语言的获得与发展。无论是国内还是国外，多数研究关注语言理解过程，而对语言产生过程关注甚少。

语言产生过程指的就是人们利用语言表达思想的心理过程，包括从思想代码转换成语言代码再转换成生理的、运动的代码，即利用发音器官或书写器官发出指代某种意义的声音（言语产生）或书写形式（书写产生）。一般认为，言语产生可以分为三个过程：一是概念化（Conceptualization），确立说话的意图和想表达的概念；二是言语组织（Formulation），把要表达的概念转换为语言形式；三是发声（Articulation）或书面形式的输出（Levelt，Roelofs & Meyer，1999）。不言而喻，运用言语和文字进行交流不仅对人类的发展具有重大意义，而且对个体的发展具有极其重要的作用。在口语产生研究领域，已有的实验研究和老年人的日常自我报告都表明，随着年龄增长，与青年人比较，老年人在日常生活交流中存在更多的对于熟悉单词不能成功提取的现象（Mortensen，Meyer & Humphreys，2006）。也就是说，个体的语言表达能力存在随着年龄增长发生衰退的现象。

认知年老化指的是成人随着年龄的增长认知能力发生的一系列变化。一般认为，晶态智力（如词汇的语义知识、知识经验等）在成年后仍会随年龄增长，直到 70 岁以后才会出现显著的衰退；液态智力（如记忆、注意和推理能力等）则在成年早期达到高峰后即开始缓慢地下降，进入老年阶段后衰退进程加快（李德明和陈天勇，2006）。在认知年老化机制方面，研究者重点关注的是加工速度（认知加工过程的快慢）、工作记忆（在认知加工的同时记忆信息的能力）、语义记忆、情节记忆以及执行功能在认知年老化过程中的作用（Park & Reuter-Lorenz，2009）。根据目前认知年老化的研究现状，对于语言表达能力随着年龄增长所发生的变化及其机制的研究甚少。

第六次人口普查的结果表明，我国已经进入了老龄化社会，60 岁及以上人口的比重已占总人口的 13.26%，达 1.78 亿人。21 世纪的中国将是一个不可逆转的老龄化社会。促进老年人的成功老化、提高其脑与心理的健康水平对社会的和谐发展和家庭幸福至关重要。尽管如此，我国心理学界对于成年及老年的发展问题相对忽视。语言不仅是认知领域内影响个体发展的重要因素，而且在社会交往中发挥着重要作用。老年人的理解能力与成年人相当，由于经验的积累有时甚至比成年人更好，但是老年人的语言产生能力却表现出衰退，主要表现为言语产生速度降低、错误率提高，语言的认知年老化主要表现在言语产生方面（Shafto et al.，2014）。

二、口语产生中的认知年老化

与记忆等认知过程类似，人类的口语产生能力同样随着年龄的增长发生衰退。口语产生年老化研究主要集中于口语产生过程。年老化表现为：与青年人相比，老年人存在更多的提取单词失败的现象。在语篇水平上，研究者发现老年更多地出现偏题言语（Off-topic Speech）（Burke，1997），这是指老年人比青年人在交谈或叙述中更容易产生一些与主题无关的想法或话题。在词汇水平方面，通常采用图片命名和定义命名任务，探索口语产生中的年老化现象及其机制，这两类任务是典型的言语产生任务。图片命名中呈现一幅图画，要求被试说出图片名称；定义命名中呈现一段描述性话语，要求被试说出所描述的客体名称。图 3-1 表示了口语产生中图片命名和定义命名任务中所包括的一系列加工过程：在看到一幅图画或者一段有关某个客体的描述定义后，人们会经历知觉激活（仅针对图片命名）、概念激活、词汇选择、音韵形式提取、语音计划提取和发音。上述过程都可能随着年龄的增长而出现认知年老化现象。已有研究表明，这两类任务相比语篇口语产生任务对年龄因素更为敏感。老年人的图片命名潜伏期长于青年人，且70岁以后人们命名图片的正确率会出现显著的降低。在口语产生中，与青年人相比，老年人可能需要更多的时间再认客体和激活相应的词汇概念，或者需要更多时间进行词汇通达，这包括了词条选择、音韵编码、语音编码和发音。在定义命名任务中，老年人知道和产生的定义名称比青年人多，但是，对于他们不知道的定义，老年人更多地表现出报告的舌尖效应（Tip-of-the-Tongue，TOT）（Brown & Nix，1996）。

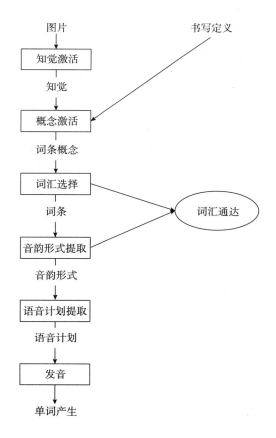

图3-1 口语产生的认知加工过程

认知年老化的理论争论焦点之一为：年老化衰退是发生在所有认知过程中，还是仅出现在某个特定的认知过程中，如词汇选择。通用衰减理论（General Slowing Theories）认为，无论哪一个认知加工过程都会随着年龄的增长出现衰退。因此，他们认为，图片命名和定义命名中所包括的认知加工过程都会受到影响。与此类似，针对认知年老化现象，Zacks 和 Hasher（1994）提出的抑制缺陷假说（Inhibition Deficit Hypothesis）认为，与青年人相比，老年人抑制无关信息的能力下降，因此，出现了口语产生中的年老化现象。这两类理论都认为，口语产生中出现的年老化现象发生在所有认知过程中。与此相对，Mackay 和 Burke（1990）以及 Taylor 和 Burke（2002）提出的传输缺陷假说认为，与年龄相关的年老化出现在某个特定的认知加工过程中。下面，我们主要论述年龄因素对口语产生各个阶段的影响及其认知机制。

（一）年龄是否影响口语产生中的语义提取阶段？

老年人命名图片的潜伏期长于青年人，这可能是由于老年人和青年人对于图片名称意义的激活程度不同导致的吗？Bowles（1994）采用图片—词汇干扰范式，变化与图片名称存在语义相关或无关的干扰词，发现老年人受到干扰词的影响更大。更为关键的是，研究未发现年龄与干扰效应之间的交互作用，这排除了抑制无关信息能力减弱导致潜伏期变长的可能性。因此，结果表明，图片命名中所表现出的年老化效应反映了老年人一般性的认知加工过程的衰退或减弱。与此结论相矛盾，Taylor 和 Burke（2002）采用类似的实验设计发现，老年人的语义干扰效应大于青年人。这表明，在选择特定的语义表征时，老年人存在特定的缺陷，其缺陷可能仅仅发生在语义激活阶段。老年人语义干扰效应的增大反映出虽然他们整体加工速度变慢或衰退，但其损害在口语产生的词条选择阶段更为严重。但是，最近 Diaz、Johnson、Burke 和 Madden（2014）研究发现，在对图片进行语义和语音判断时，老年人与青年人在语义判断的结果中无显著差异，但是在语音判断任务中表现出显著差异。

（二）年龄是否影响口语产生中的音韵编码阶段？

1. 舌尖效应

口语产生失败最典型的例子就是舌尖效应，这是日常生活中每个人都经历过的一种现象，主要表现为：说话者不能说出某个单词，但是认为自己肯定知道那个单词，觉得它就在自己的舌头边上，只是说不出来。几乎所有年龄段的人都会经历 TOT 现象。但是，老年人更多地报告他们不能说出自己熟悉的词语。当人们经历 TOT 现象时，虽然不能确切地说出目标词，但是能提供目标词的一些信息，比如目标词的首字母和末字母、音节的数量以及单词的重音、与之发音相似的单词以及单词的句法特征。因此，TOT 现象的产生是由于口语产生过程中的音韵编码过程出现了问题，大量研究表明，年龄因素影响了口语产生中的音韵编码阶段。

老年人和青年人在 TOT 中所出现的错误特点不相同。MacKay 和 James（2004）分析表明，老年人比青年人出现了更多的语音遗漏错误，如目标词为"ribbed"，老年人会说成"rip"；而青年人的错误则表现为语音替换，如会将"ribbed"说成"tipped"。老年人的语音遗漏错误表明，他们在提取语音上存在困难，而青年人则是同时激活了多个语音而避免了这种困难。研究表明，在年龄和教育程度相当的条件下，双语者比单语者产生了更多的 TOT。

TOT 的产生同时受到其他因素的影响，包括词性、词的熟悉度、词频等。Burke 等（1991）发现，被试所报告的 TOT 现象中，62% 为专有名词，12% 为物体名词，23% 为抽象名词。这表明，专有名词比其他类型的名词更容易产生 TOT，可能的原因是专有名词无其他替代词，而普通名词可以用其他单词替代。Rastle 和 Burke（1996）研究发现，专有名词的熟悉度会影响 TOT 的发生次数。Harley 和 Bown（1998）发现，频率较低、邻近字较少的单词容易诱发 TOT；老年人在提取专有名词时更容易出现 TOT 现象，而在普通名词的提取中未发现显著差异；并在刺激老年被试的前额叶时发现，其专有名词的提取成绩显著提高。White、Abrams 和 Frame（2013）对最常出现 TOT 的专有名字进行研究，结果发现，在不同语义分类条件下，首音节启动会促进（边缘）TOT 问题的解决，而在相同语义分类条件下，并无此结果。这说明，虽然 TOT 受语义影响较小，但语义可以对专有名词的语音启动进行调节。同样，困扰老年人的 TOT 问题也主要与语音的相关信息有关。

为探讨 TOT 的发生机制及其与音节频率的关系，Farrell 和 Abrams（2011）采用 TOT 的诱发范式对 TOT 现象进行研究，结果发现，首音节频率为低频时，老年人与青年人表现出明显的 TOT 差异；不仅首音节频率，目标词的词频和家族大小也会影响 TOT 的产生。研究发现，低频和家族较小的词能够诱发更多的 TOT，而且家族本身的频率也会对目标词的提取产生影响，低频比高频的家族能诱发更多 TOT。目标词的语音家族大小也可以影响其提取，并能产生两种相反的效应：对正常老化的个体有抑制作用，但对有言语产生障碍的患者则起到促进作用。

被试本身具备的语言特点也会影响 TOT 现象的产生。研究发现，双语者比单语者更容易出现 TOT 现象，其原因可能是受到语言之间语义或语音水平的干扰，或者是因为双语者使用任意一种语言的熟练度都低于单语者的熟练度。Gollan、Ferreira、Cera 和 Flett（2014）采用翻译启动任务，在对图片进行命名之前，先呈现三种西班牙语的启动词（与西班牙语的语音相关或语义相关），再使用英语单词命名，结果发现，无论何种任务，翻译启动任务能显著改善 TOT 现象。最近，Kreiner 和 Degani（2015）考察了被试长时期的语言经验和短暂的语境因素对 TOT 的影响，对俄语和希伯来语的双语被试进行研究，结果发现，习得双语时间较晚者比较早者出现更多的 TOT，习得双语较早者与希伯来语母语者未有显著差异；而在俄语电影之后（即时或短暂语境中），双语者均与母语单语者有显著差异。可见，语言经验的长短和语境都会对双语者的言语产生影响。综上所述，影响口语产生年老化现象的因素既包括了目标词本身的特征，也受被试自身经验的影响。

研究者采用音韵启动任务考察了 TOT 效应的发生机制。如果在老年人和青年人中都存在语音启动或语音线索效应，而且效应大小相同，这表明老年人存在完整的音韵表征，那么，老年人出现更多 TOT 现象可能是由于单词词条和单词形式之间的联结减弱导致的。与此相对应，语音启动或线索效应随着年龄的减弱可能表明，老年人对单词的音韵表征受到了损害，而不是词条到单词形式联结的减弱导致的。James 和 Burke（2000）研究发现，TOT 发生后呈现语音相关单词的条件，增加了命名定义任务中 TOT 现象的解决可能性，而且青年人和老年人中语音相关条件下成功克服 TOT 现象的程度是相当的，这表明老年人单词的音韵表征是完整的，只是在提取表征时受到了损害。White 和 Abrams（2002）的研究得到了类似的结论，他们的研究同时发现，老年人（73~83 岁）不能产生语音启动效应，这表明 73 岁以上的老年人单词形式提取的缺陷是比较严重的，即使呈现启动项也不能使之克服所遇到的认知困难。

与此结论不同，Taylor 和 Burke（2002）认为，老年人是在提取目标词的音韵表征时速度变慢，这与认知年老化领域中的通用衰减理论观点一致。他们采用图片—词汇干扰实验范式，设置了三类干扰词：语音相关（如干扰词 frost、目标词 frog）、语义中介相关条件（干扰词与目标词的另一词义存在语义相关，如干扰词 prom "舞会"、目标词 ball "球"）、语音和语义同时相关（干扰词 skunk、目标词 squirrel）和无关。老年人和青年人都表现出了语音相关促进效应，更为重要的是，与无关条件相比，青年人在语义中介相关条件下表现出促进效应，老年人则无任何效应出现。在语义和语音同时相关条件下，青年人中未发现任何效应，老年人则表现出图片命名时间的延长，这是因为老年人对于目标词的音韵表征提取较慢，而青年人相对较快。青年人中由于目标词语义的激活快，较快地激活了相应的语音，因而在语义中介相关条件下产生了促进效应，语义抑制效应和语音促进效应互相抵消，因而在反应时上未表现出语义和语音同时相关的促进或抑制效应。这一解释与语义干扰效应在老年人和青年人中无差异的结果是矛盾的。

2. 同音词图片命名任务中的年老化效应

内在频率效应（Inherited Frequency Effect）是同音词命名中的典型现象，表现为：对于低频目标词（如 sail），它有一个同音词（如 sale）是高频词，那么，对于低频目标词（如 sail）的命名快于无高频同音词的目标词（其频率与低频词如 sail 匹配），而且低频目标词（如 sail）的命名时间与其高频同音词（如 sale）的命名时间是相当的。研究发现，当图片名称是低频词时，青年人表现出内在频率效应而老年人则没有。我们假设同音词对应的不同单词有独立分离的音韵编码表征，低频目标词的音段信息会有激活反馈至自身的音韵形式以及高频词的音韵形式，因而提高了音段信息的激活水平。根据这一观点，在老年人中未发现内在频率效应，这可能是由于音段信息到单词形式信息的反馈被损害导致的。如果假设同音词贡献音韵形式表征，从单词形式到词条水平没有反馈存在的话，其观点很难解释老年人的结果，除非认为，老年人的单词形式表征受到了损害，这与之前基于语音启动效应所得到的结论相互矛盾。

3. 同音词启动效应

在定义命名任务中，呈现目标词的同音词能够增加老年人成功提取名人名字的概率，但是对于青年人则不起作用。在定义命名失败时为被试提供启动词的结果发现，同音词提高了老年人命名定义的正确率，同时降低了老年人报告"不知道"的比率。同音词启动任务同时加快了老年人和青年人的命名速度，但仅仅提高了老年人的命名正确率。与此结果相反，Burke等没有在老年人中发现同音词启动效应。这一效应在老年人和青年人中都发现了不一致的结果，这表明，同音启动效应本身不够强，不能稳定地被发现和重复出来。

各研究之间结果的不一致也可能是由于所使用材料或方法的不同导致的，这些混淆因素可能与年龄因素之间产生交互作用。例如，青年人和老年人可能对启动项和目标项之间正字法关联程度的敏感性不同。与认知衰退的抑制无关信息能力的假设一致，老年人可能对同音词之间产生的干扰尤为敏感。例如，也有人发现，老年人和青年人在邻近项个数和频率这两个因素上产生了不同效应，这与上述猜想一致。

（三）年龄与影响图片命名因素之间的交互作用

研究表明，图片名称的频率、获得年龄（Age of Acquisition，AoA）和熟悉性等影响了成年人图片名称的提取时间。根据 Sternberg（1969）的叠加因素逻辑，如果发现了年龄与某个变量（如 AoA）之间的交互作用，且 AoA 作为一个独立变量所产生的效应能够明确地被定位于某一特定的加工水平，那么，我们就可以明确地确定年龄所产生的效应与 AoA 的效应位于同一认知加工阶段，即老年人和年轻人在该认知加工阶段存在差异。在研究中要求年龄为 25~74 岁的被试命名图片，实验中每幅图片呈现八次，分成 8 组呈现。自变量包括了启动项的有无、启动类型（启动项与目标图片名称相同或不同）、目标名称的词频（高与低）以及重复次数。研究发现了年龄效应：老年人命名图片的潜伏期长于青年人；在无启动项条件下，高频名称图片的命名快于低频；年龄效应随着重复次数的增加而减小；年龄与启动项类型之间存在交互作用。利用启动范式和图片命名结合的任务，有人发现了年龄效应，以及年龄与启动类型之间的交互作用显著，但是年龄与词频之间无显著的交互作用。口语产生中词频效应发生在词汇通达过程，因此，与年龄相关的衰减不是发生在词汇通达过程，而是发生在知觉阶段和发音运动过程。

与此不同，也有研究发现，年龄影响了口语产生中的词汇通达过程。图片名称包括的音节数越多，命名准确率越低，而且老年人的命名正确率低于青年人。这表明，年龄会对口语产生中的词汇通达过程产生影响。这一研究中未区分名称长度与图片名称的词频，而且有研究表明，这两个因素之间存在正相关。Hodgson 和 Ellis（1998）采用多重回归分析方法考察了影响老年人图片命名潜伏期的因素，发现命名一致性、AoA 和名称长度能够预测命名的准确性以及命名的潜伏期。因此，他们认为，老年人的词汇通达受到了损害。命名一致性影响了词条选择阶段，而 AoA 和名称长度影响了单词形式提取阶段，因此，上述结果表明，在老年人的口语产生过程中，其词条选择和单词形式提取均受到了损害。

在匹配名称频率和名称长度后，操纵图片名称的 AoA，发现年轻老年人（60～69 岁）和老的老年人（80～93 岁）的命名潜伏期长于青年人（18～32 岁），但未发现 AoA 和年龄之间的交互作用。AoA 效应出现在语音形式提取阶段，年龄和 AoA 两个因素之间的作用是独立的，而且 AoA 效应在老年人中随着年龄增加而减弱，这可能是由于词汇通达过程中与年龄有关的损害所导致的。AoA 存在差异（获得早与获得晚）的单词在记忆系统中储存的时间不同，AoA 效应随着老年人年龄的增加而降低，其减少量在提取较晚获得的单词时受到了年龄这一因素的影响。还有人采用面孔再认任务，操纵了年龄和熟悉面孔的时间，发现老年人对于熟悉时间更长的面孔，其再认时间显著短于熟悉时间短的面孔，而且老年人的熟悉效应量多于青年人。由于上述矛盾的结果，我们很难判断 AoA 效应是否独立于年龄因素，其认知机制需要进一步探索。

（四）小结

基于图片命名和定义命名以及启动范式结合的研究，针对口语产生中所包含的各个认知加工阶段，我们总结口语产生中的认知年老化研究，得到如下结论：

第一，老年人的客体再认能力基本保持完整。70 岁以上的老年人会产生一些视觉错误，这表明，他们在再认客体方面存在困难。

第二，老年人的词条选择能力基本保持完好。一系列的研究发现，在图片（或定义）—词汇干扰实验范式中，老年人所产生的语义促进和语义干扰效应与青年人相当。同时，老年人的语义错误增多的现象表明，他们可能存在词条选择方面的困难，这一般出现在老的老年人中（80 岁以上）。

第三，老年人的音韵表征或单词形式表征可能是完整的，这一点尚需进一步验证。老年人单词提取的失败和潜伏期的延长可能是由于单词词条到单词形式之间的信息传输变弱导致的。

基于大量的研究我们得到了上述初步结论，尽管如此，我们要注意到口语产生的认知年老化研究中存在大量不一致，甚至互相矛盾的研究结果。年龄这一因素与影响口语产生的语言学因素（如词频、AoA 等），以及认知年老化的一些因素（如工作记忆、注意能力等的衰退）等混淆在一起，使问题变得极为复杂，需要更进一步的研究澄清。

三、言语产生中认知年老化的理论

研究者提出了如下假说对语言产生中的认知年老化现象进行解释：

1. 激活不充分假说（Insufficient Activation Hypothesis，IAH）

激活不充分假说认为，目标词的激活太微弱，以致不能被提取。激活目标词的语义及语音等信息时需要一定的资源和能量，而随着年龄增加，老年人的认知资源不断减少，工作记忆能力逐渐衰退，因此对目标词汇的词条加工及音韵编码过程会出现激活不充分的现象。在言语产生中，当说话者成功选择词条，却不能成功选择音位时，就会发生言语失败。根据该假说，老年人在出现言语失败现象，如 TOT 现象时，能够顺利通达目标词的语义表征，但语音表征却未得到充分激活。尽管语义、句法等信息得到成功的表征，但因为语音形式未得到有效而完整的激活，只能提供口语中部分的音韵信息或书写中部分的正字法信息，致使言语产生失败，而且语义与语音之间的激活彼此独立，不存在交互激活过程。研究发现，年龄较大者和双语者均表现出更多的 TOT 现象，结果说明，与青年人和单语者相比，老年人和双语者对目标词语表征的激活不够充分而导致提取的失败。

2. 传递不足假说（Transmission Deficits Hypothesis，TDH）

与激活不充分假说的观点一致，传递不足假说是基于联结主义结构模型和符号表征而提出，在整个激活网络模型中，表征单元之间的联结会因使用频率和激活水平而得到强化，而且这种联结的强化会随着年龄的增加而弱化。随着符号表征之间联结的衰减，各结点之间信息的传递不充分，影响言语产生的流畅性与准确性。如果语义表征和语音表征之间的联结被弱化，那么，在语义层面产生的激活和启动将无法有效地传递到语音层面，因此无法激活相应的语音表征。在使用频率上，研究发现，词频和音节频率会影响口语产生的年老化，而且随着年龄增加，词频效应和音节频率效应均会增加，主要表现为，在高词频和高音节频率时老年人比青年人有较长的反应时，特别是在低词频和低音节频率时，老年人的反应时间比青年人更长。这说明低的使用频率弱化了语义与语音结点之间的联结，导致低词频及低音节频率的词的提取与产生耗费更多的时间。另外，正常的年老化导致成年人在不同的使用频率上均表现出反应时增加的趋势。

老年人的语言产生失败多表现在单词形式信息水平，而不是语义水平上。这是由于从目标词汇到语义层的联结存在多个通路，是多对一的联结，而从语义表征到语音表征之间的结点则是一对一的映射关系。因此，从概念到语义层之间如果某一个联结通路传递不足，可以通过其他通路进行代偿，一旦语义到语音表征的一对一结点通路断裂或联结弱化，就会导致整个言语产生过程的失败。该理论观点在对 TOT 现象的研究中得到了广泛的论证，特别是老年人口语产生的研究结果为此提供了证据。例如，Farrell 和 Abrams（2011）发现，首音节频率高、相同首音节启动均能有效地避免 TOT 现象的发生，特别是音节频率的年龄效应有助于更深入地理解音韵编码是如何随年龄而发生变化的。

激活不充分假说和传递不足假说都是从结点理论出发，将言语产生过程中语义表征和语音表征看作是两个独立的加工过程，如果对目标词语的表征激活不充分，可能会导致提取失败。另外，语义表征和语音表征之间又存在单向的联结，是从一个能量结点到另一个能量结点传递的过程，一旦能量或资源在传递过程中受损，讲话者也无法完整地提取整个词语。激活不充分假说重点强调了对单词形式编码阶段结点激活的不足，而传递不足假说强调的是从语义层到语音层传递过程中的缺陷。

3. 抑制不足假说（Inhibitory Deficit Hypothesis，IDH）

抑制不足假说认为，与目标词有相关关系的单词阻碍了目标词的产生，因而导致了 TOT 的发生。根据该假说可以推测，在有语音干扰的条件下会发生更多 TOT 现象，Jones 和 Langford（1987）的研究结果支持了这一假说。这一假说针对的是随着年龄增加，个体抑制无关信息的能力减弱。研究者利用事件相关电位技术，采用 Stroop 实验范式对老年人与青年人的抑制能力进行了比较，要求被试对红、蓝、绿、黄四种颜色或是对颜色的名字进行相应的按键反应，结果发现，从一致条件（红色的 RED）、中性条件（蓝色的 XXXX）到不一致条件（黄色的 GREEN），P3 波幅逐渐增加，但老年人与青年人的 P3 波幅增加量没有显著差异，这从神经生理的角度证明，抑制能力的衰退是一般性的词汇水平上的抑制不足。在经典 Stroop 效应中，老年人命名颜色词的颜色比无关词颜色要慢，这种减慢一般被认为是老年人比青年人更难抑制无关信息，大量研究表明，Stroop 干扰效应中的年龄差异是因为与年龄有关的一般性衰减所致。一般性的抑制不足并不能完全地解释特定过程所出现的认知年老化现象。

从抑制不足假说的角度来看，在言语产生中，老年人的语言能力衰退包含了两个方面：一方面，老年人从语义记忆中提取了无关的音素及词素信息；另一方面，对于已经激活的无关信息，老年人无法进行有效的抑制和排除，使无关的语音及词汇信息沿着提取通路得以继续激活。目前，对言语产生年老化的研究较少，支持抑制不足的理论主要来自单词查找（Word Finding）和偏题言语（Off-topic Speech）两个方面。在单词查找研究中，一般采用听写任务，要求被试根据听到的单词预测句子，并写出对应的单词或句子中最后一个单词，从听觉通道考察老年人与青年人在不同语境下抑制无关信息的能力。结果发现，当听到的目标单词有较多语音相似的单词时，老年人比青年人的提取更困难，这说明老年人排除干扰的能力较差。在偏题言语方面，Arbuckle 和 Gold（1993）对老年人生活事件访谈的研究结果显示，老年人在自传式话题上的偏题言语水平与抑制工作记忆中无关信息能力的相关测量成绩显著相关，而与其他认知能力测验的得分相关不显著。Arbuckle、Nohara-Le Clair 和 Gold（2000）研究发现，出现偏题言语多的人在与抑制相关的各认知测试中表现较差，而在没有自我信息卷入的参照性沟通任务中，其表现与抑制能力的相关测验得分显著相关。陈栩茜、张积家和朱云霞（2015）采用 Stroop 任务发现，在言语产生过程中老年人的确存在抑制不足的问题，特别是在处理高水平、自动语义激活任务时，老年人表现出更大的抑制困难。

上述两类理论分别从不同的角度对口语产生中的认知年老化现象进行了解释，IAH 和 TDH 主要针对的是口语产生的目标信息，而 IDH 主要针对的是无关干扰信息。两类理论的支持证据也来自于不同的实验任务。基于图片命名和定义命名两种任务，研究者们提出了 IAH 和 TDH 两类理论，偏题言语的结果则更多地为 IDH 提供了证据。每一理论都只能部分地解释语言产生中单词提取失败的研究结果。例如，IDH 能解释单词提取中的年老化现象和双语者出现更多单词提取失败的现象，IDH 能较好地解释偏题言语现象。迄今为止，还没有一个理论能解释有关言语产生中单词提取失败的所有实验结果，其认知机制仍需进一步系统、深入地探索。

四、汉语口语产生中认知年老化的初步研究结果

（一）词频和音节频率效应、语音促进效应的认知年老化

在口语产生研究领域，研究者主要关注口语词汇产生中的词汇化过程，包括了词汇选择和单词形式编码两个过程。在词汇选择过程中，是根据所激活概念的水平从心理词典中选择相应词汇的语义和句法信息。口语产生中最为详细的 WEAVER++模型认为，单词形式编码过程中包括了两个加工过程：

第一，在心理词典中选择词汇的形式信息，包括单词的音段信息和节律信息。音段编码的加工需要提取各个音素以及音素的顺序，节律编码至少需要提取单词所包含的音节数以及重音位置信息。在口语产生过程中，音段编码和节律编码平行独立进行。之后，所提取的音段和节律信息以一个严格的顺序进行音节化编码过程，将音素按顺序插入到节律信息所提供的框架中。单词形式编码的这一阶段有时被称为音韵编码。

第二，该模型假设存在心理音节表，心理音节表中存储了音节，在音节化过程后需要计算或是从心理音节表中提取音节，这一过程有时也被称为语音编码。心理音节表能为语音编码过程提供事先编辑好的发音程序，因此，这是一个以音节大小来存储抽象音节发音程序的存储器。已有研究表明，词频效应和音节频率效应可能会发生在词汇选择、音韵编码或者语音编码过程中。

词频效应、音节频率效应和语音促进效应是口语产生过程中的典型效应。词频效应指的是在图片命名任务中，名称为高频词的图片命名潜伏期短于名称为低频词的条件。通过图片命名、客体再认和延时单词产生任务的比较，Jescheniak 等（1994）发现，仅在图片命名任务中存在词频效应，由于客体再认探测的是概念激活阶段，延时命名任务探测的是语音编码和发音阶段，因此，词频效应发生在词汇通达过程（包括了词汇选择和形式编码阶段）。Kristof 等（2010）采用 ERPs 技术对西班牙语和加泰罗尼亚语（Catalan）双

语被试的词汇通达过程进行研究，结果发现，高低词频条件在172ms时出现明显差异。已有口语词汇产生时间进程的元分析表明，词汇选择阶段发生在图片呈现后的150~275 ms，因此，Kristof等（2010）的研究结果表明，词频效应出现在词汇选择阶段。

与词频效应的机制类似，如果在心理音节表中存储了音节表征，那么在口语产生过程中提取音节时也会表现出音节频率效应，即在图片命名任务中，图片名称的音节频率高，对其命名的潜伏期要短于音节频率低的图片。Laganaro和Alario（2006）采用即时和延时图片命名任务，比较了有无发音抑制任务时的命名潜伏期，通过操纵音节频率的高低考察了所存储的音节在语音编码过程中的提取。在即时假词命名、图片命名以及延迟命名和发音抑制结合的任务中都发现了音节频率效应，但在延时命名任务中却未发现音节频率效应。因为发音抑制会对语音编码过程产生干扰，对音韵编码过程无影响，因此，上述结果表明，音节频率影响了语音编码阶段。

在图片—词汇干扰实验范式中，要求被试在看到图片和干扰字时，忽略干扰字，尽可能准确和迅速地说出图片的名称。当干扰字与图片名称之间存在音素相关时，比如图片名称为"dog"，干扰字为"door"，与无关干扰字相比，语音相关干扰字显著地缩短了图片命名的时间，表现为语音促进效应。研究表明，该效应发生在音韵编码阶段。

综上，在印欧语系的研究中，已有证据表明，单词频率在词汇水平（词汇选择或单词形式编码）、音节频率在单词形式编码的后期（可能是语音编码阶段）、语音相关干扰词则在音韵编码阶段影响了口语产生过程。已有的研究结果均来自于对字母语言的研究。汉语是一种非字母语言，其语言特点与字母语言存在差异。例如，在字母语言的口语产生中，一般都存在模糊音节和重新音节化现象，而汉语在音节结构上与法语类似，但不存在上述两种现象。Zhang和Wang（2014）采用图片命名任务，变化图片名称的词汇频率和音节频率，考察了汉语口语产生和书写产生中的词频效应和音节频率效应，结果发现了词频促进效应和音节频率促进效应。更为重要的是，该研究发现，词频和音节频率两个因素之间没有交互作用，这表明这两个因素独立地影响了口语产生过程，与前人的研究结果一致。

汉语口语产生的研究表明，音节是口语产生中音韵编码的单元，与字母语言中的音素形成鲜明对比。O'Seaghdha等（2012）据此提出了合适单元假设（Proximate Unit Principle）来解释汉语口语词汇产生中的单词形式编码过程。这一假设认为，音韵编码单元中最先选择的单元存在语言上的差异，印欧语系语言如英语或荷兰语中最先选择的单元是音素，而在汉语中则为音节。在印欧语系语言中，讲话者在选择音素后，结合节律信息进行音节化过程，从心理音节表中提取音节准备发音运动程序。汉语口语产生中讲话者则在选择音节后进一步分解为音素或音段信息（音韵编码阶段），准备发音运动程序（语音编码过程），最后进行发音输出口语产生的结果（发音阶段），并用计算模拟的方法对此假设提供了支持。

在图片—词汇干扰实验范式中，当干扰词与目标图片名称之间存在音节相关时（如图片名称为"床"，语音相关词为"创"），才会产生语音促进效应。岳源和张清芳（2015）的研究表明，图片—词汇干扰实验任务中的音节促进效应发生在音韵编码阶段。因此，汉语口语产生中音节的作用及其机制完全不同于字母语言，有必要进一步研究。

基于汉语口语产生过程的特点，杨群和张清芳（2015）第一次考察了老年人汉语口语产生中的认知年老化现象。实验中变化了图片名称的词频和音节频率，比较了青年人与老年人词频与音节频率及其交互作用的变化模式；同时，设置了与图片名称语音相关或语音无关的干扰词，比较了青年人和老年人对于语音干扰信息的敏感程度。已有研究表明，这些效应发生在口语产生中的不同阶段，比较老年人和年轻人在词频效应、音节频率效应以及语音促进效应上的不同表现，可以考察口语产生中的认知年老化现象的认知机制。

实验自变量包括年龄（青年组与老年组）、目标词的音节频率（高与低，以下简称"音节频率"）、目标词的词频（高与低，以下简称"词频"）以及干扰字与目标名称之间的语音相关性（语音相关与语音无关，以下简称"语音相关性"）四个因素，词频、音节频率和语音相关性均为被试内变量，年龄为被试间变量，老年组和青年组的教育程度匹配。正式实验前用蒙特利尔认知评估量表（Montreal Cognitive Assessment Scale，MoCA）（中文版）对老年人进行认知方面的评估，以筛选被试。删除 MoCA 测评得分小于 26 分的老年被试，平均得分为 27.5（范围 26~30），表明老年人的认知能力正常。表 3-1 所示为青年人与老年人在不同的条件下图片命名的平均反应时及错误率。

表 3-1 青年组和老年组在不同条件下图片命名的平均反应时和错误率

单位：ms,%

	高词频				低词频			
	语音相关		语音无关		语音相关		语音无关	
	RT	ER	RT	ER	RT	ER	RT	ER
青年组								
HSF	761（78）	0	802（84）	0.27	842（99）	0.60	867（103）	0.60
LSF	791（83）	0.27	844（95）	0.27	836（99）	0.60	927（127）	0.27
老年组								
HSF	879（126）	1.80	920（153）	1.20	990（179）	4.20	1007（145）	6.60
LSF	920（130）	3.03	960（144）	4.80	1060（196）	5.40	1098（148）	8.40

注：HSF 表示高音节频率，LSF 表示低音节频率。

图 3-2 从左至右分别表示的是两组被试的词频效应在音节频率和语音相关性这两个自变量上的变化、音节频率效应在词频和语音相关性这两个自变量上的变化，以及语音相关效应在词频和音节频率这两个自变量上的变化，纵坐标为各个效应量的大小。

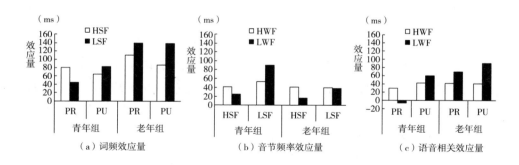

图 3-2 青年组和老年组词频效应量、音节频率效应量和语音相关效应量

研究发现，老年组的图片命名时间显著长于青年组，这一结果可能是由于老年组出现一般性的认知能力衰退所致。这里，青年组与老年组都表现出

了典型的词频促进效应、音节频率促进效应以及语音相关促进效应，与已有研究结果一致。更为重要的是，我们发现了词频、音节频率、语音相关性以及各个因素之间的交互作用在青年组和老年组中产生了不同大小的效应以及不同的交互作用模式，这表明老年人对音节频率、词频以及语音相关信息的提取和加工可能与青年人不同。

具体来说，老年组的词频效应和音节频率效应高于青年组，而语音相关效应低于青年组；老年人在低词频和低音节频率下需要花费更多的时间来通达和提供表征，而且对语音相关字提供的信息不能快速地加以充分利用。这些都表明，在老年人心理词典中，目标词的词条水平和单词形式水平的联结有所减弱，或者目标词单词本身的表征受到了损害，这支持了传输不足假设或者激活不足假设。老年组中词频和音节频率之间存在交互作用，青年组则没有，这表明随着年龄的增加，老年组中心理词典中语义水平和语音水平之间的联结强度或者联结模式可能发生了变化。对于两因素交互作用的认知年老化机制，以及目标和干扰信息对老年人口语产生的不同影响及其机制尚需进一步考察。

（二）情绪对老年人口语产生过程的影响

Carstensen 等（2005）研究发现，与非情绪材料的加工相比，老年人对情绪材料的加工能力下降。随着年龄的增长，个体对于负性情绪的注意会降低，表现为对于负性情绪的神经反应的降低。与青年人相比，老年人记忆正性情绪的材料要好于负性情绪材料，这可能是由于老年人有目的地调节了情绪，以使自己的生活更幸福，与青年人相比，老年人有更强的动机要过更满意的生活。这与社会情绪选择理论（Socioemotional Selectivity Theory，SST）的观点是一致的。SST 理论假设：与青年人相比，老年人由于意识到生命的短暂，他们会更多地关注社会交往和情感上的满足，即青年人关注目标信息本身，而老年人出现了目标转移，更多关注目标信息所传达的社会和情绪内容。Gross 等（1997）研究发现，老年人的情绪控制能力强于青年人，这为 SST 的观点提供了支持证据。综上，随着年龄增长，情绪信息可能影响了老年人的注意和记忆等一般性的认知加工过程。

关于语言加工过程和一般认知加工过程的关系，有两类观点：一种观点认为，语言属于特异性的加工，具有领域特异性；另一种观点认为，语言加工过程与一般性的认知加工过程类似，具有领域一般性。情绪信息会影响一般认知加工过程，但是否会对语言加工产生同样的影响呢？多数研究注意到了情绪对精神分裂症患者言语错误的影响，研究发现，精神分裂症患者在谈到消极话题时会比谈到中性或积极话题时出现更多的错误。焦虑情境下人们所产生的言语错误，比如口误、重复和 TOT 现象等均会增加；消极效价的材料会引起焦虑和自主的应激反应，进而抑制言语产生的过程。

一些研究比较了不同情绪对青年人和老年人语言加工过程的影响。Carstensen 和 Mikels（2005）研究发现，与中性材料和积极材料相比，老年人对消极材料的加工成绩下降。Castroa 和 Jamesa（2013）的研究比较了青年人和老年人的口语产生过程。实验要求被试描述中性和消极情绪的材料，比较青年人和老年人口语产生情况，发现年龄和图片性质有交互作用：青年人描述消极图片和中性图片的结果相似，但老年人在描述消极图片时出现了更多不流畅的现象。José 等（2010）采用事件相关电位技术考察了不同情绪对图片命名过程的影响。实验要求被试在图片命名的同时完成字母监控任务，结果发现，在积极和消极的图片命名任务中，完成字母检测任务的反应时显著长于中性图片条件。与中性图片相比，在命名积极和消极图片时，图片呈现后 400ms 左右引发了更高的正向波幅。字母监测任务考察的是图片命名过程中的音韵编码阶段，积极和消极情绪信息阻碍了这一阶段，导致其监测反应时延长。José 等（2010）认为，个体在言语产生过程中，由于积极和消极的图片名称占用了被试一定的注意力，因此，对口语产生的音韵编码过程产生了影响。

已有的口语产生年老化的研究主要关注口语产生的输出结果，主要分析了说话的错误率和不流畅性。以往大多数关于情绪对口语产生影响的研究都是通过操作命名材料的情绪效价来研究的，很少关注到被试自身的情绪状态对口语产生的影响。为此，我们的研究考察了不同的情绪状态（消极情绪、积极情绪和中性情绪）对青年人和老年人是否产生了不同的影响。根据干扰假设，与青年人相比，老年人对无关信息的抑制能力减弱，在口语产生过程中比青年人更多地受到无关信息的干扰。情绪信息作为一种无关信息，无论是积极情绪还是消极情绪，与中性情绪相比，对情绪信息的加工均会干扰对目标信息的加工。因此，根据干扰模型的观点，我们预测积极和消极情绪信息对图片命名过程的影响是相似的，即年龄和情绪类型之间无交互作用。

根据 IAH，在老年人的口语产生中，语义水平和单词音韵水平的联结减弱。情绪信息可能抑制口语产生过程，这一抑制效应在消极情绪条件下的老年人中表现得更为显著。当被试需要同时加工情绪和完成图片命名任务时，对于青年人来说，其语义水平和单词音韵水平的联结较强，图片命名任务的难度较小，青年人有更多的认知资源来加工不同的情绪，对图片命名过程所产生的影响差异会较小；对于老年人来说，由于其语义水平和单词音韵水平的联结减弱，图片命名的难度相对较大，老年人加工情绪信息的资源变少，不同的情绪加工所占用的注意资源不同，对图片命名过程所产生的影响差异可能比较大。因此，我们预测年龄和情绪类型之间存在交互作用。根据情绪年老化的研究结果，其交互作用可能表现出两种模式：

第一，根据社会情绪选择理论，老年人比青年人能更好地调控情绪，那么，情绪对老年人口语产生过程的影响可能比青年人小，两组人在中性情绪上的差异可能比积极或消极情绪大。

第二，与中性情绪和积极情绪相比，由于负性情绪导致老年人注意力降低，图片命名反应时显著延长。老年人的图片命名时间在负性情绪与中性和积极情绪上的差异要大于青年人，即两组人在消极情绪下的图片命名时间的差异要大于中性或者积极情绪。

黄韧、张清芳和李丛对此问题进行了考察，研究的实验设计为 3（情绪启动：积极/中性/消极）×2（年龄：青年/老年）两因素混合实验设计，其中情绪启动为被试内因素，表 3-2 所示为青年组和老年组在不同情绪启动条件下图片命名的平均反应时和标准差以及错误率平均值的结果。

表 3-2 不同条件下的平均反应时和错误率　　　　单位：ms,%

情绪启动类型	反应时（标准差 SD）		错误率	
	青年组	老年组	青年组	老年组
积极情绪	768（114）	883（84）	3.33	1.11
中性情绪	763（107）	878（99）	2.87	1.67
消极情绪	784（103）	940（129）	3.91	4.44

我们进一步采用效应量 Cohen's d 值评估了两组被试在各个启动条件下平均数差异的效应量大小。Cohen's d 值是衡量统计检验效果大小的指标之一，即效应量指标。效应量表示实验效应强度或者变量关联的强度，它不受样本容量大小的影响。0.2<Cohen's d<0.5 表示效应量较弱，0.5<Cohen's d<0.8 表示效应量中等，Cohen's d> 0.8 表示效应量强。青年组中消极情绪与中性情绪相比其效应量为 21 毫秒，Cohen's d 值为 0.20，效应量处于较弱的水平，而老年组消极情绪与中性情绪相比其效应量为 62 毫秒，Cohen's d 值为 0.63，效应量处于中等水平。

　　实验结果表明，不同的情绪效价对口语产生过程的影响不同。与中性情绪相比，消极情绪延长了口语产生过程的准备时间，而积极情绪未对口语产生过程有显著影响。更重要的是，研究发现：与中性情绪相比，消极情绪对老年组被试的影响大于青年组，而积极情绪对青年组和老年组的影响都不显著。消极情绪对老年人口语产生过程产生了更大的抑制效应，其来源可能有两种：

　　第一，Mackie 和 Worth（1989）提出情绪的"认知资源竞争说"，认为个体的认知资源是有限的，无论是积极情绪还是消极情绪，个体都会产生与当前认知任务无关的思维活动，从而占用一定的认知资源。在消极情绪的启动条件下，老年人需要一定的资源和策略来调节这种情绪，这种调节过程干扰了口语产生的过程，特别是当老年人再次评估这种消极情绪的时候，就会出现本研究的结果。已有研究表明，口语产生会受到与其同时进行操作任务的干扰。老年人在描述消极的内容时是特别困难的，因为消极情绪会给他们带来压力，而老年人的工作记忆对压力特别敏感，工作记忆受到的损害会导致口语产生出现问题。

　　第二，研究者认为，口语产生过程中所产生的情绪信息会占用个体一定的注意力，从而干扰正在进行的语言加工任务，特别是在消极的言语内容条件下占用资源更多，其干扰效应更加明显。这表明，消极的情绪可能对老年人造成了更多的干扰。在言语理解任务中，研究发现，在言语内容为消极效价情绪的条件下，言语理解的反应时慢于中性条件。这两种解释分别从认知资源和注意的角度对老年人消极情绪下更大的抑制效应进行了解释，且都表明老年人语义激活和语音激活之间的联结减弱了。进一步的研究需要分离语言加工过程和情绪加工过程，研究语言变量和情绪变量之间的交互作用如何影响了口语产生过程的认知年老化。

综上可知，随着年老化的产生，老年人口语产生的能力下降，老年人对图片命名的反应时显著长于青年人；且情绪因素对口语产生的过程也有影响，相对于中性情绪来说，消极情绪显著抑制了青年组和老年组被试口语产生过程，且这种抑制效应在老年组中更强。实验结果排除了干扰假设，支持了口语产生认知年老化的激活不充分假说。

五、总结与展望

综上所述，目前研究者对言语产生年老化机制的研究相对较少，从研究范式来看，主要采用了经典的言语产生范式，如图词干扰范式或图片命名任务等，对青年人与老年人的行为和脑机制差异进行研究。从理论发展来看，在言语产生年老化领域内主要以 IAH、TDH 和 IDH 为主，这三种理论并非互相矛盾，而是从两个不同的角度对言语产生的认知年老化现象进行了阐释。迄今为止，没有一个理论能够解释言语产生中单词提取失败的所有实验结果，其认知机制和理论依据仍需进一步的探索与研究。IAH 重点强调了对单词形式编码阶段结点激活的不足，而 TDH 强调的是从语义层到语音层传递过程中的缺陷。现有的实验结果更容易证明口语产生年老化发生在语音层面，证实IAH 的观点。TDH 则为理解语言产生的认知年老化提供了一个新的理论框架，并指出了一个重要的研究方向。

我们认为，可以采用认知神经科学方法中涌现出来的数据分析方法，如功能联结分析或者网络联结分析等，来探索口语产生中认知年老化发生时所激活脑区之间的联结强度、各个脑区之间联结的性质，以及这些联结与行为结果之间的关系等，从脑机制层面验证 IAH、TDH 或者 IDH 的观点。

国外学者对语言口语产生中认知年老化现象进行了有益的尝试和研究，并提出了理论解释，但这都是基于印欧语系研究的结果，相比而言，在非印欧语系语言中的研究则很少。基于上述研究现状，语言产生中的认知年老化受到特定的语言学因素（如规则性、目标语言的音韵特点等）的影响。那么，不同语言的产生过程中其认知年老化的表现是否可能会呈现出不同的特点呢？汉语作为一种非印欧语系语言，具备了一些独特特点，尤其是在音韵编码阶段表现出独特的认知加工机制，对于探索语言产生中的认知年老化现象及其机制是可以做出独特贡献的。

关于认知年老化的理论，比较成熟的包括各种加工资源理论和最近引起广泛关注的额叶衰退理论。加工资源理论认为，认知加工是否成功主要取决于加工资源，老年人的加工资源减少，因而出现了认知年老化现象。加工资源理论又细分为加工速度理论、工作记忆理论和抑制理论。加工速度理论认为，老年人的认知加工速度减慢是认知功能衰退的主要原因。工作记忆理论则认为工作记忆是一种重要的加工资源，可以同时保持信息和进行加工操作，工作记忆的下降是导致认知功能衰退的关键因素，其功能下降主要是由于中央执行功能的衰退导致的。抑制理论认为，老年人由于不能有效地抑制与当前任务无关的信息，因而导致不能完成任务，出现认知功能的衰退。额叶衰退理论则从神经机制的角度对认知年老化进行解释，认为额叶（尤其是前额叶）的皮层功能或执行功能的衰退是引起认知老化的主要原因。

TOT 现象发生时的激活脑区包括了前额叶区域，这一区域与执行功能有着密切的关系。这表明，提取失败时人们付出了更多的努力去进行信息的提取。老年人的执行功能衰退引起前额叶功能的衰退，进而导致单词形式提取信息的失败。这表明，语言产生中的认知年老化现象可能与其他认知功能（如执行功能）的衰退有一定关系。因此，在探索语言产生中认知年老化的机制时，两个重大的问题是研究者必须要面对的：口语产生中的认知年老化与其他认知能力老化之间的关系是什么？它是一种特殊的认知衰退，还是由于其他基本的认知能力（加工速度、工作记忆和执行功能）的衰退导致的？

最近十年来，关于认知障碍的研究核心发生了重大转移，研究者们从对痴呆的病理和生化机制的研究逐渐转向了对其前临床期——轻度认知障碍（Mild Cognitive Impairment，MCI）的识别及干预。蒙特利尔认知评估量表（The Montreal Cognitive Assessment，MoCA）是专门为筛查 MCI 编制的一个测查综合认知功能的量表，国内外多项研究表明，该量表考察视空间与执行能力、命名、注意力、语言流畅性、抽象思维、延迟记忆、定向力七个项目。其中，命名任务是呈现图片要求完成命名图片的任务，语言流畅性测查是要求人们在 1 分钟内尽可能多地说出动物的名字，这两项任务的加工过程都是典型语言的产生任务，表明口语产生能力确实是老年人认知障碍中非常重要的方面。尽管如此，基于认知年老化的理论争论，以往的研究多集中于探索工作记忆、情景记忆、执行功能等方面的年老化机制。国内学者对语言产生过程认知年老化的研究几乎为零，亟待开展。对语言产生认知年老化的研究与认知年老化和口语产生两个领域都存在密切联系，研究结果将有助于构建语言产生理论，回答认知年老化领域的科学问题，并对诊断和改善老年人的轻度认知障碍有重要意义。

第二节　老年人休闲活动与社会支持及主观幸福感的关系

一、研究背景及研究意义

（一）研究背景

人口老龄化自从在 1956 年的联合国《人口老化及其社会经济后果》报告书中首次被提出以来，就在全球引起重视。随着社会经济的发展，人口发展一般会出现低生育率、低死亡率、低增长率以及高预期寿命的现象，这必然会导致人口老龄化问题的出现。根据联合国标准规定，一个国家或地区 60 岁以上人口占总人口的比例达到 10%，或 65 岁以上人口占总人口的比例达到 7% 时，该国家或地区就步入了老龄化社会。目前的中国是一个经济高速增长的人口大国，自 2000 年进入人口老龄化社会以来，人口老龄化问题就受到国内外学者的高度关注。

2000 年第五次全国人口普查数据显示，我国 60 岁及以上人口有 1.3 亿人，占总人口的 10.2%，65 岁以上有 8811 万人，占总人口的 6.96%；2010 年第六次全国人口普查数据显示，大陆 13.39 亿总人口中，60 岁及以上人口为 1.78 亿人，占总人口的 13.26%，比 2000 年人口普查时上升了 2.93 个百分点，65 岁以上为 1.19 亿人，占总人口的 8.87%，比 2000 年人口普查时上升了 1.91 个百分点。根据全国老龄工作委员会办公室发布的《中国人口老龄化发展趋势预测研究报告》，到 2023 年老年人口数量将增加到 2.7 亿人，与 0~14 岁的少年儿童的人口数量相等，到 2050 年老年人口的总数量将超过 4 亿人，老龄化水平将推进到 30% 以上。我国存在人口老龄化速度快、老年人口增量巨大、地区老龄化不平衡和未富先老等特点。从表 3-3 中可以看出这种趋势。

表 3-3 2000~2050 年中国人口发展趋势预测

年份	人数（亿人）				比例（%）		
	总人口	60 岁以上	65 岁以上	80 岁以上	60 岁以上	65 岁以上	80 岁以上
2000	12.60	1.26	0.86	0.12	10.0	6.8	9.56
2005	13.05	1.40	0.97	0.15	10.7	7.4	10.55
2010	13.47	1.63	1.07	0.18	12.1	8.0	10.86
2015	13.89	2.02	1.27	0.21	14.6	9.1	10.52
2020	14.24	2.34	1.61	0.24	16.4	11.3	10.36
2025	14.47	2.79	1.87	0.27	19.3	12.9	9.79
2030	14.58	3.36	2.25	0.35	23.0	15.5	10.44
2035	14.61	3.79	2.73	0.49	25.9	18.7	12.84
2040	14.56	3.93	3.07	0.55	27.0	21.1	13.94
2045	14.44	4.03	3.14	0.69	27.9	21.8	17.18
2050	14.23	4.23	3.19	0.88	29.8	22.4	20.76

资料来源：邬沧萍：《社会老年学》，中国人民大学出版社 1999 年版，第 195 页。

我国从 1995 年国务院颁布《全民健身计划纲要》开始，就大力提倡在全社会开展体育锻炼活动，以便全面提高国民体质和健康水平。《全民健身计划纲要》（1995）中强调："重视妇女和老年人的健康与体质问题，积极鼓励与支持他们参加各类体育与健身活动。加强对老年人体育健身活动的科学指导。"2008 年北京成功举办奥运会之后，为满足广大人民群众日益增长的强身健体需求，国务院批准自 2009 年起，将每年的 8 月 8 日设为"全民健身日"，以此将健康向上的大众体育精神传播给公众，推广健康生活的思想和理念。随后，在 2014 年，国务院印发了《关于加快发展体育产业促进体育消费的若干意见》，建议发展健身休闲运动，鼓励开发适合老年人特点的休闲运动项目，并提出改善产业结构、丰富市场供给、完善各项政策和优化市场环境等主要任务，力图在整个社会中营造出参与体育、支持体育和重视体育的良好氛围，将全民健身上升为国家战略。

2013 年国务院印发了《国民旅游休闲纲要（2013—2020 年）》（以下简

称《纲要》),《纲要》指出,要确保国民的旅游休闲时间、优化国民的旅游休闲环境、增强国民旅游休闲产品的开发、推动国民旅游休闲设施的建设、提高国民旅游休闲服务的质量以及完善国民旅游休闲的公共服务等。随着社会经济的高速发展和人民物质文化生活水平的日益提高,休闲已经成为平衡和调节人们生活节奏的不可或缺的重要部分,各种休闲消费也将真正成为国民普遍的消费和大众化的消费。

中共十六届四中全会首次明确提出构建社会主义和谐社会的宏伟战略任务,以应对在 21 世纪我国将要面对的各种严峻挑战以及随之而来的广阔的发展机遇。我国是一个正处于经济发展阶段的人口大国,人均经济水平较低、收入差距较大、社会保障明显不足,这是我国进入老龄化社会的背景。在这样一个大背景下,我们应对老龄化问题的任务无疑会变得更加艰巨和紧迫。老年人对提高生活质量的需求矛盾将直接关系到社会的安定与和谐,提高老年人的生活质量是维护家庭与社会和谐稳定的重要前提,因此,在整个和谐社会构建的大环境中老龄人口的需求不容忽视。此外,人口老龄化还将会引发代际矛盾、影响社会再分配、增大社会保障的压力,从而引发一系列社会问题。对未富先老的中国而言,如何妥善应对人口老龄化是亟待解决的重要问题之一。

应对老龄化就是要提高老年人的生活质量,使他们健康、文明、科学地生活。发展老年休闲可以改变老年人生活单调、乏味的问题,使他们拥有一个安乐的晚年,实现老龄的健康化;同时,也能够减少代际之间的矛盾,为社会发展提供相当程度的精神支持。发展和重视老年休闲还有助于科学地应对老龄化,这也是整个社会和谐发展必须关注的问题。

(二)研究意义

随着社会经济的迅速发展和人民生活水平的不断提高,越来越多的人开始通过休闲来享受幸福生活。在全民休闲时代的大背景下,老年人退休以后,日常生活的时间由不敷使用变成闲暇过多,此外,随着现代中国家庭规模缩小、家庭结构的变化,独居和空巢老人日益增多,这导致了老年人空出更多的闲暇时间,因此,闲暇时间的休闲活动成为老年人的生活重心。目前,国内对休闲的研究主要集中于对国外休闲研究成果的介绍以及休闲经济、休闲产业等方面,而对于老年人休闲活动的心理特征关注度不足,尤其是老年人休闲活动对主观幸福感的影响领域有很大的研究空间，有必要开展此方面的研究和实践工作。其主要意义在于：

首先，本研究以上海市城镇退休老年人为研究对象，以老年人的休闲活动为切入点，试图探讨老年人休闲活动的参与状况及其与主观幸福感的关系，在一定程度上有望弥补老年人休闲研究的不足，也有利于推动休闲学科理论体系走向完善。

其次，老年人退休以后社会角色发生转变，随着生理和认知功能的退化，老年人需要更多的社会支持来适应这种变化，老年人能否很好地应对这种生理和心理的变化，将会对其主观幸福感产生直接的影响。本研究将社会支持作为一个重要因素，探究老年人休闲活动、社会支持和主观幸福感三者之间的关系，从休闲活动参与状况的角度来分析如何提高老年人的社会支持和主观幸福感，具有重要的意义。

再次，本研究采用量化研究方法，分析上海市城镇退休老年人休闲活动的参与状况、社会支持以及主观幸福感三者之间的关系，这将丰富对三者之间关系的认识，从理论上促进相关研究的深入，在实践中也能为相关部门了解城镇退休老年人的休闲活动情况、制订休闲发展计划和完善休闲设施提供参考和借鉴。

最后，退休后的老年人由于社会角色的转变，经常会觉得孤单寂寞，缺乏倾诉对象，进而产生挫折感，降低社会适应度。了解老年人休闲生活的规律，有助于更好地帮助老年人树立积极向上的休闲意识，拒绝消极人生观，掌握正确的休闲生活技能，改善老年人的生活质量；另外，也能帮助老年人保持心理健康，以便安度晚年。总之，提高老年人的社会支持度和主观幸福感是解决老龄化社会矛盾的重要手段，是实现我国社会健康老龄化和积极老龄化的目标保证，更是加强社会主义精神文明建设与发展的重要方面。尤其对于上海这样一个不断深度老龄化的沿海一线城市，研究老年人的主观幸福感具有更加迫切的实际需要。

二、休闲综述

（一）休闲的概念

对于学术界而言，一般可以从四个层面来定义"休闲"：时间结构、行为活动、心理状态和体验。在结构上可以将时间具体分为生理必需的时间、家务时间、工作时间以及闲暇时间，而其中闲暇时间又可细分为休闲时间、消极行为时间和延伸性工作时间。由此可见，工作以外的业余时间并不等同于休闲。"休闲"可以定义为"一种在非工作时间内主动性实现的身心舒畅、放松行为与状态的活动"。需要引起注意的一点是，休闲不同于休息，休息更多的是满足生理上的需要，包含恢复体力、放松精神、逃避社会责任等，是对消极自由的一种体验；而休闲是人们的主动性行为，它追求自我价值的实现，更多的是出于一种精神上的需要的满足。

马惠娣（1998）认为，休闲是人的生命状态的一种形式，主要意指两个方面：一是消除身体上的疲劳，二是获得精神上的抚慰。此外，马惠娣（2003）在《人类文化思想史中的休闲——历史·文化·哲学的视角》一文中强调，应该把"闲暇时间"和"休闲"的概念区别开来，应该把闲暇时间当作是对时间的一种计算方式，将其上升为人类的一种理想存在的状态。目前，我国学者普遍比较认同的休闲概念，是指让人们从工作和生活的压力中解放出来，在闲暇时间里自愿从事一些非报酬性的自由活动，主要包含了四个方面的内容：第一，它是一种自由选择；第二，它是一种自在心境；第三，它是一种自我教化；第四，它是一种生命存在状态。

（二）国外休闲研究综述

休闲娱乐活动是古今中外社会中普遍存在的文化现象，对于休闲的研究最早始于西方国家。西方的"休闲学之父"亚里士多德（2003）在《尼各马可伦理学》第十卷第七章中指出，幸福的基础依赖于休闲，我们忙忙碌碌，为的是有闲暇的时间，这和为了和平而战斗是一样的道理。可见，休闲本身就是目的，而不是达成任何其他目的的途径。

卿前龙（2005）将西方休闲研究划分为三个阶段：第一阶段是 20 世纪 60 年代以前，这一阶段的特点是关注休闲现象，但对于休闲的关注比较零散且无系统性，在休闲的研究上也流于表面，研究的主题局限于休闲和运动等比较笼统和简单的问题，真正意义上专门从事休闲研究的学者屈指可数；第二阶段是 20 世纪 60~80 年代，这一阶段的特点是注重揭示休闲的本质，学者们更多地从社会学、哲学及心理学等各种不同学科的角度，对休闲现象开展更深层次的阐述和研究；第三阶段是 20 世纪 80 年代至今，这一阶段的特点是休闲经济开始受到重视，学者们通过定量研究和定性研究的方法，考察休闲行为和休闲需求，研究休闲与经济发展、产业发展的关系，对休闲行业发展前景进行预测和分析，对休闲经济和休闲产业进行理论探索等。

虽然休闲的权利被认为是休闲研究的直接起点，但 1899 年凡勃伦（1964）发表的《有闲阶级论——关于制度的经济研究》则普遍被认为是休闲学在美国诞生的标志。在该文中，他认为"休闲是指从物质环境及文化环境的外在压力中解放出来，获得一种相对自由的生活，它能够使个体用自己本能喜爱的、感觉有价值的方式，在发自内心之爱的驱动下行动，并为信仰提供一个基础"。凡勃伦首次尝试将休闲这一社会经济现象放到经济学的框架中进行分析，考察了闲暇时间消费的行为方式和各种不同形态，证明了消费与休闲是怎样联系到一起的，并且指明了休闲已经成为一种社会的建制和人们的一种行为方式或生活方式。

休闲是人们在思想上和精神上的一种态度，休闲并不是外部因素作用的结果，也并非取决于空闲的时间，更不是游手好闲和无所事事的产物。休闲有三个特征：第一，它是一种精神上的态度，意味着人的一种的安静平和的状态；第二，它是一种能让自己沉浸在"整个创造过程中"的能力和机会；第三，休闲是上帝给予人类的"赠品"。这本书不仅成为了西方哲学思想的标杆，也对后来的西方休闲学研究产生了十分深远的影响。

联合国于 1956 年在国际范围内开展了很大规模的休闲问题调查研究，此次调查总共涉及 11 个国家。1967 年国际社会学会成立了休闲研究委员会，第二年又成立了国际休闲研究中心。首次国际闲暇会议于 1970 年在比利时召开，会议通过了著名的《休闲宪章》。

伊索·阿霍拉（1980）在《休闲与娱乐的社会心理学》中指出，休闲并不是消极地无所事事，而是具有更为积极的意义，它为人们实现自我价值、追求崇高的精神生活、获得"心醉神迷"的心灵体验提供了机会。约翰·凯里（2000）在《走向自由——休闲社会学新论》中指出，休闲应当被视为一种"成为人"的过程，是在人的一生中的一个重要而又持久的发展舞台。杰夫瑞·格比（2000）在《你生命中的休闲》中告诉我们，休闲是十分复杂的，而不是简单的现象和概念，是人存在过程中的一部分。所以，休闲行为并不只是寻找快乐，更是寻找生命存在的意义。

（三）国内休闲研究综述

中国古代很早就有关于人们参与休闲活动的叙述，比如《诗经》中对于人们田猎、踏青、垂钓、聚会、歌舞、投壶等活动的描写。我国国内对于休闲学的真正研究大致始于 20 世纪 80 年代初期，即改革开放以后。20 世纪 80 年代以来，我国的休闲学研究大致经历了以下三个阶段：

第一阶段，1980~1994 年。这一时期社会学界及哲学界的学者们主要采用马克思列宁主义思想理论，将焦点集中在闲暇时间、闲暇生活方式、闲暇与人的全面发展等关系的研究中，并从其他国家引入了大量的资料和文献。

第二阶段，1995~2000 年。从 1995 年起，我国开始施行每周五天的工作制度，1999 年起又实行了春节、五一和十一总共三个七天长假，广大人民群众的业余空闲时间大大增加。休闲开始成为一种新兴的社会现象，逐渐引起了社会各界普遍的关注。2000 年 8 月在北京召开的"中国休闲产业国际研讨会"成为了我国休闲学研究中的一个里程碑。

第三阶段，2001 年至今。第一阶段休闲学研究呈现出百家争鸣的格局，表现为研究范围更大、研究领域更广、休闲研究的专业化程度更强。

在国内最早提出休闲学研究的学者是著名的哲学家于光远先生，他在《社会主义建设与生活方式、价值观和人的成长》一文中，首次提出要开展与休闲有关的研究。他在 1979 年指出："在一个人一天的时间里，休闲时间、享受时间、发展时间十分重要，一个没有闲暇时间的社会是无法进步的。"1983 年他又指出："没有一所中国高等院校开设专门用于研究游戏的课程，在国内没有一个专门从事游戏研究的学者。这并不是一个优点，反而是弱点。"上述这些言论可以看作是中国休闲学研究的开篇之语。1995 年，我国首个从事休闲研究的民间学术机构——北京六合休闲文化策划中心在于光远先生的大力倡导下正式成立。2002 年，在于光远和马惠娣等的大力推动下，国内首个专门的休闲研究机构——中国休闲文化研究中心正式成立。

孙承志（1999）在明确了休闲概念与范畴的基础上，以休闲活动的历史发展为主线，概括、分析了不同阶段的休闲特征，把知识经济时代的休闲特征归纳为休闲个性化特征显著、成为人类生活本质需要，并从休闲与劳动的客观规律出发，阐述了休闲存在的缘由和价值体现。休闲活动已然成为一种全新的生活形态，构成了现代社会中平衡人们生活节奏的调节机制，成为人们在业余时间中自我实现的载体，现代休闲的根本目的是满足人们在空闲时间中的安逸、愉悦、刺激等心理需求，以及调整和平衡生理活动的需要。

王雅林（2003）主编的《城市休闲》对天津、上海、哈尔滨三大城市的居民在休闲生活状况和周末时间分配上做了大量的抽样调查，并专门针对三地的不同状况做出了有关休闲活动的分析和研究，细致、生动地反映了近年来中国城市居民的休闲活动状况、人们的生活变化情况以及由此产生的各种社会新问题。提升休闲品质、改善生活质量、促进人的全面发展，既是一种生活状态也是国家与公民个人的发展方式和发展目标；认识休闲、感受休闲，不只是对高尚精神境界的追寻过程，更是建设社会主义和谐社会的必由之路。

休闲对于个体的功能和价值主要体现在以下三个方面：第一，体力上的恢复与放松；第二，通过悠闲适意的物质生活和简单愉悦的精神生活使人们在紧张忙碌的工作之余，能得到身体和精神上的释放，通过休闲娱乐使人们养成对于生活的正确的审美态度，并从中了解和感受到生活的真实意义，提升人生的价值；第三，把休闲的时间用于个人的成长和发展，不断积极地创造自身价值、提高自身能力、提升生活品位、开创人生新格局。皮湘林（2010）提出，假如休闲对于年轻人而言是一种在工作之余放松和恢复体力、寻找快乐的方式，那么，对于有更多休闲时间的老年人而言，休闲的意义更多地在于它能成为老年人追寻生活意义、实现生命价值、重新与社会融合的一种更有深远意义的活动。老年休闲是一种精神上的超越，是体验内心的喜悦。

（四）休闲对于老年人的意义和作用

研究证实，参与休闲活动是生活满意度和健康情况有效的调节器。某些休闲活动，比如定期地参与一些业余爱好、走亲访友、参加聚会、做些手工劳动、游泳等活动，能促使老年人拥有更好的心理健康状况和更低的精神抑郁水平。老年人的晚年生活质量不仅取决于优质的医疗条件和健康护理，也有赖于适当地参与一些适合自身情况的休闲活动。对于退休老年人来说，休闲是一种能够让他们拥有更加积极向上和心情愉快的晚年生活的强大的推动力。老年休闲对于老年人保持积极向上的心态、促进身体健康、增强人际沟通和交流、保持良好的自尊和自信、实现自我价值以及拥有活跃的状态都可以起到十分积极的正面作用。

皮湘林（2010）认为，对于休闲方式的选择是一种生命独立自主的选择。老年人对于休闲方式的选择直接影响了他们的主观能动性，他们在选择休闲方式和内容的过程中，融合进了能否正确地处理好人与人之间关系的选择。

当周围环境与他们的选择产生差距时，老年人就会通过各种方式来进行补偿，从而增长了各种技能和知识，适应了社会的要求。他还认为，休闲能帮助老年人实现自身的社会价值。鼓励老年人发展兴趣爱好，继续参加老年教育，不断学习和充实自己，积极参与公益活动，发挥余热，可以提升老年人的自我价值：一方面能改善老年人的物质生活条件，另一方面又促进了老年人的人际交往，从而缓解人口老龄化所带来的各种社会矛盾，有利于提高老年人生活质量和促进社会融合。

马惠娣（2011）提出，延长老年人社会参与的时间是有可能的，即使在生命的后期仍然有"成为"的空间。从休闲学的专业视角看来，退休生活并不是让老年人退出责任，反而是让老年人重新致力于对责任的安排。退休阶段带来的更多的是变化，而不是一成不变的退休生活。此外，富有意义和价值的休闲活动依然可能使自己重新成为生活的重心。富有意义和价值的休闲活动主要包括参与一些公益志愿活动、奉献爱心、帮老助残等活动。大量研究证实，参与有价值的休闲活动是成功改变老年人退休生活的重要因素，没有什么能比参加休闲活动更有助于老年人身心健康了。拥有良好的休闲技能与拥有工作技能同样重要，这是一个成功的退休者必备的要素。休闲应该是一个不断地自我提高的主观感受和体验的过程，它使老年人确信有能力把握自己的健康。老年人富有的闲暇时间是整个社会的宝贵财富。老年人学习如何聪明地用"闲"对其身心健康和生活方式都有十分深远的影响。既能享受生活乐趣，又能积极利用闲暇时间的老年人，才能真正体会到生命的意义和价值所在。这样，老年的社会价值在老年人的各类休闲活动中就得到了充分的展示和体现。

三、主观幸福感综述

（一）主观幸福感的概念和特点

较为经典的关于主观幸福感的定义由 Diener（1984）提出，他认为，主观幸福感（Subjective Well-being, SWB）是评价者根据自己的标准对其生活质量所做出的整体性评价，是个体感觉到的现有的生活状态和理想状态相符合后的肯定评价，是用来衡量个体生活质量的综合性的心理指标。它具体地包含了正性情感、负性情感和生活满意度三大维度。正性情感包括快乐、喜悦、精力充沛、感觉生活有意义等情感体验；负性情感包括难过、抑郁、厌

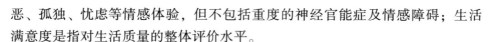

恶、孤独、忧虑等情感体验，但不包括重度的神经官能症及情感障碍；生活满意度是指对生活质量的整体评价水平。

SWB 有三个非常显著的特点：第一，主观性，即对其评定主要依赖于个体内定的标准，而非他人或外界的标准，因此，测量主要采用自我报告的方法；第二，相对稳定性，即在评定主观幸福感时，虽然会受到情境和情绪状态的影响，但主要测量的是长期而非短期情感反应和生活满意度，因此，这是一个相对稳定的值；第三，整体性，即是一种综合性的评价指标，包含了情感体验以及认知评价，是一种综合性的心理指标。

（二）国外主观幸福感研究综述

20 世纪 40 年代末至 50 年代初，心理学研究开始从对消极心理学的关注转向对积极心理学的倡导，其代表人物为格兰特、马斯洛和塞里格曼。他们从人们的自我实现、心理健康和幸福感等问题着手，提出了一系列有关幸福感的理论和测量工具。在 50 年代中后期，一些社会学家和心理学家开始提倡和强调主观精神生活对于人的生存和发展所具有的重大意义，从而共同推动了关于生活质量的研究活动，发展出了生活质量的评价和测量方法。在生活质量研究活动和积极心理学的共同推动下，关于主观幸福感的研究应运而生。从 20 世纪 50 年代至今，国外对主观幸福感的研究大致经历了如下三个阶段：

第一阶段，20 世纪 50 年代中期至 80 年代初期，为描述性研究阶段，主要针对不同群体的主观幸福感进行简单的测量，并阐述了不同群体的主观幸福感的平均水平。Wilson（1960）在其博士论文中提出了主观幸福感在不同个体上存在差异的理论假设：一是需要得到及时满足就会感觉愉快，得不到及时满足就会感觉痛苦；二是需要到什么程度才能给个体带来满足取决于每个人不同的期望或适应水平，而这一水平又会受到个体的过去经验、自身价值观、与他人比较等其他因素的影响。人们根据这一理论，研究了外部因素对主观幸福感的影响，如人口统计学变量、环境、外部事件等对幸福感的影响，结果却发现，客观因素和外在环境分别只能解释主观幸福感 15% 左右的变异。由于外部因素影响较小，研究者们转向研究内部因素的影响，即 Wilson 的第二点假设，并试图从心理与环境交互作用的角度来考察幸福感的影响因素。

第二阶段，20 世纪 80 年代中期至 90 年代，为理论建构阶段，研究者们在分析主观幸福感的内部影响因素时，创立了很多关于主观幸福感的心理理论模型，并深入地验证和解释了这些模型，主要理论包括人格理论、目标理论、适应理论、期望值理论和社会比较理论等。

第三阶段，20 世纪 90 年代至今，为实证性研究阶段，研究者们采用各种方法来测量主观幸福感，如追踪调查法、经验样本测量法以及通过对生活事件回忆进行记录等多种方法来分析不同人群之间幸福感的差异以及造成这种差异的原因，致力于探究如何提高人们的幸福感。

（三）国内主观幸福感研究综述

国内关于主观幸福感的研究始于 20 世纪 80 年代中后期，最早从心理学的角度开展，90 年代后期开始进入社会学和经济学的研究视野，主要可以分为如下三个阶段：

第一阶段，20 世纪 80 年代中后期到 90 年代后期，为国外的研究理论和测量量表的引入和借鉴阶段，这个时期的特点是广泛吸收国外优秀理论和测量工具，修订国外的幸福感量表（如总体幸福感量表 GWBS、纽芬兰纪念大学幸福度量表 MUSH 等），验证其结构效度和信度，对一些特殊人群（如中小学生和老年群体）的幸福感进行调查研究，并对幸福感的客观影响因素（如人口统计学变量、健康状况、经济情况等）进行探讨。这一阶段的研究成果相对比较零散且成果较少。

第二阶段，20 世纪 90 年代中期到 21 世纪初，为应用国外研究工具开展小范围测量阶段，主要是针对大学生、教师等群体的调查研究，取样大都在 400 人以下。这一阶段一方面对很多国外的研究成果进行介绍，另一方面也发表了不少国内的研究成果。

第三阶段，21 世纪初至今，为我国主观幸福感研究迅猛发展的阶段，这一阶段由于我国社会经济高速发展，人民物质文化生活水平不断提高，促使人们开始普遍关注自身的幸福感水平。因此，这个阶段对主观幸福感的研究成果远远多于前两个阶段。一些学者展开了对主观幸福感的本地化研究，探究适合我国国情和文化特点的研究理论和测量工具，编制适合我国国情和文化特点的主观幸福感量表［如邢占军（2003）的中国城市居民主观幸福感量表 SWBS-CC］，并检验其信效度。与此同时，这一阶段也出现了很多总结性的学术专著，对主观幸福感的跨文化研究也开始初现端倪。

（四）主观幸福感的相关理论

1. 人格理论

（1）遗传与气质。气质一般指人在较早期的生活中就已经表现出来的情绪或行为反应的生物倾向性，主要由人的生理情况决定并具有稳定的动力属性。幸福感的气质论认为，人天生具有快乐或不快乐的基因，先天个体气质差异造成不同人体验到不同水平的幸福感。明尼苏达大学的研究者闻名遐迩的对孪生子的研究发现，在不同家庭环境中成长的同卵双生子，其主观幸福感水平的近似程度比在相同家庭环境中成长的异卵双生子要高出很多，该研究还发现48%的生活满意度变化由基因引起，与之相比较而言，相同的家庭生活环境只能解释13%的生活满意度变化。

（2）人格因素。人格通常指个体所独有的区别于他人的思维方式和行为反应倾向。人格因素被看作是预测主观幸福感最可信的指标之一。一种人格理论认为，两个基本脑动力系统造成了个体差异：一是行为激活系统（BAS），通过奖励来调节行为，控制行为趋向；二是行为抑制系统（BIS），即出现惩罚威胁时的抑制行为，通过惩罚来调节行为。由于不同人对奖惩的感受性不同，由此形成个体差异。在Gray理论的基础上，有人提出了神经质对消极情感更敏感，而外倾性对积极情感更敏感，即对主观幸福感起气质性作用。

（3）人格—情境交互作用。在某些情境下，人格特质对情绪的影响可能被情境削弱或强化，人格—情境交互理论认为，主观幸福感受人格和情境的双重影响，在二者的交互作用下呈动态变化。有研究者提出了三种人格—情境主观幸福感交互作用模型：①加法模型：认为幸福感是由个人、情境以及两者相结合才能产生。如外倾者对积极情感的心理倾向性更强，因此，发生积极事件会给其带来更强的幸福感。②动力模型：认为人格和情境二者之间是一种既相互独立又相互依存的关系。个体依据不同的人格特质选择不同的情境，但个体在与其人格相一致的情境下也不一定会感到快乐。如果将情境分为主动选择和被动强加两种情境，那么，主动选择情境比起被动强加情境来说，人格—情境一致则更易提高主观幸福感。③人格影响情境模型：认为人格首先影响了情境，继而又相应地增强或减弱了主观幸福感体验。如神经质者倾向于经历消极的生活事件，而外倾者倾向于体验积极的生活事件，这些生活事件反过来又会影响到主观幸福感。

2. 社会心理学理论

（1）社会比较理论。早期的社会比较理论强调个体对比以后的结果，即个体将自己与周围的人进行比较，如果感到自己比别人好就会感觉幸福。社会比较过程包括：①获取来自个体想到的某个人或某件事中的社会信息；②思考社会信息，包括他人与自己的异同点；③对社会比较做出情感、认知和行为上的反应。在社会比较的过程中，人格特质起到十分重要的作用：乐观者倾向于向下比较，即关注不如自己的人，而悲观者则恰好相反，倾向于向上比较，关注优于自己的人。个体的人格影响了对社会比较差距的感知，而不是各个比较项目的实际情况，因此，向上比较和向下比较都可能增加或减少主观幸福感。

（2）期望值理论。期望值理论认为，对幸福感很重要的威胁之一是期望值太高。个体的期望值和实际成就之间的差距影响了个体的主观幸福感，期望值过高而导致与个人实际情况差距过大就会使人丧失勇气和信心，而期望值过低则会使人感到厌烦。期望值本身并不是一个预测主观幸福感的良好指标，而期望值与个体的实际情况，如个人外在资源（经济情况、权利地位、社会关系等）和内在资源（外貌、气质等）的一致程度才可作为预测主观幸福感的指标。对幸福感最为重要的是向期望值接近的过程，而非最终目标的达成，具有高期望值的人尽管目前的实际状态离目标状态相去甚远，但也会因为正处在向目标不断努力靠近的过程中而感觉幸福和满足。

（3）目标理论。目标理论认为，需要得到满足和目标得以实现会产生主观幸福感。目标和价值取向决定了人的幸福感。个体不同的目标与价值导致了人们的幸福感各不相同。Brunstein 等（1998）认为，当个体能通过其内在价值的标准和自由选择的方式来确定目标并为之奋斗直到实现目标时，才能增加个体的主观幸福感，亦即提高个体主观幸福感的先决条件是目标的确立必须与个体的内在需求和动机相符合。也有研究者认为，个体的幸福感会受到其所处文化背景的影响，当个体实现了受其所处文化背景高度认可及评价的目标时，才会有效提升个体的幸福感。个人生活的文化背景影响了人们对于目标的选择，正向积极情感的产生与目标的出现、靠近以及实现有关，而负向消极情感的产生则与缺乏目标、目标之间的矛盾冲突以及指向目标的活动受到干扰有关。生活有目标使人感到生活更有意义，而成功的体验又会使人对自己的能力更有信心，因此产生强大的自我效能，从而提升主观幸福感。

（4）适应和应对理论。该理论将适应定义为，个体对于反复出现的刺激及其对生活造成的影响进行认识上的重新建构，并出现对这些刺激的反应程度趋于减少和减弱。个体会在某种程度上调节对良性及恶性事件的情绪反应，使良性事件并不总是让人狂喜不已，而恶性事件也不总是让人伤心欲绝。情绪系统对新事件的反应强烈，但会随着时间推移而逐渐降低反应程度，这能很好地解释为何积极或消极生活事件对主观幸福感的持续影响较小。适应是一种相对的、比较消极被动的心理过程，而应对则是一种不同于适应的更为积极主动的心理过程。某些应对行为，如积极寻求帮助、问题焦点式应对等，都是有效的应对方式，采取这些积极应对策略的个体比采取消极适应方式的个体拥有更高的主观幸福感。

（5）活动理论。活动理论认为，体验和经历某项活动的过程本身比实现活动目标更能提升个体的主观幸福感，如参与爬山运动的过程本身要比到达山顶这个结果能带给人更多的快乐。充分表达这一观点的是"流溢说"，即当一个人将全部的精神力投注到某项活动中并且专注一致时，就会产生一种高度兴奋和充实的"幸福流"的感觉。

（6）特质理论与状态理论。特质理论又称为从上至下的理论。该理论认为，人们具有一种快乐的素质，即以积极方式体验生活的性格倾向。乐观开朗的人总会以一种更积极向上的方式看待其所处的外部环境。状态理论又称为从下至上的理论。该理论认为，在评判人们的幸福感水平时，只要用人们的快乐减去痛苦这样简易的心理运算就可以得出个体的幸福感水平。各种不同证据分别验证了从上至下的理论和从下至上的理论，各有其有道理的一面。

（7）动力平衡理论。动力平衡理论认为，每一个个体在其稳定的个人特点之上都具备一套平衡的生活事件与主观幸福感水平。任何生活事件都存在三种对主观幸福感可能的影响：提高、降低或保持主观幸福感的平衡状态。当生活事件波澜不惊维持常态时，主观幸福感也维持不变，而发生打破常规的生活事件时，主观幸福感就会因好的生活事件而升高或因坏的生活事件而降低。但这种偏离只是暂时的，因为稳定的人格特点会将生活事件和主观幸福感重新平衡，并回复到正常水平。

（五）国外主观幸福感的测量方法

主观幸福感有一个很重要的特点就是主观性，因而，在主观幸福感的研究中广泛采用自陈量表法来测量主观幸福感。最早使用的是单项目自陈量表，如阶梯量表。"假定梯子的顶部和底部分别代表你可能过上最好或最差的生活，你认为，自己目前处在梯子的哪个位置?"单项目自陈量表由于提供的信息有限而受到广泛质疑，因此，20世纪80年代后许多研究者尝试建构多项目自陈量表。以下介绍一些常用的测量主观幸福感的国外多项目自陈量表（见表3-4）。

表3-4 主观幸福感主要国外量表简介

中英文名称及缩写	编者及时间	测评方法	施测对象及内容	信效度
生活满意度量表 Life Satisfaction Scales（LSR）	Neugarten et al.，1981	他评量表	老年人复杂的心理状态	一致性系数0.78
生活满意度指数A Life Satisfaction Index A（LSIA）		自评量表		与LSR的一致性系数0.55
生活满意度指数B Life Satisfaction Index B（LSIB）		自评量表		与LSR的一致性系数0.58，与LSIA的一致性系数0.73
情感平衡量表 Affect Balance Scales（ABS）	Bradburn，1969	自评量表	一般人群的心理满意程度	重测一致性系数0.76
幸福感指数量表 Index of Well-being	Campbell et al.，1976	自评量表	一般人群目前所体验的幸福程度	重测一致性系数0.849
总体幸福感量表 General Well-Being Schedule（GWB）	Fazio，1977	自评量表	一般人群对幸福的陈述	重测一致性系数0.85
费城老年中心信心量表 Philadelphia Geriatric Center Morale Scale（PGCMS）	Lawton，1975	自评量表	专门用来测试老年人的主观幸福感	重测一致性系数0.804
纽芬兰纪念大学幸福度量表 Memorial University of Newfoundland Scale of Happiness（MUNSH）	Kozma & Stones，1980	自评量表	用于反映和评价老年人内部心理状况	重测一致性系数0.7

1. 生活满意度量表（Life Satisfaction Scales）

该量表由 Neugarten 等（1981）编制，最初目的是评定老年人复杂的心理状态。该量表包含了一个他评量表及两个自评量表。一个他评量表即生活满意度评定量表（Life Satisfaction Rating Scales，LSR），包括了决心与不屈服、热情与冷漠、自我评价、心境基调以及愿望与已实现的目标是否统一这五大维度。两个自评量表分别为生活满意度指数 A（Life Satisfaction Index A，LSIA）和生活满意度指数 B（Life Satisfaction Index B，LSIB）。LSIA 由 20 项与 LSR 高度相关的同意—不同意式条目构成，得分从 0（最低）到 20（最高）。LSIB 则由 12 项与 LSR 高度相关的开放式条目构成，得分从 0（最低）到 22（最高）。

2. 情感平衡量表（Affect Balance Scales）

该量表由 Bradburn（1969）编制，主要用于测量一般人群的心理满意水平，由 10 项描写对"过去几周"感受的是非题组成，包含了对正性情感和负性情感的测量。在正性情感题项上答"是"记 1 分，在负性情感题项上答"否"也记 1 分。该量表的得分与年龄和性别没有显著相关，但与高学历和高收入有显著正相关。

3. 幸福感指数量表（Index of Well-being）

该量表由 Campbell 等（1976）编制，主要用来测量被试当前体验到的幸福程度。该量表包括了总体情感指数量表和生活满意度问卷两个部分。总体情感指数量表由八个项目构成，而生活满意度问卷只包含一个项目。量表的得分范围在 2.1（最不幸福）和 14.7（最幸福）之间。与幸福感指数正相关的若干因子包括朋友的数量、年龄、家庭收入、智力、健康以及宗教信仰。

4. 总体幸福感量表（General Well-Being Schedule）

该量表由 Fazio（1977）编制，主要用来评价受试者对幸福感的叙述。该量表总共包括 33 项，除了对幸福感的评价，还有其他六大内容，包括对生活的兴趣和满意度、对身体健康的担心程度、精力、快乐或抑郁的心境、紧张与放松、对情感及行为的控制。

5. 费城老年中心信心量表（PGCMS）

该量表由 Lawton（1975）编制。此量表专门用来测试老年人的主观幸福感，共有 23 项同意—不同意式条目，包含了三种因子：不满足—孤独、激越以及对自己年龄的态度。量表得分从 0（缺乏信心）至 23（充满信心）。量表为正向评分，即得分越高，主观幸福感程度越高。

6. 纽芬兰纪念大学幸福度量表（Memorial University of Newfoundland Scale of Happiness）

该量表由 Kozma 和 Stones（1980）编制，主要用来评价和测量老年群体的内部心理状态。该量表由 24 个条目构成，其中 10 个条目反映正性情感和负性情感，另外 14 个条目反映正性体验和负性体验。量表采用三级计分方式来对各项目评分，总分等于正性因子得分减去负性因子得分再加上常数 24，得分越高则代表幸福感越高。

（六）国内主观幸福感的测量方法

除了利用上述这些国外量表之外，从 20 世纪 80 年代中期开始我国学者也积极研究适合我国情况的、信度和效度都较好的自编问卷。以下是几个常用的国内量表：

1. 生活质量综合评定问卷（Generic Quality of Life Inventory）

该问卷由杨德森和李凌江（1998）共同编制，主要用来测量普通人群的生活质量水平，也可用来综合评定慢性病患者、老年人等特殊人群的生活质量水平。该问卷包含有物质生活状态、心理功能、躯体功能、社会功能四大维度，各个维度之间既相互独立又相互联系，每一个维度在不同的人群中都具有共性。问卷共有 74 个分条目，每条评分均为 1~5，一些条目为正向评分，一些条目为负向评分。

2. 综合幸福问卷（Multiple Happiness Questionnaire）

该问卷由苗元江（2003）编制。该问卷包括一个幸福指数以及心理幸福感和主观幸福感两个模块，问卷分为正性情感、负性情感、生活满意度、生命活力、健康关注、人格成长、自我价值、友好关系、利他行为九大维度。幸福指数采取九级评分，九大维度采取七级评分。

3. 中国城市居民主观幸福感量表（SWBC-CC）

该量表由邢占军（2002）编制。该量表包含 54 个项目，采用六级评分方式，包括了身体健康体验、心理健康体验、社会信心体验、目标价值体验、成长进步体验、人际适应体验、家庭氛围体验、自我接受体验、知足充裕体验、心态平衡体验十大维度。

（七）影响老年人主观幸福感的主要因素

老年人主观幸福感是对老年群体的精神状态的反映，是评价者根据自定的某些标准对其自身生活质量所做出的整体性评价。影响老年人主观幸福感的主要因素如下。

1. 主观因素

（1）人格特征。主观幸福感是一种主观的自我评价，更多地依赖于个体自身的标准，因此人格特征成为影响老年人主观幸福感最重要的因素。研究发现，艾森克个性问卷的神经质维度及内外向维度都和主观幸福感的各指标显著相关，且不同个性维度对幸福度不同侧面的影响各不相同。

（2）自尊。自尊是个体在社会比较和实践过程中形成的对自我的社会角色的评价和情感体验，是个体对于理想自我状态和实际自我状态之间的差距体现。通常认为，高自尊的老年人倾向于积极看待自己因而主观幸福感较高，而低自尊的老年人更倾向于消极看待自己因而主观幸福感较低。

（3）自我概念。自我概念是个体对自己所有方面的知觉的评价。内部冲突较少、自我较和谐的老年人，其主观幸福感更高。研究发现，高自我概念组的老年人幸福感最高，中自我概念组的老年人幸福感居中，低自我概念组的老年人幸福感最低。

（4）自我效能感。自我效能感高的人往往拥有更高的主观幸福感和更低的抑郁水平。有研究发现，自我效能感对主观幸福有直接影响，此外，健康状况和社会支持还通过自我效能对主观幸福感产生间接影响。

（5）控制源倾向。人际控制感高的人往往正面情绪更多，而人际控制欲高的人通常负面情绪更多。某些研究发现，老年人的主观幸福感在很大程度上受到其控制欲和控制感水平之间的差异及这种差异的方向的影响。

（6）应对方式。应对方式是个体评价应激意义、处理应激情境、缓解应激产生的情绪反应并保持心理平衡的方式和手段。倾向采用成熟的解决问题型应对方式的老年人的幸福感更高，而倾向采用不成熟的幻想自责型应对方式的老年人的幸福感更低。

2. 客观因素

（1）人口学因素。其可进一步细分为：①性别。在老年人中，女性的主观幸福感低于男性，抑郁水平高于男性。但在生活背景基本相同并且受过良好教育、收入稳定、居住在城镇、有配偶的老年群体中，女性老年人的心理健康水平优于男性老年人。但也有不少研究表明性别与老年人的主观幸福感并无显著相关。②年龄。有研究说明 60~65 岁组的老人的幸福感最低，也有研究说明 60~69 岁组的老年人的主观幸福感最强，还有研究说明 70~79 岁组的老年人的幸福感最强，但也有研究显示老年人的主观幸福感与年龄的相关性并不显著。③婚姻状况。我国历来重视家庭的稳定在个人及社会生活中的重要性，良好的婚姻状况在很大程度上对老年人主观幸福感产生积极的促进作用。与配偶同住、子女孝顺、家庭和睦的老年人的孤独感和焦虑感较少，对生活的满意程度也显著高于离婚、丧偶或分居的老年人。④教育情况。关于教育情况对老年人主观幸福感影响的研究结论大致相同。通常上过学的老年人，其幸福感要高于没上过学的老年人；具有初中以上学历的老年人的心理健康状况普遍较好。⑤居住情况。与配偶同住的老年人具有更高的主观幸福感，尤其对于农村老年人来说，如果生活在有配偶及子女的大家庭中，老年人的主观幸福感会显著提升。独居老年人与家人的沟通和交流不太理想，心理健康状况也较差，因而主观幸福感也较低。

（2）健康状况。健康状况是影响老年人主观幸福感的非常重要的因素之一，包括自评健康状况和客观健康状况。自评健康状况是指老年人在主观上对自己的健康情况的评估。研究表明，生活满意度与自评健康状况显著相关，老年人对疾病的态度比实际健康状况更能影响主观幸福感和生活满意度。

（3）子女因素及老人在家庭中的地位。老年人在家庭中是否受到子女和晚辈的敬爱与老年人的主观幸福感密切相关。老年人与子女之间的关系是老年人家庭地位的重要体现，子女孝敬给老年人带来的关爱、陪伴和需求被满足的感受，对提升老年人的主观幸福感无疑具有十分重要的推动作用。

（4）经济收入。经济收入是影响老年人主观幸福感的一个十分重要的直接因素。研究发现，经济独立性较差的老年人由于对家庭和社会的依赖较强，从而导致老年人对生活失去信心，增强对生活不幸福的感受。

（5）社会支持。中国是一个关系社会，与人交往、获得所属团体的接纳和帮助对个体的心理健康非常重要。社会支持能为个体提供物质援助和情感支持，保持个体与社会的接触，增强个体的自信心和归属感；当个体面对来自外部环境的挑战或突发的生活事件时，能帮助个体以更积极健康的行为方式进行应对，从而有效地阻止主观幸福感的下降。无论是接受支持还是给予支持，高水平社会支持老年人的自尊感要显著高于低水平社会支持的老年人。社会支持是影响个体主观幸福感的重要因素之一，对主观幸福感存在显著的预测作用。

（6）社会参与。不少研究已经验证了积极参加各类休闲文化活动、不断拓展人际交往和活动领域能显著提升老年人的主观幸福感。深度休闲活动的参与有利于老年群体的身心健康，促使老年人进行更多的人际互动，产生充实感、归属感和成就感，进而会大大提升老年人的主观幸福感。通过参与公益志愿活动，老年人能够不断开发自身潜能，获得老有所为的成就感。积极参与公益志愿活动的城市老年人的主观幸福感水平要显著高于不参与公益志愿活动的城市老年人。

（7）生活事件。生活事件是人们在日常生活中遇到的社会生活中的各种变动以及各种刺激性事件，比如升学、结婚、亲人亡故等。一般来说，好的生活事件会促使积极正性情感产生，而坏的生活事件会促使消极负性情感产生。生活事件是影响主观幸福感的因素之一。如果消极生活事件频繁发生并且得不到及时的解决，就会给人的生活带来困扰，影响人的心情，降低主观幸福感。

（八）老年人主观幸福感的主要测量工具

老年人主观幸福感的主要测量工具如表 3-5 所示。

表 3-5　老年人主观幸福感主要测量工具简介

问卷名称及编者	包含项目	内部一致性	被试情况	文章及刊物名称
综合幸福问卷（苗元江）	包含一个幸福指数，两个模块（主观幸福感和心理幸福感），九个维度（生活满意、正性情感、负性情感、生命活力、健康关注、利他行为、自我价值、友好关系、人格成长），共 50 个项目，采用七级计分，幸福指数按九个等级进行评分	同质性信度九个维度的 Cronbach α 系数在 0.6742 与 0.9056 之间，各分量表分半系数在 0.6603 与 0.8835 之间	上饶市 180 名老人，其中男性 100 名，女性 80 名，最大年龄 92 岁，最小年龄 67 岁	颜小勇：《城市老年人主观幸福感及其影响因素研究》，《上饶师范学院学报》2013 年第 2 期，第 10-13 页

续表

问卷名称及编者	包含项目	内部一致性	被试情况	文章及刊物名称
中国城市居民主观幸福感量表（邢占军）	采用六级计分的方法，包含54个项目，包括以下10个维度：知足充裕体验、心理健康体验、社会信心体验、成长进步体验、目标价值体验、自我接受体验、身体健康体验、心态平衡体验、人际适应体验、家庭氛围体验	内在一致性系数为0.94，10个分测验的内在一致性系数也均在0.63以上	以济南市178名被试（男≥60岁；女≥55岁）作为样本，其中男性占54.7%，女性占45.3%	邢占军：《中国城市居民主观幸福感量表在老年群体中的应用》，《中国老年学杂志》2003年第10期，第648–651页
纽芬兰纪念大学幸福度量表（MUNSH）（Albert Kozma）	由24个条目构成，其中10个条目反映正性情感和负性情感，另外14个条目反映正性体验和负性体验。采用三级计分方式来对各项目进行评分，总分等于正性因子得分减去负性因子得分再加上常数24	正性情感（PA）、负性情感（NA）、正性体验（PE）、负性体验（NE）的四个维度的内部一致性系数为0.72、0.62、0.58、0.61	鄂西北某地区60岁以上老年人144名	王枫、王茜、庄红平、况成云：《老年人主观幸福感及其影响因素分析》，《医学与社会》2010年第23卷第12期，第9–12页
老年人主观幸福感问卷（陈彤）	问卷由三个维度组成：自我完满感、生活满足感和家庭适意感	内部一致性系数为0.936	四川省内的几个中等城市的214名老人，男性102名，女性112名	陈彤：《老年人主观幸福感的调查分析》，西南大学硕士学位论文，2009年
费城老年中心信心量表（PGCMS）（Lawton）	此量表专门用来测试老年人的主观幸福感，共有23项同意—不同意式条目，包含了三种因子：不满—孤独、激越以及对自己年龄的态度。量表得分从0（缺乏信心）至23（充满信心）。量表为正向评分，即得分越高，主观幸福感程度越高	内部一致性系数为0.82	天津市南开区203名60岁以上退休老人，男性99名，女性104名	高健、步怀恩、于春泉、王泓武：《天津市某社区交往频度对退休老人主观幸福感影响的调查》，《中国老年学杂志》2009年第20期，第2647–2650页

四、社会支持综述

(一) 社会支持的概念

19 世纪末对自杀的研究发现,自杀与个体的社会联系的紧密程度有关,这是关于社会支持最早的研究。自 20 世纪 70 年代开始,精神病学、医学、社会学、心理学等不同学科先后从各自的视角出发对社会支持进行了解释,但其内涵在各个学科之间乃至同一门学科内部并未达成统一的认识。例如,有学者认为,社会支持是一种信息或行为,它使个体相信自己被爱护和关心、有自尊和价值,使个体相信自己是一个相互承担责任的社交网络中的一员。也有学者认为,社会支持是一种社会集合,该集合帮助个体认识自我,维系个体对其他人的期待,在个体有需要的时候,在这个集合中能为个体提供支持的其他人就会给予个体物质上的实际帮助、情感上的支持以及认知上的指导。还有学者认为,社会支持是个体对自己在支持、信息和反馈上的需要能得到满足的相信程度。社会支持也可以表示个体向其他个体提供支持的意图和行为的总和。Antonucci(1985)认为,社会支持的基本作用在于实际上的支持的给予、得到和交换。而某些学者则认为,社会支持是一种对朋友、家庭和其他社会机构的总称,个体在生理、心理和社会方面的各种需求在这里得到满足。

我国某些学者认为,社会支持是个体在社会联系的过程中获得的,能缓解生活事件所带来的应激反应、减轻紧张的精神状态,并提高个体的社会适应能力的一种影响。也有学者认为,可以笼统地将社会支持视为各种社会形态对社会生活有困难者所提供的无偿救助和服务。社会支持也可以指当个体有需要时,他人所给予的能够满足个体需要的同情和资源,以期达到缓解个体各种紧张的目的。还有学者认为,社会支持在广义上是个体及社会组织给予广大群众的物质或精神上的正式或非正式的无偿帮助;狭义上是个体及社会组织给予社会上的弱势群体的物质或精神上的正式或非正式的无偿帮助。

(二) 社会支持的类型

不同的研究者从各自不同的研究方向和目的出发,根据各自不同的标准对社会支持进行了分类。比如,因子分析方法将社会支持分为经济支持、感情支持、陪伴支持、小宗服务、大宗服务五大类。社会支持也可以划分为密切的联系、援助行为、积极的社会交往、物质上的帮助、指导以及反馈六大类。社会支持还可以区分为物质性支持、信息支持、社会整合或网络支持、情感性支持和满足自尊的支持五大类。Richman 和 Rosenfeld（1993）把社会支持划分为现实的确切支持、个人支持、有形支持、聆听倾诉的支持、任务评定支持、任务挑战支持、情感支持、情感挑战八大类。国内学者把社会支持划分为主观支持、客观支持以及个体对支持的利用度。

综上所述，社会支持主要可以分为三大类：一是个体能感受到的在情感上的支持，亦即个体所体验到的来自他人和社会的理解和尊重；二是客观上的、实际的支持，包括物质上的直接援助和社会团体组织的存在和参与，是个体可以随时用以求助的客观存在的现实；三是个体对社会支持的利用度，表现为个体对社会支持的主动性和接纳程度。

（三）社会支持的测量

国内外比较常用的社会支持的测量工具主要有以下几个：

1. 社会支持问卷（Social Support Questionnaire）

该问卷由 Sarason 等（1981）编制。该问卷包含 27 个项目，分为两大维度：一是个体对得到支持的满意度，主要评价个体在主观上对支持的感受；二是个体在需要时能够获得的支持数量，主要是个体在客观上获得的支持。

2. 社会交往调查表（Interview Schedule for Social Interaction）

该调查表由 Hendeson 等（1981）编制。该问卷将社会支持分为两个维度：个体自身觉察到的社会关系的适合度和社会支持的可用程度。

3. 社会关系网络问卷（Network of Relationship Inventory）

该问卷由 Furman 等（1992）编制，主要包括八个维度：情感支持、工具性支持、娱乐陪伴支持、价值增进、亲密感这五大维度主要用以测量个体在主观上对重要他人给予的社会支持的感受；对关系的满意度、冲突和惩罚这三个维度用来全面了解个体与重要他人的关系。

4. 社会支持量表（Pereceived Social Support Scale）

该量表由姜乾金（1987）修订所得，是一种侧重个体在主观上的自我感受和理解的社会支持量表，分为朋友支持、家庭支持及其他支持三大维度，共有 12 个项目，采用七级计分方法，有较高的信度和效度。

5. 社会支持评定量表（Social Support Rating Scale）

该量表由肖水源（1987）参考国外社会支持量表并结合我国国情编制。

该量表共有 10 个项目,分为客观支持、主观支持以及对支持的利用度三大维度。

(四) 老年人社会支持的研究进展

社会给予老年群体的支持主要表现在老年人可以从家庭成员、亲戚朋友、街道社区以及政府机构等所有可能的渠道得到的精神上和物质上的支持。从老年人社会支持的主体来看,可以概括为正式和非正式两大支持系统:正式支持系统主要指政府,非正式支持系统主要包括非营利组织、社区、家人、邻居、亲戚和朋友等。对于老年人社会支持的研究主要包括以下几个方面:

1. 关于老年人社会支持体系的建构

构建老年群体社会支持体系必须要大力发挥老龄委的作用,进一步完善相关社会保障措施,增强家庭亲属网络的支持作用,大力扶持非营利机构等。社会支持及需求满足是十分重要的,若结合老年人的实际生活状态,非常有必要构建老年人社会支持系统,应当不断促进社会各层面的良性有效互动以及服务行业的多方面发展,从而更好地满足老年群体不同层次的需求。

2. 关于老年人心理健康、生活质量与社会支持的关系研究

研究发现,家庭支持对于老年人生活满意度有着重要影响。老年人获得的配偶支持较强,子女支持较弱,然而子女支持对于老年人的生活满意度却有更大的影响。社会机构对老年人所提供的支持对老年人的生活满意度影响最大,而目前我国在这方面却存在严重不足,有待改善和提高。社会支持总体上对老年人口的生活质量提高产生积极的正面影响,不同来源的社会支持对老年人生活质量产生不同程度的影响。社会支持与主观幸福感有密切的联系,虽然被感受到的主观支持并不是客观现实,但个体在情感上获得的支持远胜于物质上的客观援助,这种精神支柱更能提高个体的主观幸福感,即老年人的健康情况和生命质量受到社会支持的显著正向影响。

3. 社会支持网的比较研究

对北京和利物浦两个城市 60 岁以上健康老人的调查,深刻地分析和阐述了两个不同文化背景下的城市老年人的社会支持网络的差异和类型特点。结果显示,尽管不同的社会文化因素对老年人的社会支持仍起着一定作用,但在社会支持网类型的分布上,两个城市之间的老年人有着更多的相似性。国内学者对厦门的市区与郊区老年人的社会支持网做了对比研究,该研究侧重

于关注城乡老年人社会支持网的结构性差异和网络规模的差异。研究发现，城区老年人的社会支持网的异质性程度较高，比农村更加多元化，网络规模也较大。国内学者对家庭居住与机构居住老年人社会支持进行的比较研究显示，在心理支持、行为支持、活动支持等维度上，机构居住的老年人显著高于家庭居住的老年人；而在情感支持维度上则恰好相反，家庭居住老年人的得分更高。

4. 对特殊老年群体的社会支持的研究

5·12 汶川地震后对灾区安置点老年人的抽样调查结果显示，地震中老年人的社会网络遭到破坏，原有的物质支持和情感抚慰功能出现障碍，研究建议除了继续大力巩固政府等正式支持网络以达到较为充分的物质支持外，还应当大力促进当地非正式支持网络建设，重新发挥其非物质支持功能。对山东省城市空巢老人调查研究发现，城市空巢老人的生活照料支持体系亟待完善，心理慰藉体系仍存在很大的空缺，此外，社区组织和机构将在提升城市空巢老年人生活质量的工作中发挥无可替代的重要作用。对四川农村低保居民社会关系网的研究发现，生活在农村的低保居民，其社会支持网的规模较小，日用品及物质经济援助主要来自亲人和家属，而其他非家属人员则给予其务工机会和社交活动。该研究建议政府加大对农村低保居民的经济援助力度，扩大其生活用品支持网，加强农村的精神文明建设等。

5. 社会支持利用度的研究

研究者以上海市 60 岁以上社区老年群体作为研究对象，探究了老年人的年龄、文化程度等人口学特征与其社会支持利用度之间的关系。该研究发现，文化程度较高、年龄相对较低、健康状况较好的老年人，其自发运用社会支持的程度也相对更高，主动寻求和运用社会支持反映了一种积极的应对方式。

第三节 老年人社会网络对健康影响机制的研究

一、引言

在我国，老年人是一个庞大的社会群体，而且有相当大的影响力。要想实现老年人的"中国梦"，要先明白老年人需要什么。我们认为，如何保持身心健康是老年人最为关注的话题。而老年人的身心健康由其吃穿住用、日常医疗护理、社会交往等多方面因素构成，而且涉及子女、社区、政府等多方面的关系。社区作为老年人生活的重要场所，为其提供了社交空间，是其社会网络的重要承载。如何充分发挥社区作用，促进老年人身心健康，真正做到老有所依、老有所养，是本节主要探讨的问题。

回顾以往国内研究有关老年人健康型社区建设的文献，不难发现，学者们大多从社区体育、健康护理等角度进行研究，而鲜有学者从社会网络视角进行研究。有的老年人在退休后，没有和子女共同生活，长时间的独居对其身体健康和心理健康都会造成负面影响。尽管还有很多老年人退休后要么忙于家务，要么忙于照顾孙辈，目的都是为子女做好后勤保障，让他们可以安心地工作和生活，从而体现老年人自己的价值，但是这样的生活方式存在非常明显的弊端，即家里是一个比较封闭的空间，必然导致缺少与外部环境的接触，久而久之，就容易产生孤独、寂寞的感觉。有鉴于此，老年人在健康条件允许的情况下还应该对周围生活保持一贯的热心，努力融入到社会活动中去，活跃地扩展人际交往，对于能力所及的事物积极地投入精力。本节在回顾以往有关老年人社会网络的文献、梳理老年人社会网络与老年人身体和心理健康的关系基础上开展相关研究，试图丰富该领域的理论成果。

二、国内外研究现状述评

（一）社会网络的定义

国内外学者对社会网络的界定尚未达成一致。马汀·奇达夫（2007）认为，社会网络是一个集合的概念，这个集合包含行为人和他们之间的种种联系，如友情、意见和交流等。Wasserman 和 Faust（1994）则认为，社会网络是"由有限的一组或几组行动者及限定他们的关系所组成"。Emirbayer 和 Goodwin（1994）把社会网络看作是在特定的文化背景下，行为人与其社会联系相互作用的机制。还有学者认为，社会网络是一种能把社会成员根据群体中独特的个人之间的关系的不同，缔结不同的联系模式，每个关系结点不仅指个体，同样指代集团、公司、家庭、民族、国家或其他集体形式的组织。社会网络是"行动者之间连接而成的关系结构"。我们所理解的社会网络是纵横交错的社会关系网络，它是由一组行动者及行动者之间的真实联系构成的。社会网络是由多个行动者和行动者之间的关系所组成的一个有机系统，并且强调与老年人形成联系的网络结构人际关系。

（二）老年人的概念界定

就老年人的年龄起点问题，目前国际上界定的标准有两种：第一种是 65 岁，这个标准现在一般是被发达国家所采用，是联合国在 1956 年建议的；第二种是 60 岁，是目前被大多数发展中国家所接受的，是在 1982 年世界老龄问题大会上建议的。中国将 60 岁及以上界定为老年人，早在 1964 年我国的第一届全国老年学与老年医学学术研讨会就划定 60 岁为老年期。

（三）老年人社会网络的概念与测量

1. 老年人社会网络的定义

老年人社会网络指的是由老年人和他人通过社会互动构成的相对稳定的社会关系的总和，其中社会关系主要包括姻缘关系、血缘关系、地缘关系、业缘关系在内的诸多方面。其主要内容为老年人社会网络规模、社会网络紧密程度、老年人社会网络结构以及活动内容等。老年人社会网络规模大小表明其所拥有的社会资源多少、朋友的数量，同时也能反映出其寂寞感、孤独感的程度等。

2. 老年人社会网络的测量

由 Kahn 和 Antonucci（1980）提出的社交网络问卷（Social Convoy Questionnaire）的中文版，包括了老年人关系人的各种信息和对社会伙伴与被访者关系的亲密程度的衡量两个部分。第一部分指社会伙伴的人物类型，是情感亲密的还是外围的；人物编号；性别，男性记作 1 分，女性记作 0 分；年龄；与被访者关系，配偶记作 1 分，子女记作 2 分，兄弟姐妹记作 3 分，其他亲属记作 4 分，朋友记作 5 分，邻居记作 6 分，院友记作 7 分，院内职工记作 8 分；与被访者相识的时间；是否在世，在世记作 1 分，不在世记作 0 分；是否同住一个城市，同住一个城市记作 1 分，不同住一个城市记作 0 分；与被访者见面的频密程度，没有定期见面记作 1 分，每月见面一次记作 2 分，每月见面多次记作 3 分，每星期见面一次记作 4 分，每星期见面多次记作 5 分，每天见面或同住记作 6 分。第二部分有 11 个项目，包括了老年人从社会伙伴处得到的支持和老年人提供给社会伙伴的支持，评分级别 1~5 分，1 分代表从来不曾发生，2 分代表很少时候发生，3 分代表有时会发生，4 分代表时常发生，5 分代表经常发生。此问卷有较高的信度和效度，简明扼要，便于老年人理解和回答，能够反映老年人与关系人的全面交往情况。Lubben（1988）提出的社会网络量表（Social Network Scale）包括六个项目，如一个月至少见面一次的亲戚或朋友的人数（0 人到 9 人以上）、联系的频率、关系亲近的亲戚或朋友的人数（0 人到 9 人以上）等，信度为 0.77。

（四）健康的概念界定

世界卫生组织早在 1948 年就在其成立宣言中明确指出："健康是一种在躯体上、心理上和社会功能上的完美状态，而不仅仅是没有疾病和虚弱的状态。"健康包含两方面内容：一是指主要脏器没有疾病，发育良好的身体形态，体形均匀，人体各个系统都具有良好的生理功能，有较强的劳动能力和身体活动能力，这是最基本的要求；二是指对疾病有较强的抵抗能力，能够适应不同环境的变化、各种不同的生理刺激及某些致病因素对身体所起的作用。与传统的健康观念——"没病就是健康"不同，现代人的健康观强调整体健康。1989 年，世界卫生组织对"健康"这一概念再次定义："健康不仅仅是身体没有缺陷和疾病，而是身体上、精神上和社会适应上的完好状态。"所以，现代人的健康包括躯体健康、心理健康、心灵健康、社会健康、智力健康、道德健康和环境健康等。健康是人的最基本的权利，也是人生最重要的财富。

（五）老年人健康状况的测量

老年人健康状况的测量分为身体健康状况测量和心理健康状况测量两大类。身体状况问卷（Medical Outcome Studies 36-item Short-form Health Survey，SF-36）共有 36 个条目，此量表共分为八个评分维度，其中躯体功能、生理功能、躯体疼痛和一般健康状况组成了总的躯体健康，活力、社会功能、情感职能、心理健康组成了总的心理健康。还有一个健康变化维度，表示健康状况的自陈变化，不参与评分。此外，Dupertuis、Aldwin 和 Bossé（2001）除了要求被试从 1 到 5 自评其身体健康状况外，还要求被试回忆过去三个月内发生的健康问题，然后基于 Bossé 等（2001）于 1987 年改编的疾病严重程度评定量表（Seriousness of Illness Rating Scale，SIRS），回答被编码为病症的严重程度。目前，使用 11 道病症（如心瓣炎、糖尿病、胃肠病症）的问题来测量老年人的健康水平，信度为 0.57。

　　还有学者使用一个问句的形式来测量被试的身体健康。例如，Cornwell 和 Waite（2009）用一个标准化问题让被试回答自测的身体健康："你认为你的健康状况是极佳的、非常好的、较好的、一般的，还是很糟糕的?"类似地，Fiori 和 Jager（2012）设置了如下问题："你如何评价自己当前的健康状况?"5 点计分，从 1（非常糟糕）到 5（极好）。而心理健康的测量主要集中于测量老年人的抑郁程度、生活满意度和情绪。Fiori、Antonucci 和 Cortina（2006）采用流行病学研究中心抑郁量表的爱荷华简表来测量被试的抑郁症状。Dupertuis、Aldwin 和 Bossé（2001）使用的则是另一个心理健康状况的测量工具，即霍普金斯症状自评量表（Hopkins Symptom Checklist，SCL - 90 - R，Derogatis）中的与抑郁相关的题目，共有 13 个条目，为 5 点计分法。Fiori 和 Jager（2012）在两个时间点使用了改编自流行病学研究中心的抑郁量表（Center for Epidemiologic Studies Depression Scale，CES-D），测量老年人的抑郁症。Cornwell 和 Waite（2009）用一个标准化问题让被试自评心理健康程度："你认为，你的情绪或心理目前健康吗？它是极佳的、非常好的、较好的、一般的，还是很糟糕的?"Cheng、Lee 和 Chan 等（2009）使用生活满意度量表、中国人情绪量表以及老年抑郁量表三个工具来测量主观幸福感。

（六）社会网络与社会支持的关系

　　早在 20 世纪 70 年代，就有研究者关注到了人的社会交往关系会对健康产生影响，从而着手研究"社会支持"（Social Support）这一课题，并且此课题迅速发展为对健康社会学整个学科有着重要意义的分支。大量实证研究发现，无论对身体健康还是对心理健康，人们的社会关系都起着相当重要的作用，而该作用既可以是直接的作用，也可以是间接的"缓冲"（Buffering）作用。

　　本研究将通过社会支持的主效应模型来探讨社会支持的直接作用。社会支持的主效应模型（Main-Effect Model）的定义为：社会支持的功能是增益的，并且具有一般性，即不管人们是否面对压力，也不论人们现有的得到社会支持的状态怎样，如果社会支持有所增加，其结果一定是提高了人们的身体健康和心理健康水平。这个模型是在大量统计基础上提出的。因为在整个统计中，身体健康和心理健康来自于社会支持的影响，都为主效应，社会支持的主效应模型也因此得名。能够得到优质有效的社会支持可以使老年人保持稳定的正性情绪、可预期的社会性报答和平和的心态，这是身心健康必要的条件。在人们的日常生活中，每个人都需要确定自我价值和对生活是否有掌控力，这对于接下来发生的事情是可以预料到的并且有一定的固定性。Kawachi 和 Berkman（2001）在对于低社会支持者和高社会支持者进行的研究中也发现，婚姻破裂和失去亲人这些社会关系的断裂是导致人们出现心理问题的生活事件，而归属感和安全感这些正性情绪可以防止人们从轻微的心理问题到严重的精神疾病的转变，而这些良好的情绪必须通过直接参与到社会网络中才能得到。

至于社会支持的间接作用，本研究将通过社会支持的缓冲器模型来探讨。社会支持的缓冲器模型（Buffering Effect Model）认为，社会支持的功能是有益缓冲的，并且对象是处于压力状态中的，如果有压力性事件发生，那么，社会支持会起到缓冲压力的作用，以避免健康受到此类事件的影响。在社会支持的缓冲器模型的作用机制里，能够感受到从其社会网络成员中得到合适的社会支持是至关重要的，只有这样，才能缓解负性情绪和避免健康受到威胁。

社会支持可以在两个方面起到缓冲作用：一是在预防压力的产生方面，当领悟到可以得到足够内容和程度的社会支持以应对潜在的压力性事件时，压力性事件就不成为压力了。Kawachi 和 Berkman（2001）发现，通过心血管的反应性来支持社会支持的缓冲器模型，被试不需要得到实际的支持，只需要感觉到有足够的支持存在，并且可以获得即可。那么，当众演讲这个潜在的压力事件对被试的心血管的反应的影响也就被缓解了。二是在压力产生后缓解压力方面，当领悟到可以得到足够内容和程度的社会支持来应付已经产生的压力事件时，压力事件对该个体的压力程度将会降低，生理活动过程中的不良反应将被遏制或者直接产生良好的反应。日常生活中有很多运用缓冲器模型的例子，为解决问题或把问题重要性降低，帮助人们采用更健康的行为方式解决问题，都在减轻压力方面发挥了作用。在一项关于妇女的情感亲密的社会网络与健康的关系的研究中发现，丈夫或者男友的社会支持可以避免负性事件对健康的不利影响，亲人和朋友的社会支持也会对妇女低的配偶支持起到增强作用。

社会网络关系提供了人们能够得到的大多数社会支持，学术界把社会网络和社会支持两者相结合，对为每个人社会网络的状况提供何种质量和数量的社会支持的获得方式进行研究，进一步再确定其健康状况。人们的生活必须要有社会支持，而从非正式途径如社会网络获取的支持的确是非常重要的。目前，很难将社会网络和社会支持完全割裂开来去研究健康问题。个体社会网络是行动的结构性背景，人们通过与社会网络中的成员长期性的互动，形成了一种对资源的可得性和资源获取方式的固定心理感知模式。这种认知模式可能直接影响到人们的身心健康行为和后果。

（七）社会网络与老年人健康的关系

1. 相关理论及模型

生命阶段理论（The Life Course Theory）所研究的身心健康是以整体的社会环境和自身成长历程为依托的。在人的生命中，必须不停地按照实际需要转换角色，心理状态能否伴随着角色的变化做出相应的转变，是个体自我认同和发展的要求。老年人的社会角色逐渐淡化，只与必要的关系人进行来往，社会交往活动锐减，导致了社会网络规模变小，同时进入暮年后，常常会回首往事，对照周围的环境，感慨自己已经是一个老年人。在这种状况下，老年人尤其需要转变心理去适应当前的社会角色，否则身心健康就会受到极大的威胁，影响其幸福感。

社会情感选择理论（The Socioemotional Selectivity Theory）认为，个人的社会网络是经过有目的的选取、创造和经营的。老年人在社会交往过程中应发挥主观能动性，伴随着自身进入老龄化状态，相应地调整与周围人的交往，主动地变化社会网络的结构。有研究证实，有意识地调整社会交往和社会网络对老年人的身心健康发展是非常有好处的。此理论指出，人们对于获得知识和满足情感方面的需求的程度是随人生阶段的变化而变化的。老年人更加渴求情感方面的满足，他们需要更加紧密的社会交往关系，喜欢与亲近的关系人进行交往，不惜以有目的地收缩社会网络规模为代价，借此增加自身的主观幸福感，从而保持并提升健康状态。

社会整合与健康连续模型（the Social Integration and Health Continuum）全面分析了社会环境因素对社会网络的作用，即社会环境因素如何影响社会交往，进而影响身心健康和主观幸福感。社会环境因素在宏观和微观水平上各有一个因素，即上流因素（Upstream Factor）和下流因素（Downstream

Factor），前者由社会结构环境和社会网络两要素组成，后者由心理社会机制和路径两要素组成。这四个要素是一个有机整体。社会结构环境包含了政治、经济、文化和社会变迁等，对社会网络起到了决定性作用；而由社会网络的结构和特点组成的社会网络是从社会结构环境转变出来的；心理社会机制包含了社会支持、社会参与、社会交往、社会影响力，这些只能在社会网络上才有其价值；路径则是各种具体的行为，关系到行动者的身心健康的各个方面。此模型在承认老年人身体老化的同时，鼓励老年人积极地适应社会和参加社会活动，在促进自身健康和对社会做出贡献的同时收获幸福和快乐。

护航模型（the Convoy Model）涵盖了整套理论来剖析如何维护社会网络结构的稳定性去顺应社会角色意义的变化，并进一步阐释了老年人身心健康和主观幸福感如何受到社会网络和社会支持的影响。护航模型研究在老年人社会网络中情感亲近的社会伙伴是怎样影响老年人的健康和主观幸福感的，并用三个同心圆分别代表情感亲近的差异。由内至外的第一个圆圈代表与老年人最亲近的社会伙伴，是对个体最紧要的交往和社会支持，第二个圆圈代表了与老年人次亲近的社会伙伴，第三个圆圈则代表了与老年人亲近程度较弱的社会伙伴三个圆圈中的任何成员的归属都不是固定不变的，因为关系人与老年人的亲近程度会通过提供社会支持的不同而发生变化。其中，对老年人健康和幸福最重要的社会支持来自于家人和朋友。此理论认为，老年人从第二个圆圈的社会伙伴处得到了不多的社会支持，从第三个圆圈的社会伙伴处得到的更少，这是因为社会角色的转变导致的。

由上述理论可知，社会网络与人们的身心健康有关，与老年人的身心健康更加密不可分。感情是在相处中产生并且逐渐加深的。中国古代就有这样的说法——"不走不亲"，就是说，想要关系更加亲密就必须多来往走动、多交流。当人生逐步走向老年时，要尽量与人进行密切的社会交往，扩大自身的社会网络，如此才能使信息的交换和感情交流更加顺畅，从而使老年人保持愉快的心情和健康的身体。所以，老年人有良好的社会网络有利于心情舒畅和健康长寿，这种效果也不仅仅是单向的，心情舒畅和身体健康也可以促进社会交往，使其社会网络更加优质。

2. 社会网络与老年人健康的关系

Antonucci（2001）定义社会网络（Social Network Composition，SNC）为个体社会关系的结构特点。他认为，SNC 对个体的心理健康有影响，尤其是对老年人。很多研究已经表明，社会伴侣数量的增加会对人的主观幸福产生积极作用，缓解抑郁症，提高生活满意度，并能减轻孤独感。除此之外，Kim 等（2012）以移民美国的韩裔老年人为样本研究发现，身体健康、社会联结以及文化适应能够改善他们对衰老的态度，而老年人对衰老的态度可以从一定程度上反映其心理健康的程度。Aday 等（2006）研究发现，晚年友谊和老年中心活动对独居的女性老人的健康和幸福感有影响，特别是对于经常参加中心活动的独居女性建立起的社会网络能够延伸到活动中心外。

除了社会网络对老年人身体和心理健康的积极影响的研究外，还有学者聚焦于研究社会网络隔绝等对老年人身体和心理健康的消极影响。Cornwell 和 Waite（2009）整合了以往有关社会隔绝影响健康的因素，探索了不同类别的因素对健康的消极影响程度，发现社会脱节（Social Disconnectedness）与感知到的隔离（Perceived Isolation）分别与老年人较差的身体情况相关，然而，社会脱节与心理健康之间的关系可以通过感知到的隔离和心理健康之间的密切关系发挥作用。

有的学者没有直接研究社会网络对老年人健康的影响，而是探索了社会支持对老年人健康的影响。Dupertuis、Aldwin 和 Bossé（2001）探讨了来自朋友和家庭的支持与老年人身体和心理健康的关系。整体上来说，朋友支持和家庭支持对幸福感有显著正向的影响。而且，与感知到较低水平的朋友支持和家庭支持的群体或仅仅感知到较高水平的家庭支持的群体相比，感知到较高水平的朋友支持和家庭支持的被试身体更健康、抑郁水平更低。

3. 社会网络数量与老年人健康

总体而言，越大的社会网络数量对老年人的身心健康越为有利。有研究表明，维持稳定数量的亲近的社会关系对成年人的主观幸福感有益，特别是对老年人。而且，外围伙伴（Peripheral Partners）具有类似的作用。例如，Zhang 等（2011）的纵向研究显示，外围伙伴的数量变化能够有效地预测香港地区中老年人的孤独感，即外围伙伴的增多可以在两年的时间间隔内预测孤独感的降低。另外，研究表明，无论男性还是女性，心理健康不良和感官受损与较小的社会网络规模以及对社会支持的较低的满意度相关，此外，老年人社会网络规模存在性别差异，即女性被试汇报的社会网络规模比男性更大。Cornwell 和 Waite（2012）探究了社会网络联结和社会网络资源（如信息和支持）在老年人高血压诊断和管理上的作用。如果已患高血压但未接受治疗的老年人与他们的网络成员沟通健康问题，即当他们拥有更大的社会网络时，这些人面临的高血压风险较低。而有研究者通过四年（2001~2005年）的追踪研究发现，较大的社会网络规模对老年女性的认知功能有保护作用，可以减缓痴呆症的发展。

4. 社会网络质量与老年人健康

社会网络构成的有益作用是被社会网络的质量驱动的，如来自社会网络同伴的支持。由 Cohen 等（2004）提出的压力缓冲模型（the Stress-Buffering Model）和主效应模型（Main-Effect Model）认为，社会关系的质量（如感知到的社会支持）能够影响心理健康。实证研究也证明了该观点。社会支持能够缓冲生活压力对健康的影响。Lu 和 Chang（1997）研究发现，社会支持对心理健康有保护作用。McHugh 和 Lawlor（2011）认为，社会支持与低水平的抑郁、不安和感知到的压力相关联。Vanderhorst 和 McLaren（2005）研究发现，老年人缺少社会支持会导致抑郁程度和自杀念头的增加。Fiori 等（2006）调查发现，支持高质量（即感知到的来自伴侣的支持和消极互动）能够中介社会网络类型和心理健康间的关系。还有研究表明，报告较高社会支持水平的人的死亡率更低。

5. 社会网络类型与老年人健康

Litwin（2001）认为，当前婚姻状况、居住在老年人附近的成年子女人数、与他或她的部分成年子女联系的频率、与朋友联系的频率、与邻居打交道的频率、参加社会俱乐部的次数是鉴别老年人健康与否的有效标准。有人将美国老年人的社会网络分为五个类别，分别是多样化的（Diverse）、朋友（Friends）、邻居（Nneighbors）、家庭（Family）和限制性的（Restricted），其中"多样化的"网络类别拥有更多种类型的社会支持。Fiori 等（2006）通过研究验证了Litwin（2001）提出的五个社会网络类别，并发现"限制性的"社交网络有非家族社交网络（a Nonfamily Network）和非朋友社交网络（a Nonfriends Network）两种，而非一种。同时他们也发现，没有朋友的个体最容易有抑郁症状，而有不同社会网络的个体表现出的抑郁症状的程度最低。此外，积极的支持质量部分中介社会网络的类型和抑郁症状间的关系。Park、Smith 和 Dunkle（2001）通过研究 4251 名韩国老年人发现了四种社会网络类型，分别为限制性的（Restricted）、朋友的（Friend）、多样化的（Diverse）以及以配偶为中心的（Couple-Focused），并得出拥有后三种社会网络的韩国老年人比拥有限制性的社会网络的老年人表现出更高的生活满意度和更低的抑郁症状。也有学者以中国老年人为研究对象展开研究，从中国社会重视的血缘关系出发，研究了中国老年人社会网络类型及其主观幸福感的关系。通过分析香港地区的 1005 名老年人，研究者将社会网络分成了五种，分别为多样化的（Diverse）、以朋友为导向的（Friend Focused）、限制性的（Festricted）、以家庭为中心的（Family Focused）以及远亲（Distant Family），并发现多样化的和以家庭为中心的社交网络对幸福感最有益处，而限制性的社交网络最没有益处。

社会支持被视作个体社会网络的资源，能够影响老年人的身体和心理健康。Fiori 和 Jager（2012）基于社会支持的多个维度（包括支持的类型、支持的方向、支持的来源或对象，以及支持是直接的或潜在的），以 6824 名成年人为样本，以纵向研究的方式探究了网络类型和幸福的关系。他们发现了六种网络类型，对健康和幸福变量都有影响，而与以往研究不同的是，他们发现的六种网络类型中有一些与潜在支持相关。而 Cohen 和 Janicki-Deverts（2009）指出，社会融合（参与到不同类型的社会关系中）对健康和长寿的重要性很早之前就已被人们所了解，但是人们却不清楚为什么一个更多样化的社会网络有益于身体健康，以及不能够很好地干预社会网络的核心成分来促进身体健康，未来的研究学者可以运用多学科的知识和技术来更好地回答这些问题。

三、研究进展

作为国家社科基金重大项目的子课题，近年来，我们以中国大陆老年人为研究对象，采用横断面研究和追踪研究相结合的方式，系统地研究了老年人社会网络对老年人健康的影响，目前已经完成以下三项子研究的探索工作。

1. 社会网络数量和质量与中国老年人心理健康的关系研究

本研究考察了社会网络的数量和质量是否会对中国老年人的心理健康产生不同的影响。通过问卷调查，以 345 名居住在北京的老年人为样本，发现社会网络的数量和质量与心理健康密切相关。结果表明：①外围伙伴的数量与心理健康正相关；②情感亲密的社会伙伴的质量对心理健康的影响作用最强；③情感亲密的社会伙伴的质量对心理健康的影响取决于情感亲密的社会伙伴的数量，对于拥有更多情感亲密的社会伙伴的老年人来说，其情感亲密的社会伙伴的质量与心理健康的关系更强。本研究复制了以往研究的假设，并验证了社会网络的数量和质量对中国老年人心理健康的重要性。

2. 影响中国老年人健康状况的社会网络因素研究

本研究采用了包含社交网络问卷（Social Convoy Questionnaire）中文版、李鲁等（2002）汉化版的身体状况量表（Medical Outcome Studies 36-item Short-form Health Survey，SF-36）和一般社会人口信息的综合性社会网络调查问卷，对 105 位居住在上海市内九个区（杨浦区、普陀区、黄浦区、浦东新区、长宁区、宝山区、虹口区、徐汇区和静安区）的老年人展开调查，删除五份无效问卷后，最终的有效问卷共 100 份。分析数据后得出如下结论：①老年人外围的社会伙伴数量与情感亲密的社会伙伴数量显著的正相关，并且外围的社会伙伴数量明显多于情感亲密的社会伙伴数量；②性别、婚姻状况、教育程度、年龄和孩子数量对老年人社交构成、不同社会伙伴数量没有显著影响；性别、婚姻状况和孩子数量对老年人健康状况没有显著影响；年龄、受教育程度对老年人健康状况有显著影响；情感亲密的社会伙伴数量与老年人健康状况的部分指标，包括身体疼痛、一般健康状况、活力、心理健康，以及总的躯体健康和总的心理健康呈显著的正相关关系；③外围的社会伙伴数量和心理健康呈正相关关系；年龄、情感亲密的社会伙伴数量能够显著预测健康状况。

3. 老年人社会网络对身体和心理健康的追踪研究

前述两个研究揭示了老年人的社会网络和老年人的身体、心理健康有密切的关系，但是两者之间的因果关系尚不明确，两种可能性均不能排除。一方面，有可能是老年人社会网络在数量和质量上的差异导致了老年人健康水平上的差异，即拥有更多社会伙伴和更高质量的社会网络可以提升老年人的身体和心理健康状态；另一方面，也有可能是老年人在健康水平上的差异导致了其社会网络的变化，即健康状况的下降导致老年人的社会伙伴减少，社会网络的质量下降。前两个研究均为相关研究，无法辨别两者间的因果关系。因此，我们在上海静安区老年医院和上海市江宁路街道社区卫生服务中心开展了一项追踪研究，其中包括来自老年医院的被试 60 人和来自江宁路街道社区卫生服务中心的老年被试 30 人，两次收集数据的时间间隔约为半年，通过追踪研究的方法，得出老年人社会网络和健康之间确实存在因果关系。

四、研究结论及未来展望

在我国人口高度老龄化的背景下，为了维护并提高老年人身心健康，本研究证实了老年人社会网络对老年人身心健康的重要影响。此外，本研究以建设健康型社区为主题，从为老年人提供社会支持、建设并完善老年人社会网络的角度提出如下建议：

首先，子女应当关爱父母，弘扬孝道。中国自古就有重视孝道的传统，老年人既需要物质上的支持，也需要精神上的支持，所以，作为子女除了需要提供一些经济上的帮助，使老年人在生活上舒服外，还需要向养育自己的父母提供情感上的慰藉，多探望父母，多与父母交流，关注父母的身体状况和心理健康。

其次，改善社区支持系统。老年人退休之后，社会角色发生变化，社会网络规模缩小，社会机构的支持地位就凸显了出来。社区应重视老年人渴望交流的精神需要，开办老年大学和文化活动室，加强对老年保健的宣传与教育，多组织社区志愿者活动，促进老年人和家人以外的社会伙伴沟通，真正做到老有所学、老有所为和老有所乐。

最后，加强政府服务职能。在促进老年人身体健康和心理健康方面，政府是有力的社会支持的提供者。一方面完善养老保险，对老年人进行经济支持；另一方面改善医疗保险体系，对老年人进行多层次的医疗服务和照顾，诸如家庭病床、日间照顾、临终关怀等，真正做到老有所医和老有所养。另外，政府有必要对老年人的社会网络进行有益的补充和扩展，从而保障老年人的身心健康，为早日实现"中国梦"而助力！

（张清芳、邢采、彦秀雯、杜晨朵、张昕、张源、施毅颋、孟彧琦、刘梅、时勘）

| 第四章 |

老龄化与认知功能的神经机制研究

本节主要围绕老龄化与认知功能的神经机制展开讨论，首先讨论一个影响老年人认知功能的常见神经退行性疾病——脑白质疏松症（LA），分析脑白质疏松症大脑感觉运动网络的功能连接变异问题，获得影响 LA 患者认知功能衰退的神经机制。我们接着将讨论经颅直流电刺激（tDCS）右侧颞顶联合区（rTPJ）对心理理论和认知共情的影响，进一步探索在心理理论和认知共情任务上是否存在文化差异，阴极刺激是否会抑制 rTPJ 的兴奋性，使被试的心理理论能力（社会知觉成分和社会认知成分）和认知共情能力下降，阳极刺激是否会提高 rTPJ 的兴奋性，使被试的认知共情能力增强。然后，再探索老年人的自动情绪调节对情绪的影响，自动情绪调节如何影响个体对情绪信息的注意；在此基础上探索自动情绪调节是否具有可塑性，即通过训练个体能否提高自动情绪调节能力，自动情绪调节若具有可塑性，能否有效促进自动情绪调节的形成、预防情绪失调。我们在此基础上，将构建出高效的情绪调节干预方案，将这些成果应用于老年人的认知功能，特别是失智老人的康复中，这将具有重要的实践价值。

第一节　脑白质疏松症大脑感觉运动
网络的功能连接变异

一、引言

众多国家正处于老龄化的发展阶段中，关爱老年人的精神和神经健康得到了越来越多的关注。神经系统的退行性疾病困扰着许多老年人的晚年生活，因此，老年人神经系统退行性疾病致病机制一直是心理学、认知科学、神经科学和临床医学领域研究者关注的重点问题。本研究关注一种影响老年人认知功能的常见神经退行性疾病——LA，试图从大脑结构与功能网络变异的角度对此种疾病影响认知功能的机制进行阐述。LA 是一种弥漫性脑缺血所致的神经传导纤维脱髓鞘疾病。近年来，随着 CT 和磁共振成像（MRI）技术的广泛应用，LA 在中老年人中被大量发现，数据表明，脑白质疏松症的发生与年龄因素密切相关，年龄越大，发病率越高。研究和临床观察表明，此种疾病与更高的卒中再发危险性和更低的生存率有关，影响中老年患者的认知功能，增大了痴呆的发生概率，导致日常生活的困难和依赖性，严重降低了患者的生活质量，对患者家庭和社会都造成了沉重负担。

　　研究 LA 患者认知功能衰退的神经机制，是近年来神经科学、老年人研究的新问题和热点之一。然而，LA 所具有的弥散性、微创性脑损伤等特点给疾病的早期诊断、病灶定位都带来了一定的困难，对清楚描述认知功能和结构损伤之间的联系机制也带来了挑战。人们迫切需要了解此种特殊的结构损伤和患者认知功能变异之间的关系，从而揭示 LA 认知损伤的神经机制，为 LA 患者的诊断、处治甚至干预治疗提供科学依据。

　　前人的研究显示，细小脑血管的狭窄或闭塞导致的急慢性局部缺血是脑白质疏松症发病的根本原因。此外，部分证据显示，LA 患者的缺血性损伤有时会选择性地诱发大脑白质的明显结构变化，而灰质通常不会受到影响。这表明，功能损伤或许与皮质区域间连接损坏有关，而不是与皮质损坏有关。迄今为止，大量的 LA 研究关注于评估默认网络的改变，并指出，LA 功能连接的异常与部分认知损伤有关。研究感觉运动功能的连接损伤及损伤导致的行为结果，对于理解 LA 感觉运动紊乱的神经基础至关重要。但是，目前的研究关注区域较为局限。本研究意图通过检验大脑感觉运动网络（Sensori Motor Network，SMN）功能连接改变及其造成的行为结果，探索 LA 感觉运动紊乱的神经基础。SMN 主要包含中央前回和中央后回延伸出的、从外侧裂到内侧壁的区域以及感觉运动区。这些区域不仅包含低级运动功能，还包含高级认知功能，如感觉运动转换、行为理解和行为执行决策（Rizzolatti，2001）。鉴于之前的研究已经揭示了临床症状和组织结构变化，我们猜想，LA 患者是由于 SMN 交流协调被破坏导致感觉运动系统损伤。

为了探索上述问题，我们采集了 LA 患者和正常人认知行为数据和 MRI 数据，根据成像数据所显示的 LA 严重程度对患者进行划分；采用独立成分分析的方法检测和比较正常人与 LA 患者 SMN 功能连接强度（即网络中不同脑区之间信号的相关程度）的变异机制；从大脑功能网络连接变异的角度，为解释 LA 病人认知功能衰退的神经机制提供新的证据。

二、研究方法

（一）被试和神经影像数据

我们采集了 30 名 LA 患者和 26 名正常人的认知行为数据（蒙特利尔认知测试，Montreal Cognitive Assessment，MoCA）、核磁共振 T1 结构像、核磁共振液体衰减反转恢复序列（FLAIR）数据和静息态磁共振功能像数据（Resting fMRI）。根据 FLAIR 数据所体现的 LA 严重程度，我们将被试划分为正常人、轻度 LA、中度 LA 和重度 LA（见图 4-1）。

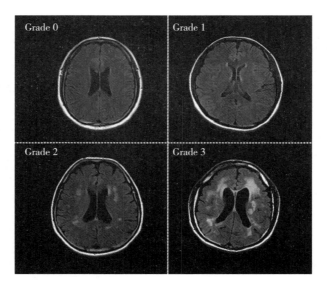

图 4-1　正常人（Grade 0）和不同严重程度（Grade1～Grade3）
LA 病人的 FLAIR 大脑结构的示例

（二）功能连接分析

本研究使用了 GIFT 工具箱对每组被试的 SMN 功能连接进行检验。分析过程包括主成分分析（PCA）、独立成分分析（ICA）分离以及反向重建（Back-reconstruction）。首先，每名被试的数据使用 PCA 降维。根据 GIFT 工具箱提供的最小描述长度（MDL）法估计，独立成分（IC）的最佳数目是44。其次，将所有被试的数据串联。根据 PCA 确定的最佳数字再次降维。再次，使用独立成分分析对数据进行分解。最后，在 ICA 分离后，所有被试与 SMN 活动一致的独立成分及时间进程将用来再构成每名被试的独立成分及时间进程。

为了确定代表 SMN 的独立成分的最佳数目，本研究根据之前相关文献报道的脑区得到 SMN 模型，使用空间相关的方法来定量分析独立成分与 SMN 模型匹配程度，在得到的结果中，与 SMN 模型最契合的组独立成分被认为是 SMN 的关键成分。得到组独立成分图后，通过仔细地直观视觉检测再次检验，最终，将各被试契合最好的成分，即被认为是 SMN 的，并对其做第三次检验。各被试连接图在 z 变换后被用来描绘被试 SMN 的功能连接，之后还在各组内做单样本 t 检验，以获得组的功能连接图。

（三）针对功能连接改变的 LA 选择兴趣区（ROI）

我们通过计算，得到了一张功能连接变化图，以确定 LA 功能连接显著改变的区域。在这项分析中，首先采用 $p<0.05$（FWE 校正）为每组 SMN 功能连接图制作了一个二进制 SMN 掩板。LA 组与正常控制组 SMN 掩板的结合称为明确掩板（Explicit Mask）。其次，使用明确掩板，将 LA 患者和正常组被试的 SMN 进行体素层级的双样本 T 检验，以得到静息态功能连接差异图，将组间差异显著的区域（$p<0.05$，FDR 校正）选为之后研究的兴趣区。

（四）LA 症状与功能连接变化的相关分析

对于每名被试的 SMN 图、兴趣区的功能连接指数，通过 ROI 区域体素的 Z 值计算平均值得到。在控制年龄因素后，本研究使用斯皮尔曼等级偏相关方法对 LA 等级和功能连接指数进行分析，对 ROI 功能连接指数和 MoCA 运动空间/执行分数等分项测验结果进行了同样的分析。分项测验包括连线任务、视觉构建任务、画钟表和三维立方体等，这反映了被试感觉运动整体能力。除上述检验外，对 MoCA 得分与 LA 等级的关系也进行了检验。

三、结果分析

正常控制组与 LA 组的两组被试的 SMN 功能连接都包含中央前回和中央后回延伸出的、从外侧裂到内侧壁的区域，以及扣带回运动区（Cingulate Motor Area，CMA），但差别十分显著。LA 组功能连接强度显著弱于正常控制组，且十分混乱。通过比较 LA 组与正常控制组被试 SMN 图（LA<NC），我们发现，LA 患者在右侧扣带回运动区（rCMA）、左侧后脑岛（lPI）和左腹侧运动前区（lPMV）（FDR，$p<0.05$）功能连接均呈现显著下降，这暗示着脑区之间通信的减弱（见图 4-2）。此外，我们还探究了 LA 严重程度与功能连接的关系。对于每个 ROI，我们采用斯皮尔曼等级偏相关检测了被试 LA 等级与功能连接的关系。结果表明，rCMA、lPI 和 lPMV 的功能连接指数与 LA 等级负相关（CMA，$r=-0.485$，$p<0.001$；lPI，$r=-0.536$，$p<0.0001$；lPMV，$r=-0.454$，$p<0.002$；均为 FWE 校正）（见图 4-3）。再进一步检查功能连接与感觉运动整合的相关性。结果表明，只发现 rCMA 功能连接指数与运动空间/执行分数测验得分显著相关（见图 4-4）。最后，我们还计算了 LA 等级与 MoCA 量表及子量表得分的斯皮尔曼等级偏相关，所有分数除注意分数外，均与 LA 等级呈显著负相关。

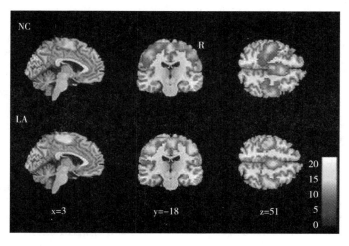

图 4-2　正常人和 LA 病人大脑感觉运动网络功能连接的变异

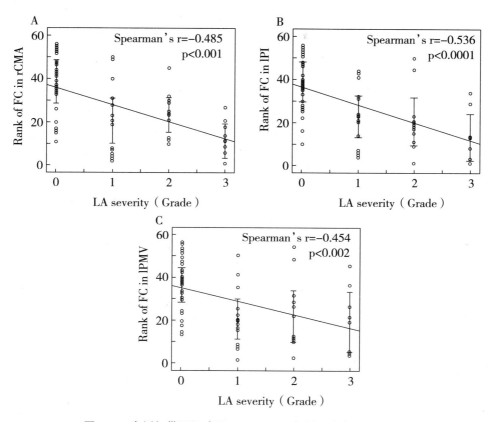

图4-3　右侧扣带回运动区（rCMA）、左侧后脑岛（lPI）和
左侧腹侧前运动区（lPMV）功能连接减弱程度与 LA 严重程度之间的关系

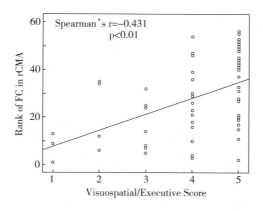

图4-4　右侧扣带回运动区功能连接强度和运动空间/执行分数之间的关系

四、讨论

本研究中的主要发现可以归纳为以下三点：

第一，在 LA 患者中，rCMA、lPl 和 lPMV 脑区的功能连接显著减弱；

第二，在这些脑区中，LA 严重程度与 SMN 功能连接损伤紧密相关；

第三，在这些脑区中，SMN 功能连接越弱，患者在视觉空间/执行测验中的表现越差，这表明，受 LA 影响减弱的功能连接可能会造成视觉空间驱动整合的损伤。

CMA 的活动对于多重动作十分重要，包括检索、组合视觉信号加工以及计划和执行指令（Takada，2001）。之前的解剖研究表明，CMA 接受多种多样的感觉运动区和边缘区域的信号，包括杏仁核和海马回、颅顶骨联合皮质、颞叶端、岛叶皮层和屏状核，以及这些区域间涉及知觉的联系和发生在 CMA 的边缘信息加工（Hoshi，2005）。CMA 同样也对初级运动皮层及包含的 PMV 的前运动区有信息输出。PMV 中的神经元主要涉及接受视觉空间信号和指定目标要到达的空间位置范围。lPl 则双向连接了初级和次级感觉皮层，并从后腹侧次级丘脑神经元来接受来自脊柱的信号。鉴于以上信息，rCMA 和 lPMV 和 lPl 的结合似乎是非常针对性地作用于感觉运动区在附近脑区联合中的转型和整合。在本研究中，rCMA、lPMV、lPl 功能连接值在 LA 组下降，这表明它们之间的交流被 LA 相关的损伤所损害，并且功能连接的损害与 LA 患者的缺血性损伤的程度呈正相关，这意味着室周白质的结构损伤是导致感觉运动整合关键区域连接的崩溃的根本原因。

CMA 是本研究关注的一个焦点区域，虽然已有一些关于 CMA 连接的研究，但是 CMA 的功能角色仍不清楚。根据确定的解剖连接结构，一些研究者假设，CMA 是聚集来自额定联合区、边缘区域等多重区域的感觉信息，并传递特殊的动作意图到额顶区和前运动区。我们的研究结果发现，在 rCMA 功能连接指数和视觉空间/执行能力测验分数呈显著正相关。换句话说，如果 rCMA 与 SMN 交流受 LA 影响，被试感觉运动整体性会受损。视觉空间/执行能力测验包含了如下任务：连线测验、画一个钟表、画一个三维立方体。这些任务需要感觉运动整合，包括将感觉坐标转化为运动坐标、输出复制和内心建模，而 SMN 区域需要紧密协作来完成这些任务。本研究结果与之前理论一致：感觉运动整体区域连接减弱在运动障碍的病因中扮演一定角色，并且

CMA 在 SMN 交流中起核心作用。

在本研究中，观测到的 LA 患者 CMA 功能连接下降偏向右侧半球，之前的研究发现，视觉眼肌整体网络与颞上回和枕叶皮质区连接略微偏右。这些证据同样表明，LA 患者易损伤的 rCMA 在感觉运动整合中扮演重要角色。

本研究还证明了运动空间/执行能力不只在功能上受 LA 影响，MoCA 量表总分数和其他子量表分数都与 LA 严重程度负相关。这样的结果同样符合之前认为 LA 或许与多重功能下降相关的研究。然而，CMA 功能连接指数只与运动空间/执行分数（连线测验和视觉重组）显著相关，这表明特定行为指标的下降可能只与特定功能网络改变有关。

五、结论

本研究表明，LA 对感觉运动网络的部分脑区间的交流协调造成了干扰，包括 rCMA、lPI 和 lPMV 等，对于感觉运动整合是必不可少的区域，行为表现的退化与这些区域间交流的崩溃也存在相互关系。这将为我们后期的失智老人的康复训练提供理论依据。

第二节　经颅直流电刺激右侧颞顶联合区对心理理论和认知共情的影响

一、相关文献综述

（一）心理理论

人类社会交往主要依靠于对他人的认知过程和情绪过程的解释，这和个体的心理理论能力和共情能力密切相关。心理理论（Theory of Mind，ToM）是指对他人的想法及意图进行推理的能力，在社会认知过程中起着核心作用。该能力可以帮助我们推断他人的心理表征过程，从而更好地理解他人的行为，并能对相应的行为做出因果性预测。个体拥有一整套因果的或解释性的规则，利用这些规则能够将特定的内在状态和他人的内在状态、特定的内在状态和行为联系起来。在自我—他人表征中，自我与他人的相似性是我们可以推断他人心理和行为的前提，而自我的心理和行为有别于他人的心理和行为，是我们保持推断过程中主体独立性、保证推断准确和有效的重要条件。一些研究者提出心理理论两成分模型，他们认为，心理理论认知过程涉及两种加工：对外部表征的加工以及对内部心理状态的表征的加工。将这两种加工进一步分为社会认知成分的加工和社会知觉成分的加工（Tager-Flusberg，2000）。社会认知成分主要是认知加工范畴，通过整合不同时间段、不同事件的信息，来对他人心理状态进行复杂的认知推理；而社会知觉成分主要是知觉范畴，一般指对人和客体做简单的区分或者是根据一些明显的外显信息（如面部表情、语音语调、运动、身体姿势等）来快速判断人的心理状态，这种推论他人心理状态的方式很可能是内隐化的。心理理论能力发展较早，大量研究表明，儿童在2岁左右就已经获得愿望或者意图的概念，成长到3岁即获得有关信念的基础概念，但儿童获得对错误信念的理解差不多是在4岁左右，儿童4~5岁时已经能理解他人的信念和白谎。张文新等（2004）的研究发现，儿童获得二级错误信念的关键期是在6岁左右。

（二）心理理论研究的扩展

以往国内外心理理论研究的核心年龄范围主要集中在儿童，特别是儿童早期这一阶段，因此，这个阶段的研究成果也是最为丰富的。近些年，很多神经科学研究着重关注心理理论和共情能力障碍的人群。心理理论能力障碍主要表现为神经发育障碍，主要是自闭症，还有其他特定的大脑损伤病症。研究这些特定群体的心理理论能力，并与正常成年被试进行对比，可以帮助我们更好地了解心理理论的神经基础。随着研究的逐渐深入，心理理论研究的范围逐渐拓宽，许多研究团队开始对成年人的心理理论进行研究，尤其是对心理理论的神经机制的研究。因为通过考察成年人心理理论的神经机制，可以帮助我们更好地理解心理理论的发展以及一些神经发育障碍（如自闭症）的脑机制。

（三）共情的相关研究

共情（Empathy）是个体辨识并区分他人情绪状态的一种能力，是指站在对方角度去理解他的感受和需要，进而产生类似的情绪、情感体验，并准确地将此种感受反馈给对方。前人研究发现，共情包含两个成分：认知成分和情感成分。有人将认知共情定义为推断和表征他人内心状态的能力。认知共情发展较好的个体可以很容易投射到虚拟情境中，体验到故事任务中强烈的感觉。从情绪的功能来看，可以把共情分为认知共情和情绪共情。认知共情主要指理解他人的意图和想法，从而对其未来的行为做出推测；情绪共情是指个体对他人的情绪"感同身受"，"替代性地"感受和分享他人情绪。认知共情的发展相比于情绪共情出现较晚。研究者认为，认知共情与和高级认知相关的顶额叶脑区发展相一致，情绪共情的神经活动则与诱发共情的情绪或感觉的性质有关。Jackson（2006）在研究中，让被试观看故事人物正体验着疼痛或没有体验疼痛的图片，而且要求被试进行想象，并对感知到的疼痛水平进行评分，结果发现，疼痛共情与前扣带回皮层以及脑岛有关。

　　相对于情绪共情，认知共情要求个体保持自我和他人表征的相对分离，并能够灵活地处理与整合这些表征之间的关系，从而理解他人的心理状态、情绪和感受。认知共情在 1~2 岁的婴儿中得到快速发展，从完全根据自己的需要做出共情反应，到考虑他人的感受和需要，个体的共情水平发生了质的飞跃。虽然还保留着一些刻板的共情反应，但是个体已能做出较高级的认知共情反应。个体在 14~18 个月时就会对他人的悲伤感到好奇，并试图通过模仿他人的动作和语音来了解他人的感受。大量研究表明，婴儿的助人行为、假设检验（Hypothesis Testing）和关心等认知共情的指标都随年龄的增长而发展。伴随着年龄增长和其他认知能力的发展，认知共情呈现阶段性的发展。Commons 和 Wolfsont（2002）用认知的层次复杂性模型（The Model of Hierarchical Complexity）来解释共情的发展。该模型显示，共情从初级且具体的水平发展到高级抽象的水平，分为 13 个阶段，每个阶段都能够用一系列从易到难的任务来进行精确说明。情绪观点采择、心理理论和情绪理解等方面的研究间接地证明了该模型。研究结果证明，3 岁儿童能根据先前的经验和知识来初步推理他人的心理状态，并且能理解更加复杂的共情感受，年长的儿童对模糊情境有了更多的和更为复杂的归因。然而，从成年期到老年期，认知共情的发展则呈现出下降趋势。由此可见，认知共情大致呈现出如下发展模式：共情在幼儿阶段有一个明显发展，在青少年阶段达到成熟，而之后则出现下降的趋势，其发展轨迹呈现出倒 U 型，并且呈现出明显的阶段性。成熟的共情要求个体首先要能够区分自我和他人的表征，以促使共情突破刻板的情绪感染；之后，要能够抑制自我中心化偏差（Egocentrism Bias），以促使认知共情摆脱自我中心，由自我转移到他人。区分自我和他人的能力也是心理理论能力的基础，因此，这很好地解释了 2 岁之前认知共情的初步发展，即个体至少要具备最基本的心理理论能力，才能产生真正的共认知情。

（四）心理理论和认知共情之间的关系

当前，大多数脑成像研究都在关注正常被试的心理理论的神经基础，采用了不同的技术和任务范式，如言语或者非言语任务，并且得到了相对一致的结果。研究发现，参与心理理论的脑区主要有腹内侧前额叶皮层、楔前叶、颞极、后颞上沟及颞顶联合区（Temporo-Parietal Junction，TPJ）。而且，在各种实验任务下，腹内侧前额叶皮层、楔前叶和 TPJ 均被激活，因此，这三个脑区被认为是心理理论的中心网络。此外，大量研究表明，共情的认知成分和颞极、TPJ、腹内侧前额叶皮层有关，而情感成分则和前皮质、眶额叶皮层、杏仁孔和脑岛有关。Decety、Michalska 和 Kinzler 等（2011）的 fMRI 研究发现，伴随着年龄的增长，认知共情得分和腹侧前额叶脑区的激活程度的相关性变得更显著。Decety 和 Michalska（2009）的 fMRI 研究则发现，在 7 ~ 40 岁的个体的共情过程中，大脑的激活呈现出了一个从前额叶腹侧到背侧的激活模式。该研究表明，年幼个体对共情的调节主要依赖于情绪调节，而随着年龄的增长，共情调节中的认知成分不断增加。上述研究证明了心理理论与认知共情的激活脑区有大量的重叠部分，由此可以认为，二者之间密切相关。基于此，Vollm 等（2006）采用脑成像技术的同时，对心理理论及认知共情的神经机制进行了研究。他们所用的任务范式起源于 Sarfati 等（1997）和 Brunet 等（2000）的研究。这个改编的实验范式共包含 40 张图片故事，被试需要推断故事中图片主人公的意图（心理理论）或者情绪状态（认知共情），在给定的两个结果图片中选择出他认为最可能的结果（详见研究方法部分）。结果发现，被试在完成这两类任务时共同激活了一些脑区，分别是内侧前额叶皮层、TPJ 和颞极。由此可以看出，TPJ 是心理理论和认知共情的重叠脑区，二者均涉及对他人心理状态进行推理的能力。Atique 等（2011）使用 Vollm 等的范式，继续对心理理论和认知共情激活的特定脑区及脑区之间的联系进行了研究，不仅验证了 TPJ 对心理理论和认知共情的重要作用，同时还揭示了 TPJ 不同亚区在心理理论和认知共情上具有不同的作用及联系。因此，根据 Vollm 和 Atique 等的研究，我们可以进一步得出心理理论和认知共情之间的密切相关性，而且 TPJ 是二者共同涉及的重要的脑区。

（五）rTPJ 在编码和加工心理理论信息中的作用

TPJ 是"社会脑"非常重要的脑区，不管是低水平的社会认知能力——识别他人、视觉观点采择及对模仿的控制等，还是高水平的社会认知能力——心理理论、共情及归因，TPJ 都起着重要的作用，使个体能够很好地控制其对自我和他人的表征。大量脑成像研究均发现，TPJ 主要参与对他人心理状态的归因过程，在心理状态表征中起着重要作用，其中右侧 TPJ（rTPJ）似乎选择性地和信念推理任务有关，如当故事描述的是他人的想法和信念时，rTPJ 活跃程度较强，但是如果故事描述的仅是他人的外貌、文化背景等与他人心理状态无关的社会信息，rTPJ 激活程度就很低。Young 等（2007）的道德判断研究发现，当被试对意图进行加工判断时，rTPJ 得到显著的激活，因此，rTPJ 和推断他人意图、信念等内心状态密切相关。此外，Saxe 和 Kanwisher（2003）的心理理论研究指出，双侧 TPJ 的功能存在差异。当被试加工心理状态信息时，双侧 TPJ 均得到高度激活，而当加工非心理状态信息时，只有左侧 TPJ（lTPJ）得到了高度激活。因此，与 lTPJ 相比，rTPJ 似乎只与对他人心理理论（即人的意图、想法等）的加工有关，而与其他信息的加工无关，这说明了 rTPJ 在编码和加工心理理论信息中的重要作用。

近几年，非侵袭性脑刺激设备，比如经颅磁刺激（Transcranial Magnetic Stimulation，TMS）和 tDCS，已经被越来越多地用来研究 rTPJ 在高级社会认知功能上的作用，如心理理论和道德判断。Costa（2008）使用 TMS 刺激 rTPJ，结果发现，持续性的磁刺激显著降低了错误信念任务和失语觉察任务的正确率和反应时，从而验证了 rTPJ 在心理理论能力上的重要作用。另外，有些研究也发现，TMS 作用于 rTPJ 会降低被试依据他人内心状态进行道德决策的能力。Young 等（2010）发现了 TMS 刺激 rTPJ 后，被试在进行道德判断时会更少地推断主人公的内心状态。道德判断不仅涉及与情绪密切相关的脑活动，同时还会涉及意图信息的加工。当我们对某种事件和行为进行评价时，除了考虑其最终导致的结果外，还会对当事人当时的意图和想法进行加工。大量 tDCS 研究发现，当阳极或者阴极刺激作用于 rTPJ 时，人们的意图归因会发生改变。例如，Sellaro 等（2015）发现，与假刺激、阴极刺激条件相比，被试接受阳极刺激后对意外伤害的责备会减少，会更多地使用意图归因，这表明，rTPJ 在道德判断的信念归因中具有重要作用。Ye 等（2015）使用阴极刺激抑制成年人的 rTPJ，发现被试进行道德判断时较少使用信念归因，转而更多依靠行为结果。然而，Santiesteban 等（2012）使用阳极或者阴极 tDCS 刺激被试的 rTPJ，让被试对自己或者他人内心状态（心理理论）进行判断，但阳极刺激或者阴极刺激后被试的心理理论能力均没有产生显著差异，尽管他们观察到阳极刺激 rTPJ 可以提高低水平社会认知过程（如模仿任务和观点采择任务）的自我—他人表征能力。他们最新的研究使用阳极 tDCS 刺激作用于 rTPJ 或者 lTPJ，同时，观察双侧 TPJ 在心理理论任务中的作用。任务要求被试观看一小段视频，并推断主人公的内心状态，结果仍没发现阳极刺激对心理理论任务的影响。可能的解释是，他们采用的心理理论任务指标对于成年人不是太敏感。

已有的脑成像研究发现，心理理论能力和认知共情能力与 rTPJ 密切相关，而且绝大部分的 fMRI 研究报告心理理论能力和 rTPJ 或者双侧 TPJ 相关，仅有少数研究报告和 lTPJ 相关。除此之外，TMS 和 tDCS 的大部分研究都刺激了 rTPJ。为了使我们的研究可以和以往的研究进行对比，我们关注 rTPJ 脑区与心理理论和认知共情的关系。fMRI 研究结果表明，被试进行心理理论任务和共情任务时 rTPJ 得到激活。Costa 等（2008）也发现，阴极刺激 rTPJ 后被试的心理理论能力降低。但是，Santiesteban 等（2012，2015）的研究使用 tDCS 阳极和阴极刺激作用于 rTPJ，均没有发现其对心理理论能力的影响。鉴于这种前人研究的不一致，我们提出以下问题：tDCS 刺激被试的 rTPJ 是不是会影响心理理论的社会认知成分和认知共情能力？为了回答这个问题，我们采用 tDCS 技术来增强 rTPJ 区域的皮质兴奋性，以在行为水平上观测其对被试在完成心理理论以及认知共情任务中意图及心理推测加工的影响。如果可以得到因果关系的验证，那么我们就可以将这个原理应用于医疗，去治疗自闭症、孤独症或者精神障碍病人，提高他们的心理理论和共情能力，帮助他们缓解症状，回归正常生活。tDCS 技术是一种非侵袭性的脑刺激技术，它通过给大脑皮层施加微弱电刺激（1~2mA）来改变皮层神经细胞活动，进而改变脑区的皮层兴奋性，从而影响与该脑区密切相关的一些能力。tDCS 类型一般有三种设置：阳极刺激、阴极刺激和假刺激。理想的假设是，阳极刺激激活皮层兴奋性，被试的任务表现得到提高；阴极刺激抑制皮层兴奋性，从而降低被试的任务表现；假刺激是控制组，实质上并没有对被试施加任何刺激，被试的任务表现也不会发生变化。

本研究之所以要探究成年被试的心理理论和认知共情的脑机制，首先，是由于尽管心理理论在4~5岁时已经发展成熟，但是它的神经机制还尚不清楚；其次，心理理论能力和一些神经发育障碍密切相关，如自闭症；最后，其他的社会认知能力，如道德判断、测谎等，也会依赖于心理理论能力。因此，研究成年人的心理理论能力不仅可以帮助我们了解心理理论能力本身，还可以更好地了解其他社会认知能力的神经模型，也能更好地帮助患有神经发育障碍的特定人群。综上所述，本研究通过使用tDCS刺激成年被试的rTPJ，来探究成年人的心理理论和认知共情能力是否和rTPJ存在因果关系。根据我们的研究目的和前人已有的研究结果，本研究提出以下假设：

第一，中国被试和外国被试在心理理论和认知共情任务上不存在文化差异，表现为两者在Vollm等（2006）行为预实验上的反应时和正确率均无显著差异。

第二，阴极刺激会抑制rTPJ的兴奋性，使被试的心理理论能力（社会知觉成分和社会认知成分）和认知共情能力下降，表现为完成任务的正确率降低，反应时增大，反应变慢。

第三，阳极刺激会提高rTPJ的兴奋性，使被试的心理理论能力（社会知觉成分和社会认知成分）和认知共情能力增强，表现为完成任务的正确率增高，反应时减小，反应变快。

二、预备性实验

（一）被试

20名在校大学生（平均年龄21.44±2.6岁，4名男性）参与该实验。该实验为预实验，关注Vollm等（2006）的任务是否适用于中国成年人，故没有控制性别平衡。正式实验的结果进行了性别的检验，且未发现性别对实验结果有显著影响。所有被试均为右利手，且报告身体健康、视力正常或矫正后正常。

（二）实验材料

采用Vollm等（2006）修订的实验范式，任务共包含四种不同的实验条件（心理理论、认知共情、物理条件1和物理条件2），每个条件包含10个图片故事，共40个图片故事，使用E-prime2.0将这40个图片故事编成程序。

在心理理论及认知共情两个实验条件下，要求被试对人物的意图或情绪进行推断，在物理条件1和物理条件2这两种条件下，要求被试仅对事件的发展进行判断，不涉及对人物内心状态及情绪的推理（见图4-5）。

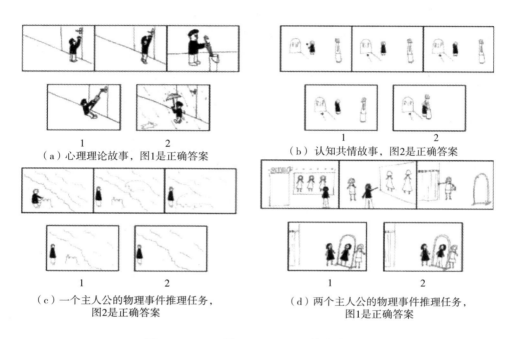

（a）心理理论故事，图1是正确答案　　　　　（b）认知共情故事，图2是正确答案

（c）一个主人公的物理事件推理任务，　　　　（d）两个主人公的物理事件推理任务，
　　　图2是正确答案　　　　　　　　　　　　　　　图1是正确答案

图4-5　Vollm 等（2006）采用的实验材料

（三）实验程序

本实验要求被试设想自己是故事中的人物，去感受故事情境，从两个可能的结果中做出选择，记录被试的反应时及正确率。

（四）实验结果

1. 正确回答的问题数及正确率

统计并分析20名被试在四个条件下回答的问题数及正确率。和 Vollm 等（2006）的数据进行对比，发现结果基本趋势一致，回答的问题数均大于9，正确率绝大部分在87%以上（见表4-1）。

表 4-1　预实验结果和 Vollm 等（2006）结果的对比

条件	预实验		Vollm 等（2006）	
	回答的问题数（最大值为10）	正确率（占所有回答的问题的百分比）	回答的问题数（最大值为10）	正确率（占所有回答的问题的百分比）
心理理论	9.5±0.7	87.6±10.9	9.3±0.9	94.4±6.7
认知共情	9.8±0.3	93.7±7.9	9.0±0.9	98.4±4.0
物理条件1	9.9±0.3	91.5±9.4	9.0±1.3	96.6±6.8
物理条件2	9.7±0.5	87.0±7.6	8.9±1.1	84.1±1.3

2. 正确率和反应时

综合前人的研究，剔除反应时为 0 以及大于 4500ms 的数据，对 20 名被试在四个条件下的正确率和反应时进行分析，和 Atique 等（2001）的数据进行对比，结果发现，趋势相一致，正确率绝大部分大于 85%，反应时在 2000ms 左右（见表 4-2）。

表 4-2　预实验结果和 Atique 等（2011）结果的对比

条件	预实验		Antique 等（2011）	
	正确率（%）	反应时（ms）	正确率（%）	反应时（ms）
心理理论	87.6	1980±850	88	2010±250
认知共情	93.7	1873±725	85	2140±330
物理条件1	91.5	1941±884	92	2150±460
物理条件2	87	2137±742	90	2250±320

通过对预实验行为数据中的正确回答题数、正确率和反应时的分析，并和 Vollm 等（2006）及 Atique 等（2011）的结果进行对比，可以得出的结论是，该实验范式适用于中国成年被试。接下来的正式实验继续采用该范式，探究 tDCS 刺激 rTPJ 对心理理论和认知共情的影响。

三、正式实验

（一）被试

68 名在校大学生（平均年龄 22.8±2.6 岁，35 名女性）参与该实验，所有被试均为右利手，被随机分到三个组：阳极刺激组（n＝21）、阴极刺激组（n＝23）和假刺激组（n＝24）即控制组。除此之外，另有两名被试（阳极刺激组和阴极刺激组各一名）因报告害怕接受 tDCS 电刺激而被排除。这 68 名被试均报告身体健康、视力正常或矫正后正常，没有脑部损伤史或癫痫家族史，也没有精神系统方面的疾病。在实验之前，被试需要签署知情同意书，实验结束会给予一定的报酬。

（二）实验材料

采用预实验的任务，即 Vollm 等（2006）修订的实验范式（见图 4-5）。

（三）tDCS 定位

本实验采用德国 neuroConn 公司研发的 DC-STIMULATOR PLUS 刺激仪器实施 tDCS 刺激，同时，参考相关 fMRI 定位研究和脑电 10-20 系统坐标将 rTPJ 坐标定为 MNI［54，−59，22］。实验时用胶带将参考电极（阴极电极片）固定于左侧脸颊，同时，将阳极电极片固定在右侧大脑 P6 和 CP6 这两个电极点的中间位置（见图 4-6），实验中使用的两个电极片的面积为 5cm × 7 cm。前人研究指出，tDCS 的刺激时间在 5 min 左右已经可以产生刺激效应，而且之前的大部分研究选定的刺激时间为 5～20min，因此，为确保目标脑区（rTPJ）的皮质兴奋性能得到充分激活，tDCS 的阳极刺激和阴极刺激的时间均设定为 20min。在阳极刺激时，被试接受 1.5 mA 的微弱直流电；在阴极刺激时，被试接受−1.5mA 的微弱直流电；而在假刺激条件下，使用 1.5mA 的

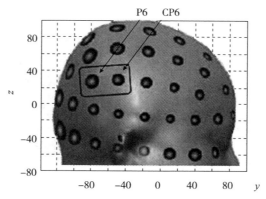

图 4-6　电极片放置的 rTPJ 位置与其磁共振坐标（MNIcoordinates）对应

微弱直流电，只刺激被试 15s，然后，仪器自动停止刺激（被试是不知道这点的，仪器仍会戴在被试头上 20min）。参照前人已有的研究，我们将这三种 tDCS 刺激的 fadeIn 时间设定为 15s，同理，fadeOut 时间也为 15s。所有被试均不知道自己接受的是哪种刺激条件。

（四）实验程序

本实验采用组间设计，被试随机接受三种 tDCS 刺激（阳极刺激、阴极刺激和假刺激）中的任一种。被试首先需要填写一份人际反应指标量表（Interpersonal Reactvity Index，IRI），该量表测量共情的四个维度，分别是观点采择、幻想力、同情关怀、个人压力，每个维度有 7 个题目，共 28 道题目。被试需要判断每个题目符合他的程度如何，从中选择最符合自己的数字，0 代表"与我一点也不符合"，4 代表"与我非常符合"。随后接受 tDCS 刺激，刺激结束后被试立刻进行包括心理理论、认知共情、物理条件 1 和物理条件 2 这四个条件的实验任务。本实验要求被试设想自己是故事中的人物，去感受故事情境，从两个可能的结果中做出选择，然后记录被试的反应时及正确率。

（五）实验结果

1. IRI 得分

使用 SPSS 对 IRI 的四个分量表得分及总分进行方差分析，发现三组被试在各分量表得分及总分上均没有显著差异（见表 4-3）。

表 4-3　三组在人际反应指标量表上的得分情况（平均值±标准差）

	观点采择	幻想	同情关怀	个人压力	总分
阳极	17.9±3.2	15.2±5.0	17.1±4.6	16.3±4.9	66.4±12.2
假刺激	18.8±4.5	14.0±6.4	19.4±5.0	15.7±4.4	67.7±14.4
阴极	17.9±3.1	15.4±5.8	16.4±3.6	17.9±4.3	67.6±11.4

2. 正确率

对三组在各个任务上的正确率进行单因素方差分析，结果发现，在心理理论任务上，正确率的组间效应显著，$F_{(2, 65)} = 3.76$，$p = 0.028$。事后检验分析发现，与假刺激相比，接受阴极刺激的被试，其正确率明显下降，差异显著（p=0.04），但是阳极刺激并没有显著影响任务的正确率表现（p=0.98），阳极和阴极刺激之间的正确率也无显著差异（p=0.075）。这表明，相比于假刺激，阴极刺激后被试推断他人意图的正确率显著下降。物理条件1作为心理理论任务的对照组，各刺激间没有发现显著差异（见表4-4、图4-7）。性别的单因素方差分析表明，性别对心理理论的正确率无显著影响（p=0.15）。

在认知共情条件下，不同刺激条件下的正确率的主效应也达到显著 F（2，65）=3.35，p=0.041。事后检验分析得出，阴极刺激和假刺激的差异达到显著水平（p=0.035），但是阳极刺激和假刺激之间的差异为 p=0.236，阳极刺激和阴极刺激之间的差异为 p=0.685，均未达到显著。这表明，与假刺激组被试相比，被试接受阴极刺激后推断他人情绪的正确率降低。物理条件2作为认知共情条件的对照组，各刺激间没有发现显著差异（见表4-4、图4-7）。性别的单因素方差分析表明，性别对认知共情的正确率无显著影响（p=0.544）。

表4-4　三组在任务上的正确率情况（平均值±标准差）　　单位:%

	心理理论	共情	物理条件1	物理条件2
阳极	88.1±9.8	85.2±17.5	89.3±10.3	78.1±8.1
假刺激	88.8±9.0	92.1±8.8	87.1±10.4	80.0±8.6
阴极	80.4±14.6	81.7±14.7	88.3±11.1	81.7±13.4

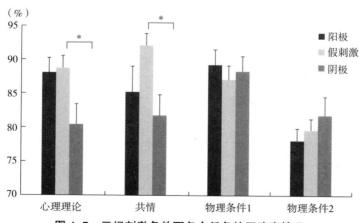

图4-7　三组刺激条件下各个任务的正确率情况

注：与假刺激相比，阴极刺激后，心理理论和共情能力均显著下降，阳极无显著影响。误差线表示标准误，＊表示 p<0.05。

3. 反应时

该实验记录了被试 40 个按键反应的反应时，剔除反应时为 0 以及大于 4500ms 的数据后，对阳极刺激、假刺激、阴极刺激这三组被试在各个任务上的反应时进行单因素方差分析。结果发现，与假刺激相比，阳极刺激和阴极刺激后被试的反应时均无显著差别，这表明，使用 tDCS 刺激 rTPJ 并不会对反应时产生显著影响（见表 4-5、图 4-8）。性别的单因素方差分析表明，性别对各个任务的反应时均无显著影响（p>0.05）。

表 4-5　三组刺激条件下各个任务的反应时（平均值±标准差）

单位：ms

	心理理论	共情	物理条件 1	物理条件 2
阳极	2161±363	2197±446	2162±459	2286±418
假刺激	2098±374	2178±386	2180±452	2375±403
阴极	2085±433	2177±400	2137±585	2273±586

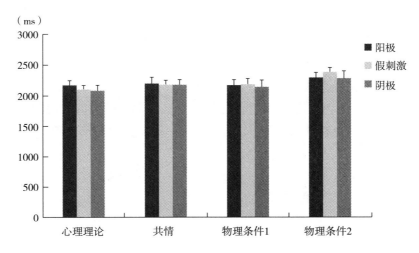

图 4-8　三组刺激条件下各个任务的反应时情况

注：与假刺激相比，阴极刺激和阳极刺激后均无显著影响。误差线表示标准误。

四、总体讨论

(一) 研究结论

本研究发现，tDCS 刺激 rTPJ 确实会对心理理论和认知共情能力产生影响。实验结果表明，tDCS 阴极刺激抑制 rTPJ 的皮层兴奋性，心理理论能力的社会认知成分和认知共情能力的正确率均有下降，这说明改变 rTPJ 的兴奋性，人们的社会认知能力也会发生改变。因此，rTPJ 确实在心理理论的社会认知成分和认知共情能力中起着重要的作用。

综上所述，本研究通过使用 tDCS 刺激 rTPJ 来对成年人的心理理论和认知共情能力进行探究，得到的主要研究结果和结论为：与假刺激和阳极刺激条件相比，使用阴极刺激被试的 rTPJ 后，其心理理论和认知共情任务的正确率均发生显著下降，说明心理理论的社会认知成分和认知共情均与 rTPJ 密切相关。此外，改变 rTPJ 的兴奋性确实会对人的社会认知功能产生影响，阴极会抑制 rTPJ 的皮层活跃性，使社会认知功能下降。从而我们可以证明，rTPJ 是和社会认知功能密切相关的脑区，心理理论的社会认知成分以及认知共情能力主要受 rTPJ 的影响。

本研究结果和前人脑成像研究结论基本一致。前人大量脑成像研究发现，rTPJ 与心理理论能力和认知共情能力密切相关。同时，也和 Costa 等 (2008) 以及 Ye 等 (2015) 的研究结果一致。Costa 等 (2008) 发现，TMS 作用于 rTPJ 后心理理论任务的表现下降。Ye 等 (2015) 使用 tDCS 刺激 rTPJ 发现，阴极刺激后，信念在道德判断中的作用下降。因此，结合以往的相关研究得出，心理理论能力的社会认知成分和认知共情能力确实和 rTPJ 的神经活动相关。

(二) 对异常结果的解释

然而，Santiesteban 等 (2012) 并没有观测到阴极刺激 rTPJ 会引起心理理论能力的下降。一个可能的解释是，他们的实验任务只采用了反应时作为行为指标，但反应时或许并不是测量心理理论能力的敏感行为指标。在我们的心理理论任务中，同时测量了正确率和反应时，结果发现，阴极刺激会使正确率下降，但是反应时并没有显著变化。我们的研究和 Santiesteban 等 (2012) 的研究中，被试的反应时均大于 2000ms，在测量心理理论能力的变化时，如此慢的反应时或许确实不够敏感。Santiesteban 等（2015）进一步使用 tDCS 刺激探究双侧 TPJ 在心理理论中的作用，并测量了心理理论的正确率。然而，他们只使用了阳极刺激，并没有使用阴极刺激，因此，没能发现阴极刺激 rTPJ 是否会影响心理理论能力。

此外，实验并未验证我们的第三个假设，即阳极刺激会提高 rTPJ 的兴奋性，使心理理能力和认知共情能力的任务正确率增高，反应时减小，反应变快。Santiesteban 等（2012，2015）也没能发现阳极刺激 rTPJ 对心理理论的显著增强效应。可能的解释是，我们实验一采用的是 Vollm 等（2006）的任务范式，而该任务和 Santiesteban 等（2012）采用的任务对于健康的成年人来说都过于简单，以致他们的正确率和反应时即使在没有 tDCS 刺激时就已经很好，达到了"天花板"，因此，即使接受阳极刺激也不能提升其在心理理论任务上的表现。在未来的研究中，可以研究心理理论能力缺损的个体，如自闭症和精神分裂症等，看阳极刺激 rTPJ 是否会引起其心理理论能力的提升（Mai et al.，2016）。需要注意的是，本次研究采用的是组间设计，而 tDCS 实验采用组间设计还是组内设计导致了争议。Santiesteban 等（2012）采用组间设计，被试随机接受三种刺激条件（阳极刺激、阴极刺激、假刺激）的一种，其中假刺激作为对照组，看阳极刺激和阴极刺激是否相应地引起了社会认知能力的变化。他们最新的研究仍采用组间设计，但不是刺激条件的组间，而是采用另一个和心理理论加工过程无关的脑区（枕区，对应于脑电电极点 Oz）作为组间对照，这样更能说明特定社会认知能力的变化确实是由这个脑区引起的。本研究将被试随机分配到三个刺激组（阳极刺激、阴极刺激和假刺激组），只接受一种刺激。研究发现，tDCS 刺激 rTPJ 会对心理理论能力和认知共情能力产生影响。但是，组间设计的缺陷在于不能排除不同组间被试的个体差异。如果我们采用组内设计，结论可能会更有说服力。然而，本研究使用的任务并不适合做组内设计。对于组内设计来说，刺激前和刺激后应各有一半任务，而且这两部分任务应该相似。但是，在该任务中，每个条件下只有 10 个按键反应，如果我们把 10 个平分成前后两部分，测验数会太少。除此之外，刺激前、刺激后呈现相似的任务可能会产生练习效应和启动效应。

（三）本研究的创新点

第一，就我们所知，该研究首次使用 tDCS 刺激 rTPJ 来同时研究其对心理理论能力和认知共情能力这两种能力的影响。

第二，该研究可以帮助我们理解 rTPJ 与心理理论以及认知共情的关系。

第三，tDCS 作为一种无创伤性的技术手段，现在主要被应用于临床治疗和康复，未来可以被更广泛地应用于社会认知领域的研究中，该研究的结果正预示了 tDCS 这项技术在正常人群中的重要作用。

第四，研究成年人的心理理论神经机制，不仅可以帮助我们了解心理理论本身，还能促进我们对其他社会认知能力（如道德判断、测谎等）的理解，这些也都依赖于心理理论能力。目前，tDCS 技术主要被应用在临床治疗和恢复上。自闭症、抑郁症、反社会人格障碍、中风等许多社会功能有缺陷的病人在脑区结构和功能上都存在局部的变化，所以，他们中大部分人都不能很好地理解他人意图和共情。正如前面所提到的，希望通过这个研究来验证心理理论能力和 rTPJ 的因果关系。如果刺激 rTPJ 确实会影响心理理论和认知共情能力，那么，我们就可以使用阳极刺激改善这些神经发育障碍患者的心理理论能力。鉴于 tDCS 刺激无侵入性的特点，其将被更多地应用到社会功能障碍人群社会认知功能的改善和提高中。

第五，该研究也表明，tDCS 技术在研究正常成年被试的高级社会认知功能方面也具有一定的理论价值。tDCS 技术作为脑成像的补充，可以帮助验证特定脑区和某些社会认知功能的因果关系。本研究在 Santiesteban 等（2012）研究的基础上，对 rTPJ 与心理理论和认知共情的关系进行研究，从而验证 rTPJ 脑区在高水平的社会认知能力上的重要作用。而且通过研究心理理论的神经机制，也可以帮助我们更好地理解其他的社会认知能力（如道德判断等）。

（四）本研究的局限性

首先，实验虽然发现了阴极刺激对心理理论和认知共情能力的抑制作用，但该研究结果主要基于 Vollm 等（2006）的实验材料和任务。Schurz 和 Perner（2014）认为，使用不同的心理理论任务和材料，心理理论激活的相关脑区可能会有稍许不同。因此，该研究结论还尚不能推广到其他不同的心理理论任务中。

其次，本次研究没能发现阳极刺激对心理理论的增强作用，可能的解释为，对于成年人来说可能过于简单，因此只发现阴极的抑制作用，没能得到阳极的增强作用。今后需要开发一些难度较大的实验范式，以此来更加准确地探究成年人的心理理论和认知共情能力。

最后，尽管前人研究证实 tDCS 可以改变大脑皮层的兴奋性，但是 tDCS 这种技术空间定位的精确性不是很高并且没有特异性，不能区分出 rTPJ 各个亚区的不同功能。而 Schurz 和 Perner（2014）也指出，不同的心理理论任务可能会涉及不同的脑区。此外，本研究只探究了心理理论的社会认知成分而没有进一步拓展对于心理理论的社会知觉成分的探究。Schurz 等（2014）对核磁研究中常用的典型心理理论任务进行了元分析，得出以下几类任务：错误信念归因任务、特质判断、经济互动游戏、眼任务（Reading the Mind in the Eyes，RME）、反语识别、合理化行为等。错误信念归因任务是指对他人的心理状态（信念、意图、愿望等）进行合理推理和归因的能力，常用的研究任务是错误信念图片任务或者错误信念故事任务。眼任务则是让被试通过对眼部区域的观察来识别主人公的内心状态。Baron-Cohen 等（2001）对眼任务的实验范式进行修订，修订后共包含 36 个眼部图片，被试需要从四个可能的描述词中选择他认为的最能反映该眼部表情的词。选项都是复杂的描述精神状态的词语（如羞愧、内疚、好奇、渴望）而不是简单的情绪词（快乐、生气等）。因此，Baron-Cohen 称这个范式为"更高级的心理理论"测验（Baron-Cohen，1999）。

（五）后期的研究方向

综上所述，错误信念归因任务属于心理理论的社会认知成分，眼任务属于心理理论的社会知觉成分。Baron-Cohen 等（1999）使用 fMRI 技术研究依据他人眼睛照片来判断其复杂情绪的脑机制，结果发现，该过程中被试的右半球的内侧额叶区、双侧颞上沟（Superior Temporal Sulcus，STS）及杏仁核等脑区均得到显著激活。Gallagher 和 Frith 的 fMRI 研究也表明 STS 脑区与感知躯体运动（如手的运动、身体的活动、口型的理解）以及察觉眼睛的运动方面密切相关（Frith，1999）。Campbell 等（1990）的研究对猴子的颞上沟进行损毁，之后发现猴子对照片面孔中的眼睛注视不再敏感。Adams 等（2009）应用眼任务来测量被试的知觉心理理论，结果发现，后侧颞上沟有十分显著的激活。由此可知，STS 脑区是通过视觉信息来察觉和分析社会线索的重要区域。因此，STS 和 rTPJ 在心理理论中的功能可能是不一样的，STS 负责加工心理理论的社会知觉成分，而 rTPJ 负责加工心理理论的社会认知成分，主要参与社会推理（信念、意图等）的加工。由此可见，接下来的研究中，可以尝试刺激 STS 来改变其皮层兴奋性进而探究心理理论的社会知觉成分，从而全面地验证心理理论的两成分模型。

除此之外，可以同时结合其他脑成像技术（近红外光学成像、fMRI 等），进一步探索 rTPJ 不同亚区的功能。同时，以后可以更深层次地探究 tDCS 阳极刺激对高级社会认知功能的增强作用，或刺激 ITPJ、STS 及前额叶区域等与心理理论能力相关的脑区，综合全面地探索心理理论的神经机制。

该研究首次使用 tDCS 刺激 rTPJ 同时探索了对心理理论能力和认知共情能力这两种能力的影响，研究结果可以帮助我们理解 rTPJ 与心理理论以及认知共情的关系，tDCS 作为一种无创伤性的技术手段，可以被应用于临床治疗和康复中。除了 tDCS 这项技术在正常人群中的应用之外，我们将考虑将其应用于失智老人的认知功能的恢复中，这是我们可以应用的第二个理论研究成果。

第三节　自动情绪调节的神经机制及其可塑性

一、研究背景及意义

Mauss、Bunge 和 Gross（2007）提出了自动情绪调节（Automatic Emotion Regulation，AER）。他们认为，自动情绪调节是无须意识决定、注意加工及有意控制，对情绪各方面进行的目标驱动变换，即自动情绪调节基于对目标的自动追求来改变情绪轨迹。现有研究中外显行为和电生理两个层面的数据都表明，自动情绪调节能够有效地控制情绪的发生，尤其是愤怒、恐惧等负性情绪（Mauss，2007）。在日常生活中，当情绪发生的同时，我们会根据具体的情境无意识地去改变情绪的强弱程度或方向。这种改变并不需要获得外界的指令，是一个自动的过程。而以往大量的研究关注的是对情绪的有意调节，即人们如何根据指令、遵循一系列步骤或者技巧进行情绪操控。鉴于自动情绪调节对探索情绪和在生活中的重要性，本节将对自动情绪调节的机制进行研究。

目前，虽有研究能够证实自动情绪调节确实能改变情绪，但是对自动情绪调节起作用的机制鲜有研究。如自动情绪调节是如何改变情绪过程的？自动情绪调节对情绪的影响发生于何时？它是如何影响个体对情绪信息的注意、评价和反应的？如果个体通过训练提高了调用自动情绪调节的能力，是否情绪的加工过程会因此而改变？因此，本研究在探索老年人失智训练时，拟设计一系列基于行为和脑电的实验对这些问题进行回答。

二、国内外研究现状及发展动态分析

（一）自动情绪调节对情绪的积极影响

自动情绪调节可促进老年人记忆和注意的正性偏向。Carstensen 和 Mikels（2005）认为，老年人有意的情绪调节机制已经衰弱，自动的情绪调节过程主要承担了老年人的情绪调节任务。因而，老年人记忆相关的正性偏向源于自动情绪调节。在注意研究领域，有研究发现在点探测任务中，老年人比年轻人能够更快地将注意从负性情绪刺激转到正性情绪刺激上。

自动情绪调节也可以帮助行动指向的个体在目标追求过程中有效地改善情绪。行动指向是采取行动解决引发压力的问题，从而改变自己正在经历的负性情绪。研究发现，具有行动指向的个体会从压力情境的负性情绪中更快地恢复。在阈下实验和情绪启动实验中，行动指向个体能够自动减弱自己的负性情绪。这些研究提示我们，行动指向伴随的情绪调节是一个自动的过程，它有效地改善了情绪。而在极端的社会排斥情境中，自动情绪调节能够使个体激活自身的正性情绪，改善当前的负性情绪。我们给予被试一种极端的社会排斥情境，之后请被试进行词干补笔、回忆往事、情绪词判断，并对其抑郁和自尊状况进行测查。结果发现，在极端的社会排斥情况下，个体会自动地产生更多的正性情绪。

类似的研究发现，自动情绪调节能够有效降低个体的愤怒情绪。Mauss、Evers、Wilhe 和 Gross（2006）使用实验室情境激发被试的愤怒情绪，其中，与对情绪发泄存在积极内隐倾向的被试相比，对情绪控制存在积极内隐倾向的被试在面对愤怒情境时，愤怒体验少、负性想法少、自我报告中有意情绪调节少、心脏反应适应性高。

（二）情绪调节与有意情绪调节的神经机制

脑成像的结果表明，有意情绪调节和自动情绪调节是相互独立并行的，在脑功能活动上存在差异（Phillips，2008）。腹侧前额叶负责有意的情绪调节和对结果的反馈，内侧前额叶负责自动的情绪调节。脑缺损研究发现，在自动情绪调节中，主要涉及的脑区有前扣带回双侧的膝下沟回、双侧前额叶、前扣带回的左喙、双侧背腹侧前额叶、前扣带回背侧中线、海马以及海马旁回。脑电的研究发现，静息态左右侧额叶的不对称活动与自动情绪调节关系密切。Jackson 等（2003）的研究测查了静息状态下额叶 EEG 的活动，之后请被试观看情绪图片并且记录眨眼幅度。结果表明，左侧前额叶活动跟活跃和更好的自动情绪调节正相关。这一结果提示，前额叶 EEG 不对称活动可以作为自动情绪调节的标识。

（三）对自动情绪调节的操纵

如何使不同的自动情绪调节方式在实验中有效呈现是本领域的一个难题。目前，研究者们主要通过两种方法来完成：一种是假设情绪会激活被试相应的调节方式，通过使用情绪调节内隐联结测验（Implicit Attitude Test，IAT）、静息态额叶偏侧化测量、情绪调节倾向问卷等方法检验自动情绪调节倾向上的个体差异。例如，Gross 和 John（2003）使用情绪调节问卷将被试按其重评维度得分进行分组，分析情绪任务中的组间差异，能够检验自动重评的存在与效果。使用情绪调节内隐联结测验的研究也发现，被试在情绪体验、行为反应和生理状况上的个体差异与其自动情绪调节倾向存在显著相关，使用组间设计的研究中，自动控制组和自动发泄组被试的情绪表现出显著差异。而左侧前额叶优势的个体在情绪情境中更容易自动激活情绪控制。另一种是内隐启动被试的调节倾向，已有研究表明，采取启动任务，其中的无意识、自动的诱发能够使被试的情绪过程产生显著改变。句子整理任务（Bargh，2001）和极端情绪启动任务可以激活被试不同的情绪调节倾向，使研究具备更强的操控性，这已成为当前该领域主要的操纵方法。尽管两类操纵方法触及自动情绪调节的成分，使实验中可能会发生自动调节，然而我们无法完全确定无意识情绪调节是否真实有效地发生。因此，本研究在采用启动任务对自动情绪调节进行更强的操纵的同时，具有创新意义的是，我们将尝试在单个试次中进行启动，以更有效地确保自动情绪调节发生在整个实验过程。

三、问题的提出

综上所述，近来的研究证实了自动情绪调节能够在意志努力更少的条件下改变情绪的发生轨迹，使个体有更强的适应性生理反应和较少的负性情绪体验及想法。但是，自动情绪调节的机制和过程如何？Gross（1998）的有意情绪调节理论模型认为，有意情绪调节发生在注意—评价—反应的某个阶段，发生位置不同，调节的效果不同。因此，基于 Gross（1998）的有意情绪调节模型，本研究着眼于解决两个基本问题。第一个问题是，自动情绪调节对情绪的影响发生于何时。对这个问题的回答包括是否自动情绪调节始于预备阶段，即面对情绪性情境时个体启动相应调节模式的阶段；该阶段的特点和机制如何。还需要继续回答，自动情绪调节如何影响个体对情绪信息的注意，即选择性注意分为注意觉醒、注意定向和注意执行三个阶段，在哪一个阶段受影响，以及自动情绪调节作用于评价和反应阶段的机制又是怎样的。对此一系列问题的回答，能够为我们理解自动情绪调节的机制提供依据。另外，从上面的综述我们得知，自动情绪调节是自动加工的过程。基于此，我们提出的第二个问题是，自动情绪调节是否具有可塑性，即通过训练个体能否提高自动情绪调节能力；对自动情绪调节的机制和过程的研究，能否告诉我们自动情绪调节发生的关键点。基于这些结果，我们将设计自动情绪调节的训练方案，请被试进行学习。我们将对被试在行为、脑电以及其他电生理上的变化进行测查。如果在训练和学习之后，被试的自动情绪调节能力得到提高，并且脑电活动也发生了变化，那么，我们可以推测，自动情绪调节具有可塑性，并且这种可塑性聚焦到特定的脑活动上。总之，本研究将探讨关于自动情绪调节的两大前沿问题，并将检验自动情绪调节的加工机制，为构建自动情绪调节的预备—注意—评价—反应模型提供理论和实证依据。此外，本研究对于有效促进自动情绪调节的形成、预防情绪失调，以及构建出高效的情绪调节干预方案，也具有重要的实践价值。

四、研究构想

鉴于以上对自动情绪调节的研究现状和动态进展的综述，本研究将探索自动情绪调节改变情绪过程的认知神经机制，从行为和生理心理层面，通过行为、脑电和多导电生理数据，对自动情绪调节的注意过程进行研究。根据两个基本问题——自动情绪调节对情绪的影响发生于何时以及自动情绪调节是否具有可塑性，本研究提出如下研究构想：

1. 自动情绪调节是否发生在预备阶段，对调节倾向产生影响

本研究结合情绪调节内隐联结测验（ER-IAT）分数和额叶 EEG 偏侧化

分数，检验自动情绪调节和预备阶段调节倾向在脑机制上的关系。借助 ER-IAT 程序，本研究筛选出具有内隐控制倾向和具有内隐发泄倾向的两组被试，记录其静息态额叶 EEG 活动。已有研究提示，静息态额叶 EEG 偏侧化能够提示个体趋近—回避的反应倾向，左侧额叶活动强的个体具有更强的趋近反应倾向，右侧额叶活动强的个体具有更强的回避反应倾向。通过该部分脑电研究结果，我们希望检验二者的相关关系，获得自动情绪调节发生在预备阶段的线索。

在此问题范围内，更进一步探讨在预备阶段的个体差异是否会与采用启动诱发的自动情绪调节对情绪结果产生交互作用。如前所述，目前，已知的对自动情绪调节的操纵是关注个体在调节倾向上的差异，首先是采用启动技术诱发调节倾向。已有研究证明，调节倾向中存在的个体差异会显著改变情绪调节效果。然而，使用启动技术的研究并未检验个体差异在其中的影响。因此，本部分会检验是否自动情绪调节倾向的个体差异会对启动情绪调节产生影响，从而为自动情绪调节操纵方法的完善提供支持。

2. 自动情绪调节的作用如何影响注意阶段

注意是情绪发生的核心机制，对自动情绪调节下注意的神经机制的研究也是解释自动情绪调节机制的核心内容，这里将探索自动情绪调节对情绪性注意的影响。研究试图检验启动情绪调节倾向的实验条件下和启动情绪发泄倾向的实验条件下，被试在注意范式中注意觉醒、注意朝向和注意执行三个阶段的行为反应以及脑电活动是否存在显著差异。预测结果表现为，正常人被试在调节类词语启动条件下，对负性刺激的觉醒注意效能、定向注意效能会减小，而执行注意效能会增大，对正性刺激的觉醒也表现出类似的趋势，但是差异不显著。本研究将进一步借助脑电技术考察脑电层面的差异。本研究将提供自动情绪调节认知加工模型中注意阶段的行为和脑电数据，为自动情绪调节的实验室训练提供基础数据和依据。

3. 自动情绪调节是否对评价和反应阶段 Go-N2、Nogo-P3 产生影响

同样，作为情绪发生核心机制的评价过程，也成为众多情绪研究课题关注的关键内容。在对行为抑制的研究中，Go/Nogo 任务是较常用的实验范式。Go/Nogo 任务通常包括两种刺激：呈现任务为 Go 刺激时，个体需要做出反应操作；而当呈现任务为 Nogo 刺激时，个体需要抑制已经激活的行为准备状态，不做反应，即对优势反应进行抑制时，会阻止优势反应向行为执行转化。

在使用情绪刺激的 Go/Nogo 任务中，有研究发现，情绪调节能力和 Go-N2 、Nogo-P3 存在相关，而这种相关在焦虑儿童、创伤后应激障碍退伍士兵的实验中也被证实。因此，本部分将借助情绪 Go/Nogo 任务和具备毫秒级精确的 ERP 技术，通过考察不同启动条件下情绪调节的指标 N2 成分和 P3 成分，测查个体在自动情绪调节下评价和反应的脑电变化。

4. 通过情绪调节目标，特质焦虑被试可能改变自动情绪调节的过程

对调节目标进行无意识启动是不是自动情绪调节发生的必要条件？为了回答这个问题，本部分将对高特质焦虑的被试进行目标训练。具体方案如下：首先，通过广告招募被试，让其完成状态特质焦虑问卷（State Trait Anxiety Inventory，STAI），并将被试分为高特质焦虑组（实验组）和低特质焦虑组（对照组）；其次，进行情绪调节目标的无意识启动训练，即在观看情绪性图片前，通过多试次阈下呈现情绪调节范畴词汇（情绪表达范畴或情绪调节范畴），对高特质焦虑的被试和低特质焦虑的被试进行无意识目标启动。被试对情绪图片的效价和唤醒度进行划分，每次训练 20 分钟，每天固定时间训练 1 次，连续训练 7 天。通过对照组和对训练前后被试的情绪电生理进行测查，检验无意识启动是否改变自动情绪调节的行为和脑电，并为自动情绪调节中脑的可塑性提供证据。本部分的研究假设是：情绪调节目标启动训练能够促进高焦虑个体的情绪调节效果，表现在注意三个阶段任务的效能、情绪评价和情绪生理反应的变化上。对于高焦虑个体，情绪控制目标启动训练显著大于情绪发泄目标启动训练以及无意义目标启动训练，低焦虑个体的任务表现中将不会出现这种差异。脑电分析关注不同时间窗口的波形，预计结果会发现高低焦虑、启动类别和情绪类型的交互作用。本部分研究预期通过情绪调节版内隐联想测验（ER-IAT）证实特质焦虑个体与正常人相比，在自动情绪调节上存在差异，表现为 ER-IAT 中特质焦虑个体的情绪调节倾向得分更低。在具体训练实施中，将对特质焦虑个体和正常人进行调节目标启动训练，检验训练前后以及训练过程中被试在选择性注意、情绪评价和情绪生理反应上的变化。

五、已有的成果及分析

首先，我们关注了情绪行为抑制中的自动情绪调节，并通过 Go/Nogo 任务中情绪反向调节的时间动态来反映这一调节机制。近来的行为研究表明，

情绪反向调节能自动将注意分配向与体验到的情绪状态的效价相反的时间。本研究通过在 Go/Nogo 范式中使用 ERP，探究情绪反向调节对反应抑制的影响。我们招募了 58 名被试，并将他们随机分入愤怒启动组或中性启动组。

我们的研究发现了情绪反向调节对行为抑制的影响，即愤怒启动组对高兴面孔的 Go 反应和对愤怒面孔的 Nogo 反应，与对愤怒面孔的 Go 反应和对高兴面孔的 Nogo 反应相比，正确率更高。更重要的是，愤怒启动组高兴面孔的 Nogo N2 和 Nogo P3 成分比愤怒面孔的 Nogo N2 和 Nogo P3 成分的波幅更大。而在中性启动组并未发现这一效应。这些结果暗示高度唤醒的情绪可能通过情绪反向调节促进对与之相对效价的情绪刺激的优先反应。此外，本研究为情绪反向调节能促进对相对情绪的趋近反应、阻碍对相同情绪的反应提供了电生理的证据。

图 4-9、图 4-10、图 4-11 和图 4-12 所示是结果展示：

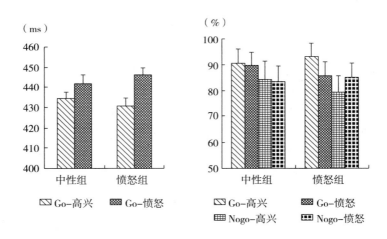

图 4-9　情绪反向调节的行为数据

注：左为 Go/Nogo 任务中中性启动组和愤怒启动组正确试次的平均反应时（RT）；右为 Go/Nogo 任务中两种启动组的平均正确率（ACC）。

图 4-10 结果分别显示为面孔效价和启动组的函数，同时显示了 Nogo 条件的总平均波形。灰色区域强调数据分析中使用的 N2（200～300ms）和 P3（350～600ms）的时间窗。

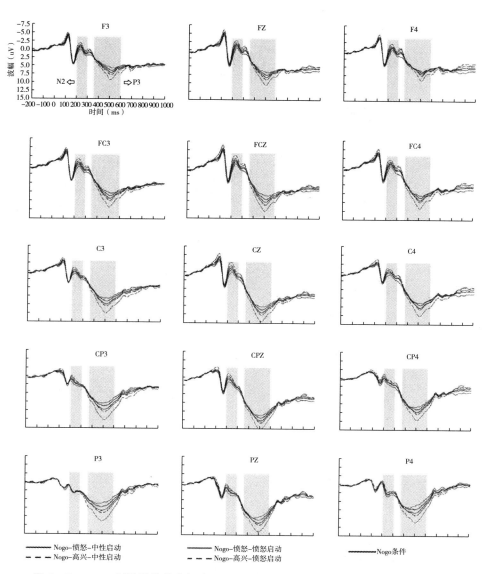

图 4-10 Nogo 刺激诱发的电极点 F3、FZ、F4、FC3、FCZ、FC4、C3、CZ、C4、CP3、CPZ、CP4、P3、PZ 和 P4 的总平均 ERP

图 4-11 结果分别显示为面孔效价和启动组的函数，同时显示了 Go 条件的总平均波形。灰色区域强调数据分析中使用的 N2（200～300ms）和 P3（350～600ms）的时间窗。

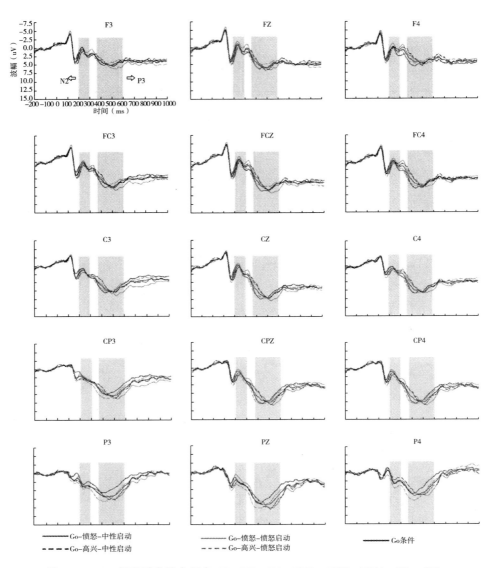

图 4-11 Go 刺激诱发的电极点 F3、FZ、F4、FC3、FCZ、FC4、C3、CZ、C4、CP3、CPZ、CP4、P3、PZ 和 P4 的总平均 ERP

图 4-12 结果分别显示为面孔效价和启动组的函数，Go 条件和 Nogo 条件的总平均波形分别显示在各自的面板中。底部面部是两个启动组 Go-愤怒，Go-高兴，Nogo-愤怒，Nogo-高兴条件的 N2 和 P3 窗的脑电地形图。

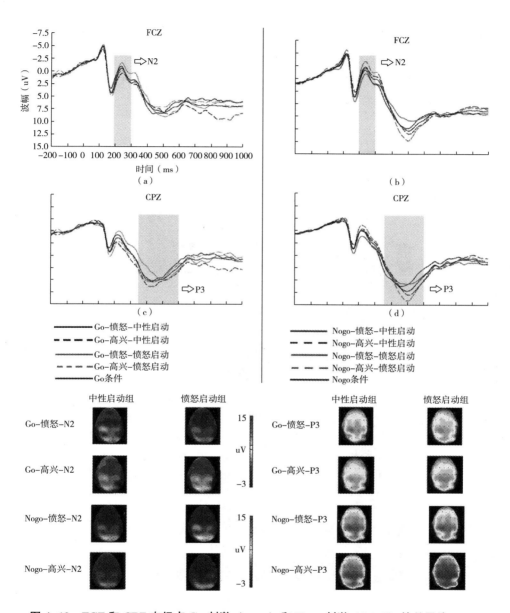

图 4-12　FCZ 和 CPZ 电极点 Go 刺激（a，c）和 Nogo 刺激（b，d）的总平均 ERP

随后，我们探索了在愤怒诱发中自动情绪调节的个体差异与情绪调节启动的交互作用，探查在愤怒诱发中，自动情绪调节的个体差异和启动的情绪

调节策略对皮肤电导水平（SCL）和心率的交互作用。根据在情绪调节 IAT
任务（区分自动情绪控制倾向和自动情绪表达倾向）中的表现将被试分入两
个组。之后将两组中的被试随机分入两种情绪调节启动条件（情绪控制启动
和情绪表达启动）。通过在随后的倒减任务中指责被试计算速度太慢来诱发被
试的愤怒情绪（见图 4-13、图 4-14 和图 4-15）。

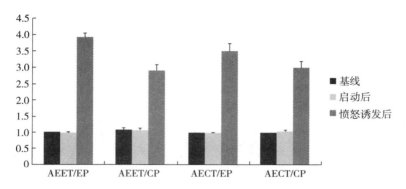

图 4-13　四组被试在三个测量点的修订版 PANAS 中愤怒评分

注：四组被试为 AEET/EP，自动情绪表达倾向/表达启动；AEET/CP，自动情绪表达倾向/控制
启动；AECT/EP，自动情绪控制倾向/表达启动；AECT/CP，自动情绪控制倾向/控制启动。三个测量
点为基线，启动后，愤怒诱发后。误差线代表均值的标准误。

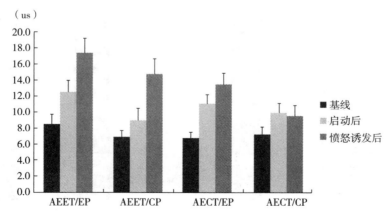

图 4-14　四组被试在三个测量点的平均皮肤电导水平

注：四组被试为 AEET/EP，自动情绪表达倾向/表达启动；AEET/CP，自动情绪表达倾向/控制
启动；AECT/EP，自动情绪控制倾向/表达启动；AECT/CP，自动情绪控制倾向/控制启动。三个测量
点为基线，启动后，愤怒诱发后。误差线代表均值的标准误。

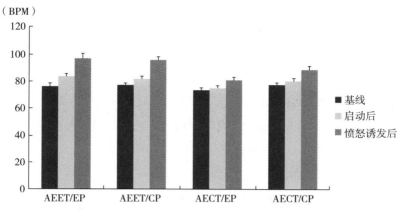

图 4-15　四组被试在三个测量点的平均心率

注：四组被试为 AEET/EP，自动情绪表达倾向/表达启动；AEET/CP，自动情绪表达倾向/控制启动；AECT/EP，自动情绪控制倾向/表达启动；AECT/CP，自动情绪控制倾向/控制启动。三个测量点为基线，启动后，愤怒诱发后。误差线代表均值的标准误。

结果发现，在愤怒诱发情境中，自动情绪调节的个体差异与情绪调节启动对 SCL 的影响具有交互作用，而心率不受情绪调节启动的影响。特别是与表达启动条件中具有自动情绪控制倾向的被试相比，控制启动条件中具有自动情绪控制倾向的被试有更低的 SCL。但是，启动条件对具有自动情绪表达倾向的被试的 SCL 无显著影响。具有自动情绪表达倾向的被试的心率在愤怒诱发中有所提高。本研究强调了自动情绪调节的个体差异的重要性，并建议在未来的情绪调节研究中也应考虑这一个体差异。

六、研究结论和展望

（一）研究结论

第一，通过 EEG 技术获得静息态额叶 alpha 偏侧化，检验了自动情绪调节是否影响预备阶段调节反应倾向。

第二，结合启动范式和 ANT 注意范式，检验并验证了自动情绪调节对注意的注意觉醒、注意朝向和注意执行三个阶段的作用机制。

第三，通过脑电技术结合启动范式与 Go/Nogo 范式，获得了大脑皮层的时空特点，并探索了自动情绪调节对评价和反应的作用机制。

第四，通过情绪调节目标训练，探索了自动情绪调节的可塑性在脑活动上的体现。

第五，本书为确定自动情绪调节的认知过程提供了神经层面的依据，并为自动情绪调节对大脑的可塑性影响提供了支持。通过以上论证构建了自动情绪调节的预备—注意—评价—反应模型。

（二）未来研究展望

下一步将通过对特质焦虑个体和抑郁症或亚临床抑郁人群进行自动情绪调节训练的实验干预，为模型提供必要的证据。

第四节　失智老人的培训与康复研究

失智是严重威胁老年人身心健康的精神疾病，随着人口老龄化，患病率逐渐增加，当前对失智无特效治疗方法，却给家庭和社会带来巨大经济负担。不过，研究证实，早期采取预防和干预措施能够延缓或推迟失智的发生。静安区是我国第一个步入老龄化的行政区域，老年人口及高龄老年人口均位居上海市首位。本研究的目的是建立科学有效的服务模式，推迟或延缓老年人失智的发生，并提高老年人生存质量，减轻政府及家庭医疗支出负担，如建立社区预防老人失智工作服务点，积极开展各种干预服务。轻度认知功能受损和不良生活习惯等失智高危人群为重点关注人群。

一、前期的理论准备阶段

前期的理论探究分三方面进行。我们的第一项准备性研究是老龄化与认知控制功能衰退的神经机制研究，意在探索老年人大脑功能网络交互机制的变异与老年人认知功能行为衰退的关系。如前所述，本研究关注一种影响老年人认知功能的常见神经退行性疾病——LA，试图从大脑结构与功能网络变异的角度对此种疾病影响认知功能的机制进行阐述。前述研究表明，LA 对感觉运动网络的部分脑区间的交流协调造成了干扰，包括右侧扣带回运动区、左侧后脑岛和左侧腹侧运动前区等，这些区域对于感觉运动整合是必不可少的区域，行为表现的退化与这些区域间交流的崩溃也存在相互关系。

我们的第二项准备性研究是，探究 DCS 右侧颞顶联合区对心理理论和认知共情的影响，尽管心理理论能力在 4~5 岁时已经发展成熟，但它的神经机制还尚不清楚。研究表明，心理理论能力和一些神经发育障碍密切相关，因此，探索成年人的心理理论能力不仅可以帮助了解心理理论能力本身，还可以更好地了解其他社会认知能力的神经模型，更好地帮助患有神经发育障碍的特定人群。本研究发现，tDCS 刺激 rTPJ 确实会对心理理论和认知共情能力产生影响。tDCS 阴极刺激抑制 rTPJ 的皮层兴奋性，心理理论能力的社会认知成分和认知共情能力的正确率均有下降，这说明改变 rTPJ 的兴奋性，人们的社会认知能力也会发生改变。

我们的第三项准备性研究是，探索自动情绪调节的神经机制及其可塑性。我们探索了如下问题：自动情绪调节如何影响个体对情绪信息的注意？自动情绪调节作用于评价和反应阶段的机制又是怎样的？自动情绪调节是否具有可塑性？通过 EEG 技术获得静息态额叶 alpha 偏侧化，检验自动情绪调节是否影响预备阶段调节反应倾向。通过脑电技术结合启动范式与 Go/Nogo 范式，获得大脑皮层的时空特点，以探索自动情绪调节对评价和反应的作用机制；通过情绪调节目标训练，探索自动情绪调节的可塑性在脑活动上的体现。本研究为确定自动情绪调节的认知过程提供了神经层面的依据，并为自动情绪调节对大脑的可塑性影响提供支持。

二、培训干预的设计

认知功能衰退的干预方式探索以前一阶段认知功能障碍的脑神经机制为科学依据，根据认知功能障碍老年人的脑功能衰退与症状表现的理论模型研究处置和干预的策略。当前期的理论准备工作完成之后，完成了专家论证会、培训内容设计和活动参与方式的设计工作。

（一）专家论证会

我们采用了多次专家论证会来确定实施方案，组织发动老年人群参与培训活动，为江宁路街道 7700 位老年人开展认知功能的筛查和评估，全面开展了宣传及筛查工作；并且建立了以上海市精神卫生中心、静安区精神卫生中心、江宁路街道社区卫生服务中心为一体的三级服务网络，组建专业化服务团队开展服务工作，准备开展认知功能训练、有氧训练、情绪管理、放松训练、健康讲座等主题活动。

（二）培训的内容设计

建立科学有效的服务模式，推迟或延缓老年人失智的发生，可以提高老年人生存质量，减轻政府及家庭医疗支出负担，如建立社区预防老人失智工作服务点，积极开展各种干预服务。轻度认知功能受损和不良生活习惯等失智高危人群为重点关注人群。老年人可以分别参加认知训练班、有氧训练班和情绪管理班。通过认知训练班的益智健脑训练帮助老年人提高认知功能，如通过聚精会神锻炼脑功能；通过有氧训练班，以有氧运动促进老年人的心血管功能，改善认知功能；通过情绪管理班，主要运用生物反馈技术进行团体心理素质训练，提升老年人的心理能力，达到调整呼吸、体会放松和管理情绪的目的。

（三）活动的参与方式

首先，为江宁路街道7700位老年人开展认知功能的筛查和评估，通过自愿报名、社区动员的参与方式来实现老年人的活动参与。参加人员需要事先接受专门的测试，以确定参与者适合参加什么班级。例如，失智老人要参与图片测试工作（见图4-16），以检验他们失智的程度，然后，分配参与相应的班级学习，并且确定学习的周期。

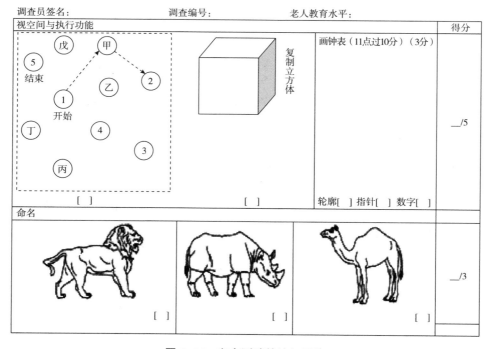

图4-16　老人测试的认知图片

三、培训的效果评估

（一）培训的基本内容

通过自愿报名、社区动员的参与方式，认知功能训练课、有氧训练课和情绪管理课分别开展了多次，老年人已形成了正确的课程认识，认真对待每次课程，积极配合完成相应训练，如42名老年人分别参加认知训练班、有氧训练班和情绪管理班。每班确立组长，老年人自我管理，项目的课程设置以老年人自身需求为导向，每个训练班为期3个月，每周2次。

（二）培训有效性评估结果

开展了多次主题活动之后，每期课程结束均要进行效果评估工作。评价指标包括：服务满意度、认知功能状况改善程度、对失智的认知改善程度、改变信念持有率、行为改变率。认知功能训练课、有氧训练课和情绪管理课分别开展了26次、26次和7次，累计参与781人次，老年人已形成了正确的课程认识，认真对待每次课程，积极配合完成相应训练，同时，社区其他老年人也纷纷来站咨询和预约，随着预约人数的增加，相关课程训练班将陆续开班。初步成效表明，给老年人提供的系统规范的心理行为干预服务，为老年人搭建了人际交往平台，帮助老年人构筑社会支持网，产生积极的心理状态，促进了良好的身心发展。我们通过该项目促进了老年人及其家庭和社会对老年人社区照顾的关注和理解，在老龄化趋势下探寻出了一套有效实用的干预服务模式。

（温晓通、买晓琴、张晶、胡平、周仁来、李永娜、韦庆旺、李康、邬霞、胡馨木、张文莉、谢蔚臻、刘珂、时勘）

|第五章|

精神障碍与乙肝污名对工作与
生活的影响研究

本章主要涉及的是职业健康的一些负面的症状和疾病，这应该是城区健康型组织建设关注的重大问题。首先，我们将讨论工作场所中员工抑郁症状的综合评估与诊断问题。当员工的心理状态不够正常，但是尚未达到抑郁症水平时，如何进行综合评估和诊断，这是一个重要的问题。其次，就是住院治疗的抑郁症患者，在出院之后，这些精神病患者的职业康复如何得到社会各界的关照，也是职业心理健康关注的另一个重要的问题。此后，我们讨论乙肝病患者的污名化问题，将仔细讨论污名态度问卷的编制，讨论乙肝污名态度的影响和作用机制，分析如何消除乙肝污名问题。希望这一章的介绍能够使读者们对于健康型城区建设的这一领域更加关注。

第一节　工作场所中员工抑郁症状的
综合评估与诊断

当前，"亚健康"已经成为谈论我国人口素质的一个重要概念。巨大的竞争、变革带来的社会压力，使亚健康状态的人群数量日益增多，而且呈明显上升趋势。可以认为，亚健康问题不仅关系到我国人民的生活质量，而且处理不当必然会对和谐社会的建设产生负面影响。为了从科学的角度准确界定亚健康的内涵和指标体系，中国科学院心理研究所"中国人亚健康状态综合评估诊断与预测系统的建立"项目组基于前人的研究基础，从躯体、心理和社会功能三方面，通过跨年龄横断研究，从大样本人群主诉和行为评定两个维度入手，来界定亚健康状态，制定出区分"亚健康"与"健康"人群、"亚健康"与"疾病"人群之间的量化分界点，并将依据不同年龄阶段的发展特点，建立适合于我国不同年龄阶段的简便、实用、有效的亚健康状态测量工具、常模体系和较为完整的亚健康状态的诊断模型。

加入世界贸易组织（WTO）之后，我国面临着日益激烈的竞争，只有通过不断变革才能适应这种快速的变化。由于变革使工作要求的不确定性增大和复杂化，加之管理者更多地强调经济目标，更导致对人的需求的忽视，员工的心理行为不适和社会功能失调等亚健康问题会越来越突出。工作场所是亚健康问题的高发领域之一，据英国一项研究显示，员工的精神健康问题可导致英国每年八千万个工作日的损失，这相当于37亿英镑的价值。由此可见，工作场所中员工的亚健康状态，特别是基于工作环境压力导致的抑郁症状，是民众亚健康状态的评估和诊断的重要组成部分之一。工作场所中员工的亚健康问题的发生、发展与抑郁症状的发生、发展过程密切相关，与员工的工作绩效、工作—家庭平衡有更加紧密的关系，需要专门研究。为此，本研究把工作场所中员工的抑郁症状的发生机制及其预防、干预作为"中国人亚健康状态综合评估诊断与预测系统的建立"项目的核心问题之一来研究，以便为探索工作场所中的亚健康的综合评估和诊断系统提供理论、方法和手段的依据。

一、相关的研究进展

（一）亚健康与抑郁症状

亚健康是健康与疾病之间的连续体，对于靠近疾病这一分界点的员工精神健康问题，涉及了工业精神病理学的领域，但从其形成机制和影响因素来看，更多地来源于工作场所，属于员工援助计划（Employee Assistance Program，EAP）需要解决的问题。但是，压力管理办法只能应对员工的一般性心理不适和压力反应，往往只对应于压力管理系统的第一级、第二级的干预起作用，并未涉及相对较为严重的员工精神症状的层面，即压力管理系统的第三级干预，这需要临床精神病学专家的参与。目前，美国精神病学学会（American Psychiatry Association）已经出现了一个专门的新领域，即工业精神病学（Industrial Psychiatry），它是专门解决工作场所中此类较为严重的心理或精神疾病问题的学科（Anas，2006）。同样的问题是，仅靠精神病学专家也不能完全解决这类问题，此类问题仍然存在于工作场所，且没有达到临床治疗的严重程度。在我国工作场所中，由于组织间和组织内均存在激烈竞争，员工会面临前所未有的工作中的高要求及高压力，如果得不到及时的组织干预，就会日趋严重，并引发员工轻、中度的抑郁症状（Iacovides et al.，2003）。工作场所的管理者和精神疾病专家的最大困惑在于，这些员工的心理行为表现并未达到临床标准，采用药物治疗并不合适，而工作场所中的管理者和员工本人，则由于缺乏相应的判断标准和早期干预技术，就会出现情绪枯竭、心境恶劣，不少情况下就可能演化为重度抑郁症。因此，需要在借鉴工业精神病理学专家的已有研究成果的前提下，从工作场所这一独特背景的角度，探索抑郁症状的形成机制。

（二）抑郁症与抑郁症状

本研究探索的工作场所中的抑郁症状，不同于达到临床诊断学标准的抑郁症，属于抑郁症的先期反应阶段。工作场所中的抑郁症状，指员工面对高工作要求或者负性工作环境（物理的和社会的）时，从一般心理障碍、紧张、疲劳和工作倦怠，持续恶化成的较为严重的精神症状，是一般的负面反应发展到严重的精神疾病（即抑郁症）的中间环节。按照美国精神病学学会界定的标准，当其达到非常严重的程度并至少维持两个星期以上者，才能被诊断为抑郁症。那么，其较为严重状态持续在低于两个星期的心理行为的负性表现就是抑郁症状。我们认为，这种状态应该通过心理量表和相应的观察、诊断方法测查出来。工作场所中的抑郁症状受到很多因素的影响，如组织因素、工作压力、工作倦怠等，同时也会涉及精神疾病领域的一些致病因素。要预防工作场所的员工抑郁症的发生，从抑郁症状的形成机制入手，找出其诱发因素、发生机制及其所造成的对员工、企业，乃至社会的负面影响因素，并基于获得的形成机制，确立合适的干预手段和康复治疗对策，是从根本上改善员工生活质量、提高工作效率的途径。

（三）工业精神病理学概念与抑郁症状

为了解抑郁症状的发生机制，根据精神病理学经典的素质—压力模型（Diathesis-Stress Model），除了应关注外部工作环境中的负性因素之外，还应考虑个体内部的心理易感性（Psychological Vulnerabilities），即某些认知风格和人格特征，这些因素会促使个体以特定方式（通常是非功能性的）去应对压力情境，而应对结果通常也是负性、消极的，这样恶性地循环往复，就可能最终使个体患上抑郁症。与抑郁症相关的心理易感性具有负性归因风格，有学者研究发现，负性后果会波及人生活的各个领域，这种压力情境会一直存在且难以改变，而这些负性后果多数情况下往往与个体的认知、态度和行为有关（Abramson，2002）。神经质对于负性情境很敏感，且有较强的行为反应。依赖—自律人格指个体会较经不起社会关系的挫折；而自律型人格则经不起成就方面的挫折，或出现非功能性的应对，具体表现为反刍、回避、非问题解决导向、低情绪智力等特征。本研究将充分考虑上述工业精神病学概念和研究成果，从跨学科研究的角度，探索这一特殊转换阶段中员工抑郁症状的发生机制。

（四）工作倦怠与抑郁症状

工作倦怠（Job Burnout）是工作场所中心理健康的另一个核心问题。与抑郁症状相比，工作倦怠更加接近正常的工作—生活现实。工作倦怠指个体不能有效地应对工作上持续不断的各种压力而产生的一种长期性反应，具体表现为情绪衰竭（Emotional Exhaustion）、疏离感（Cynicism）和职业自我效能感低落（Reduced Professional Eficacy），其中，情绪衰竭是其核心维度之一。由于症状的相似性与外部组织影响因素的相似性，管理者容易把工作倦怠与员工的抑郁症状等概念混淆使用，这妨碍了对于员工的抑郁症状的及时诊断和干预培训，不利于工作倦怠概念的发展。

探究工作倦怠和抑郁症状之间的联系和区别是当前研究的空白之一。有研究表明，工作倦怠通常出现在员工的抑郁症状之前，工作倦怠更多地表现在员工自我认知的层面上，在实际的精神病学层面还没有达到生理上更为严重的状况；而抑郁症状则已经进入抑郁症的前兆阶段，只是持续的时间不长（Iacovides，2003）。另外一个区别在于，抑郁症状是一个更为综合的生活层面概念，它不仅仅完全针对工作场所，而工作倦怠却是一个完全的工作相关概念。所以，要探索员工抑郁症状的形成机制，还要探索与工作相关的负性态度、压力反应（如工作倦怠）如何波及整个生活领域，如何导致抑郁症产生，应当考虑工作场所外与之相关的生活领域中的延伸性特征。

（五）心理社会治疗与个性化综合干预

心理社会治疗是各种心理性和社会性干预措施与手段的总称，只要是根据明确的干预原则帮助人们提高其心理功能和社会功能的方法，都可以称为心理社会治疗。最新的干预研究强调，需要针对个体差异来采用多种方法。个性化干预中的典型方法，如美国个性化辅助就业（Individual Placement and Support, IPS）模型，核心点之一即根据个体的实际情况，充分尊重个体的偏好和选择，量身定做一套干预方案。特别需要指出的是，首先，对于工作场所中轻、中度抑郁症状的员工的干预措施的研究还相对缺乏，目前多以药物治疗为主，心理社会干预较少，而工作场所中轻、中度的抑郁症状，采用心理社会治疗更为合适。其次，个体化的干预措施相当缺乏，因此，应该根据员工个体的不同状况和需要，选择合适的支持与干预措施。美国 IPS 的实证研究表明，即使有轻、中度抑郁症状的员工，也不同于抑郁症的患者，这些员工具有自主的判断能力，因此，采用什么干预方案，也要尊重员工的自我选择。此外，由于导致员工的抑郁症状的因素较多，需要在组织管理、工作环境和精神病理等多方面结合进行干预，单一干预方法或单方面干预只能针对特定的影响因素。总之，从组织层面整合各种干预方法，才能使心理社会治疗产生更大的效果（Tsang，2003）。

（六）团队培训与组织干预模式

员工在工作场所中形成的抑郁症状，由于外部环境和组织文化的一致性或相似性带来的影响，会出现一些类似症状的员工群体，因此，在组织干预模式中，除了前已述及的个性综合化干预之外，还应通过团队培训来提供社会支持，使团队成为体验和应对抑郁症状的缓冲器，这样，团队成员能获得新的适应能力，提高团队合作质量，获得高满意感和高工作投入。在组织行为学的团队研究领域，一些研究指出了团队工作对于压力的缓冲作用。Elloy 等（2001）用自我管理团队方法进行干预的研究发现，自我管理团队的确可以避免导致抑郁症状发生的因素，如角色模糊、角色冲突、缺少参与、缺少上司的信任和支持、缺少同事的支持、缺少工作能力等。目前看来，从组织层面来考虑对于抑郁症状的干预，特别应该关注组织层面抗逆力（Resilience）模型的建构和实施。当工作环境中出现困境时，建立组织中的多层次抗逆力系统，有助于防止对员工心理健康和生产力的损害，并为工作场所的抑郁症状的多层次的诊断、预防和应对提供理论和方法依据。

二、研究问题的提出

根据以上分析，工作场所中员工的抑郁症状的形成机制是我国组织行为学研究亟待解决的理论和实践问题之一。本项目虽然会涉及工业精神病理学的一些跨学科问题，但是主要还是探索工作场所中导致员工抑郁症状的综合评估与诊断系统，在此基础上，探索不同层面的干预模式。为此，需要探讨的问题如下：

第一，揭示我国企业工作场所中员工，特别是情绪劳动职业的员工的抑郁症状的发生机制及其影响因素，并分析工作场所中工作倦怠、抑郁症状和抑郁症等关键概念的区别和联系；在此基础上，基于我国的文化背景和企业管理制度的特征，编制完成我国员工抑郁症状诊断量表；并从环境、组织、团队和个体层面，获得抑郁症状的形成机制，从生理、心理、行为等层面界定形成这些机制的关键影响因素。

第二，探索心理社会治疗模式，特别是个性化综合干预模式中，不同的干预方式在预防、消除员工抑郁症状方面的不同效能，并探索多层次的个性化干预模式的结合方式。

第三，获得我国工作场所中员工抵御抑郁症状的抗逆力模型的构成要素，试图从积极心理学的角度，探索领导行为对于员工的工作幸福感的影响机制，并从团体层面探索合作性学习模式在组织干预中的可行性，以及组织层面的抗逆力模型在改善员工抑郁症状方面的有效性，在此基础上，从整体上获得工作场所中员工抑郁症状的有效的组织干预模式。

三、研究内容和方法的构思

在确定了主要的研究问题之后，我们的基本构思是：在吸取工业精神病理学、临床心理学和组织行为学研究成果的基础上，编制完成我国企业员工抑郁症状的诊断量表，并通过实证研究方法，分析抑郁症状与工作倦怠、抑郁症的区别与联系，揭示工作场所中员工抑郁症状的形成机制及其影响因素；采用实验室研究和现场研究相结合的方法，验证个性化综合干预、团队培训和基于抗逆力模型的组织干预等多种方法，形成有效的组织干预模式，达到提高员工的工作—生活质量、增强工作效率和建设和谐企业的目的。研究内容和方法大致包括以下四方面内容：

1. 抑郁症状的综合评估量表的编制

在吸取工业精神病理学、临床心理学和组织行为学研究成果的基础上，基于大量文献检索和非结构化访谈的结果，分析抑郁症状与工作倦怠、工作压力和临床抑郁症的区别和联系，编制完成我国企业员工抑郁症状的综合评估量表，为探索员工抑郁症状的形成机制及其影响因素打下基础。具体步骤包括：

（1）界定关键概念。根据大量文献检索的结果，在工业神经病理学、组织行为学和人力资源管理研究和实践中，确实存在工作倦怠与员工的抑郁症状等概念混淆使用的情况，其症状的相似性和外部组织管理影响因素的相似性影响了人们的认识。此外，研究发现，由于症状的重叠，衰竭感与抑郁症共享 12%～38% 的方差（Schaufeli，1998），疏离感与抑郁症共享 2%～29% 的方差，职业自我效能感低落与抑郁症共享 3%～20% 的方差。但是，工作倦怠出现于抑郁症之前，工作倦怠表现在特定的工作领域，而抑郁症是对于整个生活领域而发生的，完全是可以相互区别的。

（2）建立量表结构。初步考虑，先借鉴国外在抑郁症状诊断方面比较成熟的量表进行修订和完善，并增加一些相关概念的量表，主要包括工作倦怠、工作投入、工作满意感和公平感量表，根据初步的预试研究结果，再增加临床医生、企业管理者和抑郁症状案例的员工的深度访谈研究结果，最终建立我国企业员工工作场所中抑郁症状的诊断量表。初步的量表结构维度将包括：贝克抑郁症状（BDI-II）、工作倦怠、公平感［采用 Parker（1997）的问卷］。我们将根据研究的进展和变化，适当调整问卷的组合结构，直至达到预期目标。

（3）量表的修订及编制。对于上述国外通用的成熟量表，我们将采用翻译、回译等方法，以保证原有量表在我国文化背景中的信度和效度。同时，将根据我们自己有关临床医生、企业管理者和抑郁症状案例的员工的深度访谈，自编抑郁症状的诊断量表的补充维度。还将研究抑郁症状与工作压力、工作倦怠、抑郁症的相关程度，特别是它们相互之间存在本质区别的证据，揭示测量工具的聚合和离散效度。最后，通过对新的测量工具检测出的抑郁症状表达者进行访谈，以确认量表的诊断鉴别力，保证测量工具的效标效度和外部效度。

2. 工作场所中员工抑郁症状的形成机制的探索

工作场所中员工的抑郁症状综合评估问卷编制完成之后，最为关键的另外一个问题，就是它能否用于企业诊断的实践，特别是能否揭示其形成机制。大家知道，抑郁症状属于抑郁症的早期反应阶段，很多人都会在某时某刻感到一定程度的抑郁情绪或症状，但是，只有当其达到一定严重程度并至少维持两个星期以上时，才能被诊断为抑郁症。因此，抑郁症状是工作场所中更为普遍存在的亚健康问题。研究表明，抑郁症的早期治疗非常重要，因为抑郁症是神经退行性的疾病，会导致生物学和神经解剖特征的改变、神经元的损伤等，所以越晚治疗治愈难度就越大，复发可能性就会越高，而对社会功能的损害也就越大且更难以恢复。本研究将在编制完成我国工作场所中员工抑郁症状诊断量表（Questionnaire Depression in Chinese Enterprises，QDCE）之后，探索员工抑郁症状的影响因子和形成机制。将通过以下三个步骤对抑郁症状的形成机制进行探索：

首先，以"个人—组织匹配"理论为出发点，探索工作要求、工作支持、组织文化和领导行为等工作因素和员工生理状况、经济感受、家庭和谐、人际关系、价值观等个体身心因素与压力感受的关系，尤其是二者对压力感受的交互作用机理。

其次，探索员工的压力感受是如何转入工作倦怠状态的，从工作倦怠这一工作相关的心理健康状态又是如何转入整个生活领域的抑郁症状入手，特别需要探明的是，从正常的应激状态转入精神症状的发展链条是如何发生、发展的。我们预期，工作场所中负性情绪的迁移作用、评价性条件反射（由于时间或空间的接近，员工在其生活领域也会逐渐获得有关工作的情感体验），或情绪一致性记忆，即负性情绪导致对负性生活回忆和体验的提取，这些因素都可能促使个体形成对非工作领域的负性态度，导致员工对所有生活领域产生非功能性的态度，并引发抑郁症状。所以，探究抑郁症状的发生机制，需要考虑工作场所外与之相关的生活领域中的延伸性影响特征。因此，研究将采用追踪调查、交叉滞后相关等方法来探讨工作压力反应、工作倦怠、非功能性态度等因素在抑郁症状形成过程中的因果关系。这里，工作倦怠是不可或缺的中介因素。

最后，探索员工抑郁症状与工作绩效、员工工作、家庭满意感、员工心理健康等结果变量的关系，可望获得员工抑郁症状对于工作绩效、工作生活满意度的影响，产生的行为表现及其作用大小的实证数据，这将为科学地认识工作场所中抑郁症状的破坏作用提供依据。

3. 个性化综合干预模式有效性的验证

通过实证研究检验个性化综合干预模式对于轻、中度抑郁症状干预的有效性。在此，将结合工作场所中员工的实际情况，采用现场研究准实验设计的对照组实验方法，对作为实验组的轻、中度抑郁症状的员工采取个性化综合干预模式，控制组采用一般的心理辅导或员工援助关怀，并检验此干预模式的实践效果。这里的关键问题在于，能否在现场准实验中获得个性化综合干预模式的客观数据，保证在跟踪支持过程中避免"霍桑效应"，并界定哪些组织因素对于个性化综合干预有显著性影响。在此，将采用前述研究获得的员工抑郁症状的测查量表（QDCE）和其他相关的心理健康、工作绩效、工作—生活质量量表；同时，将结合工作场所中员工的实际情况，采用现场研究准实验设计的对照组实验方法，对作为实验组的领导进行变革型领导行为培训，对控制组的领导进行一般的领导行为培训，通过对员工抑郁症状的前后测对比，检验此干预模式的有效性。

4. 基于抗逆力模型的组织干预模式的探索

这是本研究在组织干预方面的总结性研究，主要在前述研究的基础上，总结出在工作场所中对员工抑郁症状进行有效的组织层面干预的模式，将个体层面的抗逆力模型进行拓展（Siu，2006），形成组织层面的抗逆力模型。本研究假设，组织抗逆力模型包含五个维度，分别是希望（Hope）、内控（Internal Locus of Control）、坚韧（Hardness）、效能感（Efficacy）和乐观（Optimism），具有组织抗逆力的组织，能有效发展出希望、内控、坚韧、效能感和乐观的组织文化。组织层面的组织抗逆力和个体层面的抑郁症状、工作投入能产生交互作用。本研究以组织抗逆力模型作为理论依据，从上述五个维度出发，结合前述子研究的研究成果，分别发展相应的组织层面的干预措施，形成基于组织抗逆力模型的 EAP 干预方案，通过严格的实验心理学范式进行准实验设计，验证各种干预方案的有效性，证明能够通过组织层面的干预影响个体层面的抑郁症状和工作投入。我们将根据本研究的各项数据对比分析结果，发现各种干预措施在缓解或消除工作场所中员工抑郁症状方面有效性的差异和最佳组合方式，为企业的压力管理和 EAP 的实施提供理论和方法依据。

第二节　出院精神病患者的职业康复

工作是个体社会文化角色的重要组成部分，它占据着个体较多的时间，可以提供收入来源，帮助个体建立自我认同感并体现自我价值，并且促进个体社会生活的主观幸福感。工作长期以来被认为是精神性疾病治疗和康复的重要手段和方法，精神病患者在工作选择、求职、维系工作等方面都存在很大的困难，出院后的精神病患者就业率只有 15% ~ 30%（Massel H. K.，1990）。如何帮助出院后的精神病患者就业是医护工作者和专业学者面临的重大挑战。

职业康复（Vocational Rehabilitation）是一种在西方较为成熟的心理社会治疗方法。精神疾病康复工作者通过帮助出院后症状稳定的精神病患者获取和维持职业，来帮助患者训练工作和社会技能，获取收入，增强自信和自我认同，提升生活质量，较好地回归社会。职业康复不仅是一种治疗方法，还是帮助残疾人就业的重要领域。在西方，大部分的研究者认为，就业是康复的重要指标。据统计，我国目前有精神病患者 1600 万人。神经精神疾病在我国疾病总负担中排名首位，约占疾病总负担的 20%。根据 WHO 推算，中国神经精神疾病 2020 年将上升至疾病总负担的 1/4。由于客观条件所限，我国出院后精神病患者的职业康复理论研究和实践活动仍然较少。因此，有必要对西方和中国香港地区的出院后精神病患者职业康复研究进行系统的介绍，为我国内地的精神病康复治疗提供新的思路和方法。

一、传统职业康复方法

精神病患者出院后在就业上面临诸多的困难，特别是在获得竞争性工作上。竞争性工作（Competitive Employment）包括如下条件：每周工作 20 小时以上，全职或者兼职，工作场所大部分的员工是精神正常的人，经常接触的是精神正常的个体，并且工资在最低工资线以上。Pratt（1999）发现，出院后的精神病患者就业面临的障碍为经济低迷、社会歧视和自我歧视、缺乏服务支持、缺乏工作经验、精神残疾、害怕工作后失去一些已有利益和缺乏动机。Braitman（1995）研究发现，精神病患者就业的最大障碍为缺乏工作动机，其次为精神残疾症状、身体问题和药物滥用等。在就业率方面，Tsang 等（2000）发现，只有 20%～30% 的出院后精神病患者找到了全职的竞争性工作，但对于慢性精神性疾病，就业率只有 15%。Lehman（1995）研究发现，对于慢性精神病患者，就业率低于 20%，而精神分裂症患者就业率更低。为帮助精神病患者出院后重新找到工作，精神康复工作者设计开发了多种职业康复方法。传统的职业康复方法（Traditional Vocational Rehabilitation）主要包括日间治疗（Day Treatment）、庇护性就业（Sheltered Workshop）、职业俱乐部（House Model）、过渡性就业（Transitional Employment）等。传统职业康复采取的是"培训—就业"的思路，即先给予精神病患者足够的培训，然后再帮助其逐步就业，最终达到完全独立的工作状态。

日间治疗（Day Treatment）指给予那些无法参加庇护性就业或者竞争性工作的出院后精神病患者提供日间照顾和训练活动，主要训练内容包括日常生活技能训练、心理教育和咨询、职前技能训练。目前，在美国有超过 1000 个日间治疗中心，具体训练项目包括手工装配活动、群体活动、娱乐休闲活动等。在日间治疗项目中，给精神病患者提供基本技能训练和日间照顾是首要目标，而帮助精神病人就业是次要目标。很多患者在日间治疗机构接受很长时间的服务。

庇护性就业（Sheltered Workshop）指由政府、医院或者非政府组织提供工作场所，帮助暂时无法参加竞争性工作的精神病患者，出院后在此工作，提供实际工作培训，帮助患者逐渐适应工作，培养工作技能。Oldman（2005）有报告显示，庇护性就业中的患者在技能水平和自信心等方面有所改善，但获得竞争性工作的比率低于 5%，就业效果不太理想。而 Gersten（1986）的研究发现，只有 12% 的患者找到了竞争性工作，而两年后仍然维持工作的只有 3%。

职业俱乐部（Club House）是美国纽约州发展起来的工作方式，他们给每个参加俱乐部的患者提供模拟的工作。出院后患者可以通过他人引荐或者直接联系的方式自愿参加俱乐部，并且选择他们愿意尝试的工作。俱乐部的成员没有时间限制，可以享受永久的服务。职业俱乐部的主要目标是帮助出院的患者逐步接受教育培训、常规技能培训和工作训练。在具有稳固的工作日（Word-ordered Day）的这种职业俱乐部项目中，俱乐部的职员（正常人）和俱乐部成员（精神病患者）之间角色模糊。俱乐部成员负责操作俱乐部的日常运作，如准备午餐等，工作时间与常规工作时间一样，没有报酬。俱乐部职员协助患者一起工作。如果俱乐部的成员认为自己已经具有足够的能力，俱乐部则帮助他们参加其他的就业计划，如过渡性就业。在职业俱乐部中，帮助出院的精神病患者就业是重要的目标，但不是唯一目标。在美国，到 1996 年，已有 150 多家职业俱乐部照顾着超过 27000 名出院精神病患者。

过渡性就业（Transitional Employment）是职业俱乐部的一种特殊形式，指康复工作者通过和雇主协商，帮助出院后精神病患者在真实的工作场所找到短期的工作机会。工作岗位属于职业俱乐部所有，工作时间一般短于六个月，每周的工作时间一般短于 20 小时，患者薪水逐步提高，但往往低于最低工资水平。Henry（2001）的研究发现，在接受过渡性就业服务之后再接受一年跟踪支持的患者中，30.4% 的出院后精神病患者获得了竞争性工作岗位。这说明过渡性就业具有一定的职业康复效果，但是这些研究都缺乏控制组设计，因此缺少比较的基线值，其结果的可推广性具有一定的局限。

二、支持性就业方法

（一）支持性就业概念和方法

在职业康复领域，支持性就业（Supported Employment，SE）是最新发展的康复技术，在帮助患者获取竞争性工作方面有较好的成效。SE 帮助出院后的精神病患者尽可能地在竞争性市场中找到并从事他们喜欢的工作，从专业工作者那里得到所需技能的培训，和正常人一起工作并获得经济收入，并且得到长期的持续支持。

在 SE 项目中，Drake 和 Becker（1994）提出的 IPS 是目前最为典型的、应用最广泛的一种 SE 方法。IPS 采用了“安置—培训”的方式，显著地提高了精神病患者的求职成功率。IPS 包括六个原则：①将康复治疗整合到精神卫生治疗中；②治疗目的是帮助患者在正常的工作环境中获得竞争性的工作；③参与者立即参加工作，而不是经过长期的职前培训再就业；④根据患者实际的工作经历提供持续服务；⑤跟踪支持服务没有时间限制；⑥根据患者的偏好和选择，提供针对性的服务，而不是根据服务提供者的主观判断。IPS 包括六个步骤：引荐患者、和患者建立关系、职业测评、个体求职计划、获得工作、持续跟踪支持。

（二）支持性就业和传统职业康复的区别

SE 与传统的职业康复治疗相比，首先是思路上的区别。SE 采取"安置—培训"的思路，先帮助出院后患者积极就业，然后再提供在职培训。传统的职业康复治疗采取"培训—安置"的思路，先给患者提供各种培训，培训合格后，再帮助其就业。

其次是目标上的区别。传统职业康复以患者心理和症状稳定性为主要目标，工作能力渐进获得，提供职业康复的机构比较分散和独立，在帮助患者找工作时首先考虑的是工作的易获得性，采用标准化的方式对患者进行职业能力等方面的测量，后续跟踪支持的时间有限。对比而言，SE 以帮助出院精神病患者就业为首要目标，强调快速就业，将职业康复和精神健康机构整合起来提供服务，选择工作时首先考虑患者的职业偏好，在真实的工作中对患者的能力进行评估，后续跟踪支持没有时间限制。

（三）支持性就业效果的实证研究

SE 的研究从 20 世纪 90 年代初开始，目前的研究结果基本验证了 SE 在帮助出院后患者就业方面的突出效果。Drake 等（1994）的研究显示，IPS 将精神病患者的成功就业率从 33% 提高到 56%，而传统日间治疗的就业效果却没有太大的改变。Bond 等（1997）回顾了 1994~1996 年的六个随机控制实验后发现，这些研究的参与者（均为严重精神病患者）在得到 12~18 个月的追踪支持后，其成功就业率达到 58%，而对照组的就业率只有 21%。此外，实验组的工作时间和工资也显著优于对照组，没有实证研究显示 SE 会带来更大的压力和更高的复发率。Lehman 等（2002）也发现，相比传统职业康复组 11% 的成功就业率，接受 IPS 服务的患者获得竞争性工作的成功率达到 42%。Twamley 等（2003）发现，SE 在就业率、工作时间和工资方面都显著优于职业培训方式和标准方式，而且估计 IPS/SE 的效力为 0.79。Bond 等（2004）通过区分 SE 的各种成分，发现 SE 比庇护性就业在获得竞争性就业方面更为有效。而对于从日间治疗转为 SE 的研究回顾发现，在日间治疗阶段就业率低于 20%，在转为 SE 后，就业率为 40%~60%。这些研究说明，SE 在帮助患者获得工作上具有较大的优势，因此，目前大多数的职业康复机构都开始采用 IPS 模型或者其他 SE 的项目。

但是，SE 也存在许多问题。SE 在就业维持时间上并不存在明显的优势。Cook、MacDonald-Wilson 和 Becker 等（1992）研究表明，严重精神病患者在维持工作方面存在困难。Drake 等（1999）将 IPS 和传统职业康复方法进行比较后发现，IPS 在获得竞争性工作方面优于传统职业康复方法，但是在工资、工作满意度和非职业结果上没有差异。Crowther 等（2001）没有发现 SE 和职前培训方式在成本、临床和社会产出等方面的差异。Latimer（2001）也发现，大多数 SE 的研究没有发现患者再次住院率方面的改善。但是，Bond 等（2001）却报告了 SE 对于症状的改善，以及提高了患者对职业服务、空闲生活和经济状况的满意度，提高了自尊水平。总的来看，SE 对于精神病患者除就业外的其他效益仍值得讨论和研究。

三、社交技能训练与职业康复

（一）社交技能训练的概念

社交技能训练（Social Skill Training，SST）是一种以学习理论为基础的康复治疗方法。首先设定行为目标，通过激励、建模、塑造行为和正性强化等方法，帮助精神病人发展社会功能。基本的人际社交技能训练内容包括核心部分和辅助部分。核心部分包括表达正面或肯定的感受、提出正面或积极的请求、表达负面或否定的感受等。辅助部分包括主动倾听、妥协和协商、要求暂停等。20 多年的准实验研究和控制性临床实验研究表明，精神病患者可以通过社交技能训练学会广泛的技能，从而提高其社会功能。Tsang（1996）的研究指出，职业社交技能训练能帮助精神病患者获得竞争性工作，成功就业率达 40%。

（二）社交技能与成功就业的关系

因为支持性就业存在工作维持时间较短的问题，许多学者对精神病患者成功就业的预测因素进行了研究。Anthony 等（1984）发现，精神病患者良好的工作绩效的预测因素包括工作适应能力、先前工作历史、个体的工作角色和自我概念。Stauffer 等（1986）指出，精神病患者工作绩效的预测因素包括人口统计学变量、培训项目、患者出院后职员的卷入程度、康复训练中习得的工作和社会技能等。Tsang 等（2000）回顾了 1985~1997 年 921 篇文章后发现，精神病患者的工作表现的众多预测因素中最为稳定的预测因素是患病

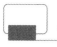

前功能和社会技能。Charisiou（1989）的研究指出，交往能力解释了求职成功总方差的 64%。Solinki 等（1992）指出，社会技能和求职成功高度相关。此外，Bond 等（1998）指出，工作获得和维持的过程包括工作定位、成功面试、适应新的工作环境、和同事友好相处等。因此，严重精神病患者在求职和维持工作方面的失败可能和他们的社会功能有关。Becker 等（1998）发现，人际困难是精神病患者中止工作的最频繁的原因，达到 58%。这与 Cook 等（2000）和 Tsang 等（2001）的研究一致。这些研究表明，社交技能是成功就业的重要预测变量，拥有较好社交技能的出院后精神病患者能表现出更好的职业水平。

（三）社交技能训练与职业康复

社交技能在帮助严重精神病患者求职和维持工作方面扮演着非常关键的角色，社交技能训练在提高精神病患者社会能力方面被证明是非常成功的训练方式，但是却很少有实证研究考察社交技能训练对于职业康复结果的影响。目前较为系统的方法是由 Wallace 等（1999）开发的"工作场所基本原则"训练，通过训练帮助精神病患者维持他们的工作。训练内容包括：确认工作对于患者生活的影响，使用问题解决方法去控制症状和服药治疗，学习如何和上司、同事相处，如何在工作中和工作外获取社会支持等。此外，Tsang（1996）也开发出了帮助患者提高获取和维持工作的职业技能的培训模型。患者首先接受基本技能的训练，然后再接受核心社交技能训练，采取角色扮演、问题解决等训练方式。训练为期 10 周，每周患者接受 1~2 小时的训练。在三个月的跟踪支持结束后，接受工作社交技能训练和跟踪支持的患者组就业率达到 46.7%，只接受工作社交技能训练的患者组就业率为 23.1%，而控制组的患者就业率为 2.4%。此外，精神病患者接受社交技能训练后社会能力和工作结果都明显优于控制组。这些研究表明，将社交技能训练应用到职业康复中，将有助于精神病患者在工作中更好地处理人际关系、减轻压力、增加社会支持，从而有利于工作的获得和维持。

四、职业康复的整合发展趋势

职业康复是出院后精神病患者的心理社会治疗的重要部分。心理社会治疗包括个案管理、职业康复、家庭干预、认知行为治疗、双重障碍的综合性处置、技能训练和疾病自我处置训练等。各个治疗方法关注目标不同，具有一定的互补性，因此，最新的职业康复研究主要是将 IPS 和社交技能训练、认知行为治疗等方法结合起来。Tsang（2003）的研究表明，社交技能训练和职业康复并不是两个独立的方法。社交技能训练可以作为一个组成成分整合入精神病患者职业康复的方法中。整合后的模型即为精神病患者综合性支持性就业模型（Integrated Supported Employment，ISE）。它包括两个基本模块：IPS 和社交技能训练（Work‐elated Social Skill Training，WSST）。再就业 ISE 流程与 IPS 的步骤基本相同，ISE 模型已经在香港地区施行两年，结果发现，ISE 组患者参加服务七个月后就业率为 60%，参加服务 11 个月后就业率为 73.3%，参加服务 15 个月后就业率为 80%；IPS 组患者参加服务七个月后就业率为 23.3%，参加服务 11 个月后就业率为 40%，参加服务 15 个月后就业率为 40%；传统职业康复组患者参加服务七个月后就业率为 0，参加服务 11 个月后就业率为 6.7%，参加服务 15 个月后就业率为 10%。这说明 ISE 在帮助患者就业方面显著优于 IPS 和传统职业康复，具有较好的应用价值。

Mueser 等（2005）将“工作场所基本原则”训练整合入支持性就业项目中，采用临床随机控制组实验设计。结果发现，接受“工作场所基本原则”训练和支持性就业的患者与只接受支持性就业的患者，除了在工作场所的知识方面有显著差异外，在工作时间、工资等方面没有显著差异，但是两组患者的就业率都比以前支持性就业研究报告的就业率高。这两个研究结论的不同可能是因为采取的社交技能训练的模式不同，而整合方式也不尽相同而已。

不少学者试图将 SE 和认知治疗（Cognitive Therapy，CT）结合起来。McGurk 和 Mueser（2005）将 CT 加入 SE 项目中，采用临床随机控制实验设计；三个月后的测量发现，CT+SE 组的患者在认知神经功能、抑郁程度和孤独程度等方面显著优于 SE 组患者；2~3 年后的就业评估发现，相比较 SE 组患者，CT+SE 组患者更愿意去工作（69.6% 和 4.8%），工作种类更多，时间更长，并且工资更高。而 Hutchinson 等（2007）发现，将电脑技能教育整合到 SE 计划中，也取得了较好的实际效果。

这些研究表明，将不同的心理社会治疗方法整合到 SE 项目中，能够帮助患者在获得工作和维持工作的同时，改善非工作方面的症状，但因研究较少，所以具体结论还不够明确，甚至互相冲突。这也说明社交技能训练、认知治疗或其他心理治疗方式和职业康复的整合仍然需要进行深入的研究。

五、大陆地区的职业康复现状

大陆地区的精神疾病治疗主要采取药物治疗为主、其他形式为辅的治疗，并且一般对于住院病人提供这些服务。因为客观条件的局限，很多精神病患者出院后缺少持续支持，精神病患者经常受到各种歧视，精神卫生工作也得不到足够的重视。近年来，大陆地区关于精神卫生康复模式的研究较多，并取得了一定的效果。在出院精神病人社交技能训练方面，国内学者也进行了较多的研究。屠丽君等（1997）研究发现，精神分裂症病人社会功能缺陷发生率约为53%。崔勇等（2004）发现，社交技能训练能够显著改善慢性精神分裂症的阳性症状、阴性症状和认知功能。国内的一些精神病专科医院设有相关科室。

在实践领域，大陆地区的精神病患者的职业康复已经得到了一定程度的发展。中国残疾人联合会对于精神病患者的工作状况给予了高度重视，并于近期相继出台了一系列措施，采取多种SE的方式，促进精神病患者的职业康复。新的《中华人民共和国残疾人保障法》第四十四条规定，公共服务机构应当为残疾人提供优先服务和辅助性服务。在各地政府实践中，也采取了多种措施。广州市2006年开始建立公疗站网络，将能为3780名精神病患者和智障人员提供SE和康复训练，并同时至少向社会提供564个社区就业岗位。

相比国外众多的职业康复的方法，特别是SE的发展，因客观条件所限，中国大陆地区的精神病人的职业康复实证研究相对较少。高云等（2006）的研究发现，精神分裂症患者在院内参与职业治疗后，可以提高患者参与周围事务的兴趣，改善人际关系，缓解情感淡漠，有利于回归社会。翁永振等（2002）对精神分裂症患者实施院内康复措施，并进行了一年的随访，发现院内康复措施有利于控制病情，提高社会功能和再就业率。张献强和王启源等（2004）的研究也发现，职业治疗对于住院的慢性精神分裂症患者生活能力和社会功能有正向影响。但是，总体来讲，中国大陆地区的精神疾病康复较少以职业康复作为主要目标，较少关注精神病人的工作问题。而已有的职业康复研究也没有将出院后精神病患者作为主要研究对象，并且较少涉及SE领域。因此，有必要开展基于中国大陆地区实际情况的出院后精神病患者SE的实证研究。

六、小结

职业康复是一种在西方较为成熟的心理社会治疗方法。精神疾病康复工作者通过帮助出院后症状稳定的精神病患者获取和维持职业，以此来帮助患者训练工作和社会技能，获取收入，增强自信和自我认同，提升生活质量，能够较好地回归社会。职业康复不仅是一种治疗方法，也是一种残疾人就业系统。职业康复可分为传统职业康复和 SE 两类。众多研究发现，SE 在帮助患者获取工作方面具有明显的优势。但是，SE 在维持工作和改善非工作症状方面不存在显著优势。因此，最新的职业康复研究着眼于将 SE 方法和不同的心理社会治疗方法结合起来，形成综合性的 SE 模式。

我国精神病患者的治疗与康复主要领域在社区，帮助患者就业可以有效促进疾病康复。目前我国的精神病患者 SE 研究相对较少，引入国外的先进职业康复理论和方法势在必行，但必须注意理论方法的适用性，因为西方的职业康复理论和方法基于西方的背景建立，和我国的文化、社会经济现实可能存在较大的差别。因此，可以考虑借鉴西方经验，特别是有类似文化基础的香港地区的理论和实践经验，最后还是要建立适用于我国精神病患者的职业康复新模式。

第三节　污名及乙肝污名态度问卷的编制

"污名"这一概念在 20 世纪 60 年代由 Goffman 重新提出后，对污名的研究至今从未中断过。根据 Goffman（1963）的定义，污名指的是"一种非常不光彩的、具有耻辱性质的特征"。随着对污名现象研究的细化，研究者们逐渐区分出不同的污名类型，受到较多关注的有精神疾病的污名，传染疾病的污名，性取向的污名，性别、种族的污名，以及肥胖的污名等。在传染疾病的污名当中，艾滋病污名是近些年来备受重视的污名现象之一。艾滋病在医学上被称为获得性免疫缺陷综合征，是由于感染了人类免疫缺陷病毒而导致的免疫系统的摧毁。在高效抗逆转录病毒疗法（Highly Active Antiretroviral Therapy，HAART）应用于艾滋病治疗之前，艾滋病被普遍认为具有高度致死性，因此导致人们对它产生本能的恐惧。不仅如此，由于艾滋病的传染通常与一些被公众认为是"不道德"的行为，如使用注射针具吸毒、同性恋或性交易等相联系，因此对艾滋病患者的污名常常伴随着道德上的谴责与排斥。加上艾滋病在世界各地的广泛传播，以及由此所引起的对文化方面的关注，都使公众对艾滋病的污名无论是在程度上还是范围上都远远超过对其他传染疾病的污名。

一、污名的研究综述

（一）污名的概念

"污名"一词最早可以追溯到古希腊时代，逃跑的奴隶被抓回来后身上被烙上一个符号"F"——Fugitive（意为逃亡者）的首字母。被烙下这一印迹的奴隶代表着被诅咒和被惩罚的人。在 20 世纪 60 年代，污名被 Goffman（1963）赋予了新的含义。他认为，污名是一种"非常不光彩的、具有耻辱性质的特征"。按照 Goffman 的观点，污名通常发生在社会交往情境中，污名的过程就是当某些人具有一些比较怪异的特征，或在某些特征没有达到社会预期时，人们对这些人的整体印象变坏的过程。在这之后的几十年中，"污名"这一概念经过后来诸多研究者从不同角度的不同诠释，又衍生出众多不同的解释。

Elliott（1982）认为，污名是个体的一种异常的形态，它使其他人由此判断某个人没资格参与社会交往。而被污名者之所以遭到社会排斥，是因为大众认为，他们缺乏正常社交的能力或技巧，行为怪异和突兀，在社交时会破坏交往的正常过程，或者会伤害大众。根据 Elliott 的观点，一旦公众认为某人没资格参加社交，此人就不再受到社会规范的保护，甚至被完全忽略或排挤出社会。Jones 等（1984）在 1984 年提出了自己的观点。他认为，当个体身上的某些偏离社会常态的特征与刻板印象或一些被认为是不受欢迎的特征联系在一起时，该个体就会受到社会的歧视，因为被污名者身上的这些符号引发了归因：当人们知觉到个体具有某些不正常的特征（如相貌丑陋等）时，他们就会把这个不正常的结论推论到个体的其他特征（如能力等）上，从而降低对个体的评价，而无视这些特征之间实际是毫不相干的。

1991 年，Crocker 等（1991）在 Social Stigma 一文中对污名的定义进行了归纳，他强调被污名的个体所具有的某种消极品质或者不受欢迎的性格特征，标示出其在特定的社会情境中丧失了部分的社会身份。污名化的特征是与外表（身体上的缺陷）、行为（虐待儿童）或者群体身份（非裔美国人）联系在一起的。并且他进一步提出，污名是特定关系和特定情境的产物，并不存在于个人，而是存在于社会情境中。也就是说，当某个人在一些特别的社会情境中，由于其不同于他人的某些特点，而使其作为社会成员的身份受到损害的过程即为污名。

与以上诸多研究者的观点不同，Kurzban（2001）对这些污名的定义提出质疑，他认为，负面评价或社会身份得不到认同的现象在现实中随处可见，它们实际上就是社会生活的一部分，为什么非要把负面评价称为污名呢？Kurzban 受进化论的影响，对污名赋予了新的定义。他认为，为了避免群体繁衍过程中所潜在的缺陷，人们已经进化出了污名这一社会过程，将他们认为具有（或者相信具有）某些特定特征的人排斥到群体之外，即污名化。因此，污名的重点不在于负面的评价，而在于限制某些个体的社会交往。污名的存在能够使人类群体优胜劣汰，去除有缺陷的基因，这也是人类种族进化的必然结果。

综合以上各种对于污名概念的描述，我们不难发现，早先的研究者倾向于从社会认知的角度理解污名，把污名看作是一种他人对被污名者身上某些特征的知觉，而这一知觉会导致某些态度、情绪和行为的产生。Kurzban（2001）则侧重于研究他人对被污名者的污名行为。这启发了后来的 Corrigan 等（2005）从"刻板印象—偏见态度—歧视行为"的观点来研究污名现象，即污名实际上是由他人对被污名者或被污名群体的某些不受欢迎的社会特征所产生的刻板印象等知觉而引发的偏见，以及相关的情绪反应，并最终导致了歧视行为的出现。本研究中采用了 Corrigan 对污名的这一定义。

（二）污名的分类

1. 公众污名与自我污名

在较早的研究中，人们只关注被污名者受到的来自他人的污名，直到 Crock（1991）首次研究被污名者的自尊的降低和自我概念的消失，被污名者对自己的污名态度才开始引起研究者的兴趣。随后，Corrigan 和 Watson 于 2002 年提出了自我污名的概念，并且认为自我污名与公众污名都是由刻板印象、偏见与歧视这三个部分组成，这一理论在随后的精神疾病与艾滋病污名研究领域中得到了验证。

Corrigan（1999）认为，公众污名是社会水平上的污名，它包括了社会对某些具有不受欢迎特征的个体的认知、情绪反应以及歧视行为这一系列的过程。自我污名则是被污名者认识到公众对自己的污名后，认同和内化这些信念、态度或行为。Corrigan（2002）的公众污名的社会认知模型建立在 Weiner（1988）的归因理论的基础上，并将其扩展到污名的其他相关领域。Corrigan等（2002）发展了公众对健康问题的偏见态度模型，并建立了偏见态度与歧视行为之间的关系。社会认知模型（又称认知行为模型）描述了从某些令人厌恶的特征引发对一类人群的刻板印象，再由刻板印象这一知觉过程导致偏见态度，最终引发歧视行为的过程。公众污名与自我污名的社会认知模型均包括刻板印象—偏见态度—歧视行为这三个部分。刻板印象主要关注的是社会成员对疾病的知识结构，如对精神病患者的刻板印象包括危险性、不能胜任以及性格缺陷等；偏见态度则是对刻板印象的认同度以及随后的消极的情绪反应，偏见态度是一个包括了评估元素的总体态度，是对认知的情绪反应；歧视行为则是对偏见态度的行为反应。在公众污名的社会认知模型中，一般公众对被污名者做出反应，如有偏见倾向的人很容易赞同关于被污名群体的刻板印象，并产生消极的情绪反应，进而导致歧视行为。而在自我污名的社会认知模型中，被污名者本身对自我的刻板印象引发了伴有消极情绪反应的自我偏见，最终导致了歧视的行为反应。

2. 感知污名与实际污名

Jacoby（2004）根据对癫痫病患者的观察将污名分为了两种类型，即感知污名（Felt Stigma）（又译为预期污名）和实际污名（Enacted Stigma）。感知污名是指患者担心被侮辱或被拒绝的感受，在没有受到实际的污名或歧视时对可能发生污名的担心。实际污名是指被污名者遭受的公开歧视或敌对。Scambler（1998）则提出了隐瞒—痛苦模型，主要有四个主张：第一，疾病患者在已经确认患病后，在没有遭受实际污名之前，已经感觉到强烈的感知污名；第二，感知污名驱使患者首先选择隐瞒自己的病情，以避免可能发生的实际污名；第三，由于较少人意识到患者的病情，因此，实际污名发生的概率非常小；第四，由于成功地隐瞒了自己的病情，影响患者生活较大的是感知污名而非实际污名。

这一模型已经在多种疾病污名研究中得到了证实。Steward 等（2008）在隐瞒—痛苦模型的基础上，对 229 名印度艾滋病患者进行了一项调查，结果发现，实际污名通常会导致感知污名，但实际污名往往出现较少，而感知污名反而被更多艾滋病患者被试报告。最近的一项研究发现，感知污名对被污名者的影响非常大，几乎比疾病本身带来的伤害还要多。尽管这两种污名实际上是分别发生的，但它往往被被污名者知觉为一种感受。相关方面的研究为研究者试图消除或减少与疾病有关的污名提供了新的思路：消除被污名者的感知污名可能是比消除公众对他们的实际污名更加直接而有效的办法。研究者认为，当被污名者没有经历过实际污名时，他们有可能通过观察学习从其他被污名者那里体会到实际污名的痛苦，称为间接污名（Vicarious Stigma），它也同样会导致感知污名的出现。遭受感知污名痛苦的被污名者通常会隐瞒自己的健康状况，而在这一隐瞒的过程中，他们也随之承受了巨大的心理压力。

（三）乙肝污名量表的编制

尽管乙肝污名对乙肝疾病管理而言是比较严重的问题，但还鲜有专门开发的用于测量乙肝污名态度的工具。因此，开发这样的工具并检验其信效度，是对乙肝污名态度进行研究的关键步骤。为了测量我国民众对乙肝病毒携带者的污名态度，本研究首先对民众样本进行质化访谈，再从访谈结果的编码中抽取适当的污名态度的维度，初步编制乙肝污名态度问卷，然后，通过小规模的预调查，对调查数据进行探索性因素分析，以及对问卷的结构效度和内部一致性系数进行检验，确定我国民众的乙肝污名态度问卷的结构。

二、研究方法

（一）研究程序

本研究首先运用结构化访谈和团体焦点访谈相结合的方法，对部分民众对乙肝病毒携带者的污名态度进行质化研究。随后结合相关的理论，以及对访谈资料的质性分析，初步编制出乙肝污名态度问卷。然后，对此问卷进行小规模的预调查，用探索性因素分析方法进行因素分析，根据因素分析的结果对问卷的结构以及部分题目的表述进行修订，形成问卷的修订版，再进行大规模的施测，以进行验证性因素分析，并形成最终的正式问卷。

（二）研究被试

质化研究的被试主要通过方便取样获得，共 20 名。探索性因素分析的被试主要来自于北京市两家民营企业，共收集到问卷 250 份，剔除无效问卷 7 份，最终得到有效问卷 243 份，占 97.2%。

三、研究结果及分析

（一）质化访谈结果

通过对八名被试进行团体焦点访谈和对 12 名被试进行单独的个体访谈，获得 13 份录音，时间共计 484 分钟。这些数据经过转录后，得到 11.8 万字的文本资料，再由两名心理学专业研究生独立对文本资料进行编码，提取民众对乙肝病毒携带者的污名态度的主要维度。两名编码人员在进行编码之前先进行集中培训，对编码的要点有统一的了解后，先对其中一份个体单独访谈资料进行预编码，将结果对照后计算其编码一致性系数为 0.97，达到编码要求，再分别独立对剩余的 12 份文本资料进行编码，编码一致性系数为 0.96，访谈中涉及的污名的维度共有六个，分别是担心传染、回避、缺乏了解、风险、恐惧和同情。对访谈内容进行编码后，再根据文献综述的其他传染疾病（如艾滋病、肺结核等）的污名态度问卷，添加了雇佣污名、帮助意愿两个维度，完成了问卷的编制，最终形成共有 24 道题目的初始问卷，以便进行初测，用于对量表进行因素结构的探索。

（二）探索性因素分析结果

首先，对乙肝污名态度的预调查数据进行 KMO 统计量及 Bartlett's 球形检验，得到的 KMO 数值为 0.879，说明各变量间的相关程度没有太大差异；球形检验的结果是显著的，说明各指标间不是独立的，取值是有关系的。该结果表明，此数据符合探索性因素分析条件。其次，对这批数据进行探索性因素分析。先采用主成分分析方法，以特征根大于等于 1 作为提取因素的标准，同时，参照陡阶图决定提取因素的数量，另外，由于编制的问卷各维度之间具有一定的相关性，所以采用斜交旋转的方法以达到最简单的因素结构。判断是否保留一个条目的标准有两个：该条目在某一因素上的负荷超过 0.4，并且该条目不存在交叉负荷的情况（即在两个以上因素上的负荷大于 0.4）。

根据这两个原则，删除因素负荷低的题目后，再进行探索，得到了乙肝污名态度的三因素结构，计 15 题。这三个因素的特征根都大于 1，累积方差贡献率达到了 62.46%，各个项目在相应因子上均具有较大的负荷，处于 0.45～0.71。具体结果如表 5-1 所示。

表 5-1　乙肝污名态度问卷探索性因素分析结果

题目	因素 1	因素 2	因素 3
3	0.76	—	—
1	0.76	—	—
8	0.73	—	—
6	0.73	—	—
32	0.58	—	—
10	—	0.81	—
20	—	0.76	—
24	—	0.74	—
25	—	—	0.83
26	—	—	0.72
17	—	—	0.61
特征根	2.86	2.17	1.84
累计方差贡献率（%）	25.98	45.71	62.46

根据已有研究和各因素对应的题目内容，本研究将三个因素分别命名为：因素 1——回避倾向，指由于恐惧或担心传染乙肝病毒而不愿意接近乙肝病毒携带者，或与其相处时的抵触情绪；因素 2——雇佣污名，指对雇佣乙肝病毒携带者的消极态度；因素 3——帮助意愿，指对乙肝病毒携带者所持有的积极、支持的态度。问卷在各个对应因素上的负荷较高，累积方差贡献率为 62.46%，可以认为，初次施测的乙肝污名态度问卷的结构是可以接受的。

四、乙肝污名态度问卷的验证性因素分析

（一）研究被试

本研究的被试主要来源于某大型国有企业内部居民社区的四个小区，以

纸笔问卷的形式共发放问卷 500 份，回收到问卷 488 份，将空白过多、反应倾向过于明显的 35 份问卷剔除，最终得到有效问卷 453 份。

（二）研究程序

本研究的大部分调查由社区物业人员辅助完成，在调查之前对相关人员进行了培训，以保证他们提供的指导语准确无误。在调查之前告知被试，调查结果完全保密，调查结果仅用于科学研究，被试填完问卷之后自行交到各小区负责人处，在所有问卷收集工作结束后进行废卷的处理工作。最后，进行相关的统计分析。

（三）统计方法

本研究采用 Amos 6.0 统计软件包进行验证性因素分析。

（四）研究结果及分析

1. 信度分析

对自编的乙肝污名态度问卷进行内部一致性分析，结果如下：整个问卷的内在一致性分数为 0.65，三个维度各自的内部一致性系数分别为抵触情绪 0.8、雇佣污名 0.77、帮助意愿 0.67。虽然整体与帮助意愿的一致性系数不是很高，但仍在基本可以接受的范围内，可以认为，自编的乙肝污名态度问卷的题目设计还是合理的、有效的。

2. 验证性因素分析

用 Amos 软件对获得的 453 份样本的 11 个条目进行验证性分析，检验探索性因素分析中获得的三个因素及其结构是否有效。在进行验证性因素分析时，设定三个因素之间为彼此相关。根据探索性因素分析的结果，在 Amos 中设定三个因素的结构如图 5-1 所示。

此外，本研究对一因素模型也进行了验证性因素分析。根据验证性因素分析模型得到主要拟合指数，得到的拟合指数包括：χ^2/df、GFI、AGFI、NFI、IFI、TLI、CFI、RMSEA 等。在本研究中我们采用 χ^2/df、NFI、IFI、TLI、CFI、RMSEA，各指数的拟合标准如下：χ^2/df 大于 10 表示拟合模型不能接受，小于 5 表示模型可以接受，小于 3 则模型较好；NFI、IFI、TLI、CFI 最低要求是大于 0.85，大于 0.90 则说明模型较好，并且其值越接近 1

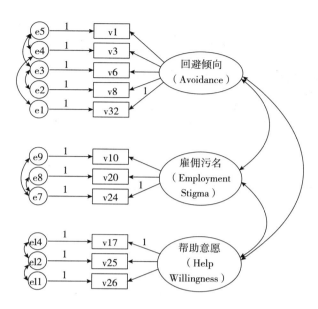

图 5-1 乙肝污名问卷的验证性因素分析结构

越好；RMSEA 处于 0 和 1 之间，0.08 为其临界值，且越接近于 0 越好。另外，为了检验问卷是否为单一因素结构，还对问卷进行了单因素模型的检验（见表 5-2）。

表 5-2 乙肝污名问卷的验证性因素分析模型拟合指标结果

模型	χ^2/df	GFI	AGFI	CFI	NFI	IFI	RMSEA
三因素模型	4.72	0.94	0.92	0.93	0.91	0.93	0.062
单因素模型	10.13	0.84	0.76	0.76	0.74	0.76	0.142

表 5-2 的验证性因素分析的结果表明，三因素模型的各项拟合指数均好于单因素模型，各项拟合指标基本符合统计测量学的要求，可以认为，乙肝污名态度的三因素模型得到了数据的支持。

值得注意的是，质化访谈中所获得的污名维度在探索性因素分析中并没有全部得到验证。主要原因在于，质化访谈中的担忧传染、避免接触和恐惧情绪在最终的问卷中聚合成为了一个统一维度，由此也可以看出，民众的乙肝污名态度主要是担心接触到乙肝病毒携带者而导致可能的病毒传染，这里的恐惧情绪也主要是在传染疾病污名中出现的担心传染的恐惧情绪，无关乙肝病毒携带者本人。而在访谈中多次提到的与乙肝病毒携带者的接触可能存在风险，虽然与此相关，但考虑到这一维度可能是导致乙肝污名的原因之一，而非乙肝污名态度本身，故在正式问卷中删除了这一条目，在后面的乙肝污名态度的影响因素的研究中将对此做进一步探讨。

综上所述，本研究首先采用质化访谈的方式收集了我国民众对乙肝病毒携带者的态度，再通过编码确定了乙肝污名的维度，在此基础上，初步编制出乙肝污名态度的问卷，然后，通过初次施测和大范围的施测分别进行探索性和验证性的因素分析。数据结果表明，本研究所开发的三因素乙肝污名态度问卷具有较好的信效度。

五、讨论与结论

就目前所知，专门用于测量乙肝污名态度的研究数量还十分稀少。Cotler 等（2012）在美国华人社区中考察了华人移民对乙肝疾病的污名，在研究中涉及了对美国华人的乙肝污名态度的测量。但遗憾的是他们的研究并没有根据问卷研制的步骤开发相关的量表，而是参考了艾滋病污名态度量表的相关题目并将其进行改写，这样做一方面是不能探索到乙肝污名与艾滋病污名的区别，另一方面对于跨文化背景下的美国华人群体中所产生的特殊的污名现象背后的原因并不能做深入的探讨。在本研究中，乙肝污名态度问卷是基于疾病污名研究领域前人的研究成果和质化访谈的结果编制的，再通过探索性因素分析和验证性因素分析的统计方法，验证了问卷的三因素结构（回避倾向、雇佣污名和帮助意愿）最为适合。研究的每一步都获得了充分的样本和数据的支持，问卷的信效度也得到了检验，各项指标均符合统计测量学标准，研究结果相对比较可靠。三因素结构的乙肝污名态度与精神疾病的污名和艾滋病污名的结构具有某些共同或相似的特征。

本研究通过运用质化访谈和量化分析相结合的方法，编制了乙肝污名态度的问卷，问卷由对乙肝病毒携带者的回避倾向、雇佣污名和帮助意愿三个维度构成，经由大样本的验证，问卷的信效度良好；同时，针对不同群体的污名态度进行了比较研究。这一研究为今后我国乙肝污名的相关研究奠定了基础，并且提供了必要的研究工具。

第四节　乙肝污名态度的影响与作用机制

对乙型肝炎病毒携带者的污名（以下简称乙肝污名）是一种在我国文化下特有的社会现象，不仅在文化背景差异较大的西方国家较为罕见，即使在与我国文化背景相类似的亚洲其他国家，也出现较少。根据全国人群乙肝血清流行病学调查2011年报告，全国约有9300万名乙肝病毒感染者。乙肝病毒携带者虽然在生活、工作、学习和社会活动中不会对周围人群和环境构成威胁，但他们在入托、入学、就业时容易遇到障碍。其中，乙肝病毒携带者在招聘过程中受到的歧视作为近年来不断出现的热点问题，带有一定的特殊性和普遍性。

乙肝病毒携带者遭受的歧视自2004年以来在国内的医学、社会学、政策学以及法学等相关领域引发了广泛的关注。研究普遍认为，乙肝污名或乙肝歧视现象在我国是非常严重的社会现实，有必要对造成这一社会现象的原因进行探讨。国内的研究者普遍认为，对于乙肝传播知识的缺乏是造成乙肝污名的主要原因，因此呼吁将宣传正确的乙肝知识作为消除乙肝污名的主要手段。同时也有研究者认为，乙肝弱势人群所受到的歧视主要来自社会的封闭、人们观念的误区以及隐藏在其后的功利主义。研究者希望通过本研究，不仅能够进一步完善传染病污名研究领域的研究种类，帮助疾病污名研究领域探索新思路，更能为生活在中国社会中正在经历乙肝污名所引发的不公正遭遇的众多乙肝病毒携带者，提供一些科学、有效的减少和消除乙肝污名的方法上的支持，使我国的人力资本得到合理利用，促进社会安定和谐，同时也为政府制定劳动就业政策提供理论和实践方面的依据。

一、理论综述

（一）污名对患者的影响

不论是乙肝污名，还是艾滋病污名，其基本的机理是差不多的。我们也来说一说艾滋病患者的污名。污名对艾滋病患者的影响是巨大的，它使艾滋病患者在承受疾病痛苦的同时，也承担着巨大的心理压力。污名化程度越高，其心理压力越大。从某种程度上来说，由艾滋病污名所带来的伤害，不亚于疾病对他们造成的伤害。由于害怕面对因为疾病而引发的污名，有些艾滋病患者可能会不愿意暴露自己的病情，或拒绝求医和接受治疗，这一行为进而会加剧病情的恶化，因此，有研究者认为，对艾滋病的污名能够导致对其治疗作用的降低，还可能会导致艾滋病病毒的进一步传播。对于已经暴露病情的艾滋病患者而言，普遍存在的污名使他们在经济上和生活上陷入巨大的困境，主要表现为失去工作或不被雇佣、租不到房子、被亲友疏远或孤立等。

Scambler（1998）根据对癫痫病的观察提出了疾病污名的隐瞒—痛苦模型。他将污名分为了两种类型，即感知污名（Felt Stigma）和实际污名（Enacted Stigma）。感知污名是指担心被侮辱或被拒绝的感受，即没有受到实际的污名或歧视时对可能发生污名的担心；实际污名是指被污名者遭受的公开歧视或敌对。隐瞒—痛苦模型主要有四个主张：第一，已确诊患者在没有遭受实际污名之前，已经感觉到强烈的感知污名；第二，感知污名驱使患者首先选择隐瞒自己的病情，以避免可能发生的实际污名；第三，由于较少人意识到患者的病情，因此，实际污名发生的概率和实例都是非常小的；第四，由于成功地隐瞒了自己的病情，影响患者生活较大的是感知污名而非实际污名。

（二）污名对患者家庭的影响

污名不仅对患者造成影响，还会伤害患者的家庭和亲友，发生连带污名。连带污名（Courtesy Stigma）是指因为与被污名个体或群体有联系而间接获得污名的情况。研究表明，这一现象在可预见的未来没有减弱的趋势。它不仅会影响到家庭整体，使整个家庭的社会交往圈变小，也可能影响家庭成员之间的和睦，甚至导致家庭的破裂。但是，污名对家庭的影响也有积极的一面。在度过家庭最初的排斥和孤立后，患者会得到来自家庭的支持和帮助，并且家庭能够为其中的其他成员提供支持，以应对他们所遭受的污名和歧视。对病人自杀意念的研究发现，家庭的关怀能够增加患者生活的信心，让患者感受到关心、爱护以及自身的价值。因此，有研究者由此获得启示，建议将家庭纳入对污名的干预范围以内。很多家庭在经过特殊的艾滋病教育和培训后，能够找到有用的应对策略，通过与其他患者家庭建立联系获得支持和鼓励，特别是对于重视关系的中国家庭来说，这种针对家庭的污名干预计划可能会更加有效。

（三）污名的形成机制

1. 归因理论

社会心理学家通常采用社会认知理论对污名的成因进行分析，其中主要是对归因理论的运用。1988 年 Weiner 在研究中让被试判断十种不同污名情况的发生原因的可控性和稳定性，并记录被试在面对这些污名情况时的情绪反应，由此将污名研究引入了一个新的时代。根据 Weiner 的归因理论，对致病原因的归因会导致个体对患病者产生不同的情绪反应，进而影响其对患者采取的态度和行为。在这一归因过程中，可控性（Controllability）是最为重要的维度。如果致病原因是不可控的即不管患者是否预期到其行为所能导致的后果，只要致病行为并非其能够控制的，那么，人们对因此而患病的人会产生同情，进而导致人们将对患者做出帮助行为；如果某一疾病的致病原因是患者可控的，人们对患者的情绪反应则变为愤怒，认为患病者应该为自己的行为负责，因此，会体现出歧视行为。换句话说，对可控性的认知导致对患者致病责任的判断，是产生污名情绪以及污名行为的主要原因。

归因理论从心理学的角度明确了污名现象的形成过程，为大多数的污名研究者所接受，并不断被用于研究各种疾病的污名现象。2006 年 Mak 等在研究中对艾滋病、非典型肺炎和肺结核三种传染性疾病的归因模型进行了检验，得出了由归因模式导致公众污名的模型（见图 5-2）。其中，相比于非典型肺炎和肺结核，艾滋病患者受到更加严厉和公开的污名。被调查者普遍认为，罹患艾滋病的患者是咎由自取，感染艾滋病病毒是由患者自身可控的行为所造成的，因此，艾滋病患者更应该为自己的病情负责，也受到更多的指责。这一系列的归因导致了公众给予艾滋病患者更多的污名。

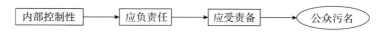

图 5-2 归因模式导致污名

然而，归因理论有时候并不能完全解释污名的发生原因。以小品文的形式控制了患者得病的可控性，即情境描述分别为个人可控的和个人不可控的原因，要求被试对患者的污名进行评价，尽管对疾病来源的归因能够解释部分污名的减少，但致死性、感染的风险等其他变量相比归因更多地解释了人们对患者的反应行为。因此，尽管归因理论对各种疾病，包括对公众污名的解释得到了研究者的广泛认可，但在污名的发生过程中，还有一些其他的因素可能对污名的形成起到了更加关键的作用，这有待以后研究的进一步验证。

2. 社会文化理论

在归因理论得到广泛应用和认可的同时，Parker 等（2003）从社会文化的角度重新诠释了污名的概念框架。他们认为，以往对污名的研究存在概念上的局限，对污名的定义是非常模糊的，偏离了 Goffman（1963）对污名的经典定义。污名，归根结底，应该是一种能够降低个体社会地位的属性，污名他人的过程是通过建立各种规则而提升优势群体的利益，制造等级观念和次序的过程。

归因理论过于强调对个体的研究，强调个体的知觉以及这些知觉对社会交往的影响，却忽略了这样一个事实：污名和歧视是与整个人类群体相联系的社会文化现象，而不是简单的个人行为的结果。引用对权力和社会文化的观点，可以认为污名作用于文化、权力和差异的交叉点上，污名和歧视不仅仅在差异中出现，而且更加明确地与社会结构的不平等相关联。污名他人是社会生活中复杂的权力斗争的部分内容，是一部分人通过制度或霸权而追求权力、地位和社会资源的过程，并且在获得优势地位之后继续污名他人，以社会结构的不平等实现他们的优势地位合法化。

社会文化理论提出后，得到了很多研究者的支持。Padilla 等（2008）以一个特殊群体——拉丁美洲双性恋艾滋病男性为被试，考察他们对其父母及配偶公开其性取向的行为以及这种行为在多大程度上受到污名经历和社会不平等的影响。对 70 名被试进行半结构化深度访谈的结果发现，这些被试普遍受到社会的歧视和排挤，而导致他们从事性交易活动的一个很重要的原因，是他们早年的无家可归、贫穷以及被虐待的社会经历。社会的不平等使他们失去了大部分的社会资源，为了获得社会资源，他们选择从事性交易活动，但这导致他们被污名情形的出现，而且会进一步地加剧他们社会资源的缺失。

对巴西患病儿童进行的一项研究证实，文化习俗、社会不平等以及权力差异的交互作用导致了对患病儿童的污名（AbadÃ-a-Barrero，2006）。研究者对接受高效抗逆转录病毒疗法的艾滋病儿童进行访谈，发现相关污名很大程度上是由社会的不平等所造成的，而高效抗逆转录病毒疗法不仅仅提高了患病儿童的存活率和生活质量，更重要的是，它使这些儿童有机会获得帮助其抵御艾滋病的医疗资源，从而在一定程度上改善了社会的不平等，进而降低了患病儿童的污名。

3. 文化道德理论

社会文化理论提出之后，被一些研究者所采纳并发展。2007 年，Yang 等在此基础上提出了污名的概念模型（Conceptual Model）。他们认为，污名最主要的特点是使人感受到其珍视的某些精神层面的东西（名誉、地位等）面临即将失去或减少的危险，或正在遭受着损失。污名他人，是为了应对知觉到的威胁或真实的危险以及对未知的恐惧。它不仅是污名者自我保护和心理防御的一种机制，而且已经上升到了道德的层面。对于被污名者，污名使其痛苦复杂化，即不仅要面对自身某些缺陷，更重要的是，还要面临精神世界的损失（地位、声誉等）。污名的跨文化相似性表明，污名是人类进化过程中发展出的一种认知适应能力——通过排斥那些具有（或可能具有）某种不良特质的人来避免群居生活中的潜在危险。

二、研究目的和影响因素研究

（一）研究目的

本研究的主要目的是探索影响我国民众的乙肝污名态度的主要因素以及乙肝污名态度对雇佣乙肝病毒携带者的作用机制的模型，并在以上研究的基础上，对人力资源管理人员和普通员工这两类群体在乙肝污名态度的影响因素和作用机制上的差异进行分析比较。

（二）影响民众乙肝污名态度的因素模式

在分析相关文献和质化访谈的基础上，本研究提出，影响民众乙肝污名态度的因素模式，如图 5-3 所示。与传染疾病相关的污名研究显示，污名态度的产生通常与人们对这一疾病的知识水平、与疾病患者的接触程度以及对接触的风险知识水平相关。从社会因素角度考虑，社会支配倾向被证实与多种污名态度相关。

1. 接触程度（HBV Contact）

在许多污名的干预研究中，接触被认为能够起到减少污名的作用。Herek 等 1997 年进行的艾滋病污名的追踪研究中，对接触假设进行了检验，结果发现，与艾滋病患者有过直接接触的被试比那些没有过直接接触的被试更加同情和理解艾滋病患者，也较少回避或责备他们。为了探索与乙肝病毒携带者

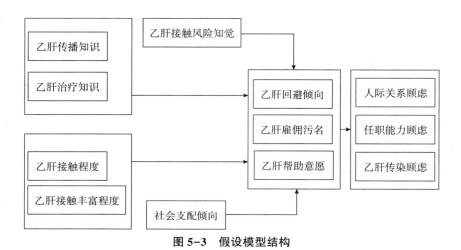

图 5-3　假设模型结构

的接触经历对其乙肝污名态度的影响，本研究提出：

假设 H1：对乙肝病毒携带者的接触程度越高，其所持乙肝污名回避态度越弱；

假设 H2：对乙肝病毒携带者的接触程度越高，其所持乙肝雇佣污名态度越弱；

假设 H3：对乙肝病毒携带者的接触程度越高，其所持乙肝污名帮助意愿越强。

2. 乙肝知识（HBV Knowledge）

关于知识对于污名的影响的研究，在污名研究领域有很多，主要的结论是，知识传播确实能够对缺乏相关知识的民众起到教育作用，并减少他们因为误解而产生的污名。对某种疾病的相关知识了解得越多，对该疾病相关的污名态度越少。据此，本研究提出：

假设 H4：个体所拥有的乙肝传播知识越多，其所持乙肝污名回避态度越弱；

假设 H5：个体所拥有的乙肝传播知识越多，其所持乙肝雇佣污名态度越弱；

假设 H6：个体所拥有的乙肝传播知识越多，其所持乙肝污名帮助意愿越强。

3. 对接触乙肝的风险认知（HBV-Related Risk Perception）

在艾滋病污名研究中，对疾病的污名态度总是与疾病的复杂特性密切相关的，我国学者也有类似的发现。一项有关乙肝歧视的医学研究结果表明，即使是具备一定乙肝防治知识的人，也会十分担心在与患者的长期共处中被传染。雷建华等（2005）从医疗技术的层面深入分析了在我国普遍存在的"乙肝歧视"的原因：第一，尽管从理论上来讲，乙型肝炎病毒传染途径是单一的，即通过血液或体液传播（宫内传播除外），但传染途径事实上呈现多元化的特点，即传染源众多且有可能通过密切的日常生活接触传播，这是导致乙肝歧视的主要原因。第二，尽管乙肝疫苗已经在我国获得普遍的推广，但临床经验证明，疫苗仍不能完全阻断乙肝传播和感染，这将不可避免地导致部分人群为了规避风险而对乙肝病毒携带者抱有回避态度。第三，感染乙肝病毒后的不确定性加大了人们的担忧，因此，人们对可能发生的乙肝病毒感染更多地采取了躲避的方式，这在客观上促进了"乙肝歧视"问题的发展。受以上研究的启发，为了进一步探索可能影响我国民众的乙肝污名态度的原因，在本研究中引入与乙肝病毒携带者相关的风险知觉的概念，并提出如下假设：

假设 H7：个体所知觉到的乙肝接触风险越高，其所持乙肝污名回避态度越强；

假设 H8：个体所知觉到的乙肝接触风险越高，其所持乙肝雇佣污名态度越强；

假设 H9：个体所知觉到的乙肝接触风险越高，其所持乙肝污名帮助意愿越弱。

4. 社会支配取向（Social Dominance Orientation，SDO）

社会支配取向是社会支配理论（Social Dominance Theory，SDT）中的一个概念，它是一个"用来解释以群体为基础的社会不平等现象的个体差异变量"的理论。社会支配取向主要反映了个体希望社会上不同群体之间出现不平等差异的程度。高社会支配取向的个体通常期望优势群体（内群体）能够更多地支配劣势群体（外群体），社会支配取向高的个体比社会支配取向较低的个体更倾向于强烈支持社会资源（如工作机会、医疗保健资源）的不平等分配，而且，更倾向于不支持倡导公平的社会政策的推广。我国学者在艾滋病污名研究领域所做的研究显示，中国大学生的社会支配倾向与其艾滋病污名程度显著相关。除此之外，社会支配倾向还被证实与消除污名态度的接触效应有关。Hodson（2008）的研究证实，社会支配倾向较高的白人个体在与黑人个体增加接触后，其内群体偏见出现显著性减少。综合这些研究成果，本研究提出：

假设 H10：社会支配倾向越高，所持乙肝污名回避态度越强；

假设 H11：社会支配倾向越高，所持乙肝雇佣污名态度越强；

假设 H12：社会支配倾向越高，所持乙肝帮助意愿态度越弱。

（三）乙肝污名作用机制研究

乙肝污名在不同的社会情境下呈现出不同的表现形式，但主要的一种表现形式是就业当中的歧视现象，这是引发乙肝污名研究获得广泛关注的最主要的原因。考虑到这一现实原因，本研究主要通过考察乙肝污名态度对与乙肝病毒携带者共事所引发的顾虑的角度出发，考察乙肝污名态度在工作场所中的作用机制。有关与乙肝病毒携带者共事的顾虑，在质化研究中进行，通过对质化访谈的结果进行编码，发现主要的与乙肝病毒携带者共事的顾虑有六项，分为三类，分别是对人际关系的顾虑、对传染的顾虑和对任职能力的顾虑。据此，本研究提出如下假设：

H13：乙肝污名回避倾向越强，对与乙肝病毒携带者共事的三项顾虑程度越高；

H14：乙肝雇佣污名态度越强，对与乙肝病毒携带者共事的三项顾虑程度越高；

H15：乙肝污名帮助意愿越强，对与乙肝病毒携带者共事的三项顾虑程度越低。

（四）不同群体的乙肝污名态度的作用机制的差异比较

雇佣污名作为乙肝污名在工作场所的体现，可以说是乙肝污名的主要表现形式，在近年来获得广泛关注。为了深入探索雇佣污名的施加者，我们将人力资源管理工作人员与普通雇员的乙肝污名的影响与作用机制的差异作为比较对象，拟采用多组分析（Multigroup Analysis）的方法对这两组人群进行比较。

三、研究方法与程序

（一）研究被试

本研究的被试主要来源有以下三个方面：某大型国有企业的员工、三所高校的在校学生和部分参与 2011 年人力资源师考试的培训班学员。以纸笔问卷的形式共发放问卷 1200 份，收集问卷 1168 份，剔除无效问卷 190 份，最终得到有效问卷 978 份，占 83.7%。

（二）研究工具

1. 乙肝污名态度问卷

本研究采用研究一编制的乙肝污名态度问卷，以李克特五点量表进行评分，数字 1~5 分别代表 "完全不同意" "不同意" "不确定" "同意" 和 "完全同意"。总共 11 道题目，分为三个因素，分别是对乙肝病毒携带者的回避倾向、对乙肝病毒携带者的雇佣污名以及对乙肝病毒携带者的帮助意愿。

2. 乙肝知识问卷

本研究采用研究一编制的乙肝知识问卷，该量表由 13 个条目组成，被试要求阅读每个条目，并给出 "正确" 或 "不正确" 的回答。

3. 乙肝接触经历

本研究采用的量表改编自 Corrigan 等（1999）所编制的精神病患者的熟悉程度量表（The Level of Familiarity Scale，LOF），该量表由 11 个条目构成，分别表示了与乙肝病毒携带者的不同接触程度，由接触程度最低的 "我从来没见过我明确知道是乙肝病毒携带者的人"（计 1 分）到接触程度最高的 "我是乙肝病毒携带者"（计 11 分）11 个不同的熟悉程度，题目随机排序，要求被试勾选其经历过的与乙肝病毒携带者的交往经历的陈述，若被试有过多种不同程度的接触经历，取接触经历最亲密的一项，即分值最高的一项作为其接触经历的得分。另外，由于本量表中还含有其他信息，因此，在本研究中，还增加了与乙肝病毒携带者接触广度这一变量。

4. 乙肝接触风险知觉

本研究采用自编问卷，测量被试对与乙肝病毒携带者不同程度的接触事件的风险感知水平，采用七点评分，其中 1 代表 "一点也没有风险"，7 代表 "非常有风险"，本量表共有六个条目。

5. 社会支配倾向

对于社会支配倾向的维度争论一直存在，在我国的文化背景下，存在社会支配倾向的三因素说和四因素说。其中，张智勇等（2006）的研究发现，中国的社会支配倾向分为四个因素，分别为反对群体平等、赞同优势群体的支配性、赞同劣势群体的较低地位、赞同维护等级差异。而 Li 等（2008）的研究则发现其由三个因素组成，分别是反对平等、支持优势群体的支配性和支持劣势群体的低地位。由于这一争论尚未有定论，因此，在本研究中采用 Pratto 等（1994）编制的社会支配取向量表的简化版。该量表由八个条目组成，采用七点评分，1 代表"非常不同意"，7 代表"非常同意"。

6. 人口统计学变量

本研究对被试的性别、年龄、职业类别、受教育程度进行了调查。

（三）研究程序

调查主要由纸笔问卷的形式完成，正式填答问卷前，要求所有被试签署知情同意书，主要用于说明研究目的，告知被试可能存在的风险和获益，并特别说明研究数据仅用于科学研究，并完全保密。被试在问卷填答完毕后，均获得价值人民币 15 元的一份礼物作为酬谢。

四、研究结果及分析

（一）各测量变量的探索性因素分析与验证性因素分析

1. 乙肝污名态度的验证性因素分析结果

采用 Amos 7.0 对乙肝污名态度进行验证性因素分析，所得结果如表 5-3 所示。总体来说，乙肝污名态度问卷的三因素模型得到了验证，各项拟合度指标均达到统计学要求的水平。在拟合的同时，考察了模型的修正指标以保证得到适配程度最好的模型。RMSEA 的值略高（>0.05），但仍小于 0.08，属于可以接受的范围。

表 5-3　乙肝污名态度的验证性因素分析拟合指标结果

χ^2	df	χ^2/df	GFI	AGFI	CFI	NFI	TLI	IFI	RMSEA
160.36	33	4.86	0.97	0.94	0.97	0.96	0.94	0.97	0.063

2. 乙肝接触风险知觉的验证性因素分析结果

采用 Amos 7.0 对乙肝接触风险知觉进行验证性因素分析，所得结果如表 5-4所示。由于乙肝接触风险知觉为自编问卷，因此在验证其结构之前，随机选择一半的数据用来对问卷进行探索性因素分析。从结果来看，只提取到风险知觉的一个因素，条目分布比较合理，题目的负荷在 0.51 到 0.85 之间，所有因素总共能够解释方差变异量的 54.97%，可以认为乙肝接触风险知觉问卷的结构是比较好的。

表 5-4　乙肝接触风险认知探索性因素分析结果

题　　目	因素负荷
和小李共事	0.85
陪小李去肝病医院做常规检查	0.80
和小李一起吃饭（非分餐制）	0.80
和小李合租	0.69
和小李成为男女朋友	0.51
特征根	2.75
解释的方差变异量	54.97%

随后对另一半的数据进行验证性因素分析。总体来说，乙肝接触风险知觉问卷的各项拟合度指标均达到统计学要求的水平，如表 5-5 所示。在拟合的同时考察了模型的修正指标以保证得到适配程度最好的模型。

表 5-5　乙肝接触风险知觉的验证性因素分析模型拟合指标结果

χ^2	df	χ^2/df	GFI	AGFI	CFI	NFI	TLI	IFI	RMSEA
8.85	4	2.21	1.00	0.99	1.00	0.99	0.99	1.00	0.035

3. 社会支配倾向的验证性因素分析结果

采用 Amos 7.0 对社会支配倾向进行验证性因素分析，所得结果如表 5-6 所示。总体来说，单因素的社会支配倾向问卷的各项拟合度指标均达到统计学要求的水平，拟合度良好。

表 5-6　社会支配倾向的验证性因素分析模型拟合指标结果

χ^2	df	χ^2/df	GFI	AGFI	CFI	NFI	TLI	IFI	RMSEA
52.83	17	3.11	0.99	0.97	0.94	0.92	0.91	0.94	0.046

（二）各变量的描述性统计分析结果

本研究还对乙肝病毒携带者在工作场所中所引发的顾虑进行了描述的统计，主要目的是考察到底是出于何种原因导致乙肝病毒携带者在工作场所中受到歧视，结果如表5-7如示。

表5-7　乙肝就业顾虑描述统计结果

	M	SD
担心小李能力低，不能胜任工作	1.64	2.49
担心被其他团队说闲话（因为团队中有一名乙肝病毒携带者）	3.79	2.75
担心团队内部成员有意见（因为团队中有一名乙肝病毒携带者）	5.07	2.47
担心小李会因为身体状况不能按时完成任务	3.13	2.53
担心被传染	4.09	2.98
担心因为小李的加入而使公司支付更多的成本	2.48	2.46

由乙肝工作顾虑的描述性统计可以看出，传染顾虑虽然分数较高，但并不是最高的，"担心团队内部成员有意见"的顾虑得分高于传染的顾虑，表现出人们对于有乙肝病毒携带者的雇员可能引发的人际关系方面问题的担忧。同时，这与一项针对年轻人群体的乙肝风险知觉的研究结果有些相似。在一项针对18~24岁的年轻人的乙肝病毒风险知觉的研究中，大部分青年并不认为自己所处的乙肝病毒风险很高，反而认为他人有较高的感染乙肝病毒的风险。另外，从研究结果还可以看出，乙肝病毒携带者由于健康原因可能无法完成工作任务也是其中的一项顾虑因素，这也和艾滋病领域的相关研究结果不谋而合。对于北京、香港特区、芝加哥三地的中小企业雇主的招聘态度的调查中发现，对于艾滋病患者的雇佣污名，除了担心传染之外，影响最高的就是对艾滋病求职者的任职能力的担忧。

（三）乙肝污名态度的影响及作用机制模型

考虑到采用问卷调查的研究方法可能导致的同方法效应（Common Method）的影响，本研究在进行结构方程检验之前，先采用单因素检验的方法对同方法效应进行检验，即把进入结构方程的所有条目放在一起，进行单因素的探索性因素分析，其结果表明，单因素仅可以解释所有方差变异的15.82%。由此可以证明，同方法效应对本研究模型未造成太大影响，可以进一步构建结构方程模型。

在本研究中，采用路径分析的方法对所有变量之间的关系进行考察，主要考虑到由于模型中的乙肝污名态度是作为中介变量出现，在分析时会出现大量的中介作用（见图5-4）。根据通用的模型设定策略，本研究在假设模型的基础上，还事先设定了另外两个模型进行评价，通过模型拟合指数选择一个最有效和简洁的模型。通过对相关领域的文献综述和质化访谈，本研究设定了三个竞争模型，具体如下：

模型一，在乙肝污名的影响因素方面，根据以往对其他疾病污名研究的综述，与乙肝相关的知识水平以及与乙肝病毒携带者的接触深度和接触广度对乙肝污名态度产生影响；社会支配倾向以及对乙肝接触的风险知觉也会对乙肝污名态度产生影响。在乙肝污名态度的作用因素方面，对乙肝病毒携带者的回避倾向、雇佣污名会对与乙肝病毒携带者共事的传染顾虑、人际方面的顾虑和任职能力的顾虑产生影响，帮助意愿则从反方向影响工作场所中的这三种类型的顾虑。

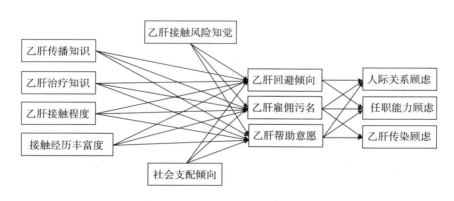

图5-4　模型假设

模型二，在模型一的基础上增加了由知识水平、接触水平到乙肝接触风险知觉的路径。

模型三，在模型一的基础上，增加了由乙肝接触风险知觉到工作顾虑的路径。

模型四，在模型一的基础上，同时增加了由知识水平和接触水平到乙肝接触风险知觉的路径，以及由乙肝接触风险知觉到工作顾虑的路径。

比较以上四个模型的拟合指数，考察了 χ^2/df、GFI、AGFI、CFI、NFI、TLI、IFI、RMSEA 等指标，从拟合结果来看，模型二和模型四达到了统计测量标准。其中，乙肝治疗知识对乙肝污名态度三个因素的影响路径与乙肝病毒携带者的接触程度对乙肝污名态度的三个因素的影响路径均不显著，与乙肝病毒携带者接触的丰富度对乙肝污名态度的雇佣污名与帮助意愿的影响路径也不显著，因此，删除了这几条路径。除此之外，乙肝污名的回避倾向对乙肝就业的人际关系顾虑的影响路径，乙肝污名的帮助意愿对乙肝就业的传染顾虑的影响路径也不显著，这几条路径均被删除。综合模型拟合与路径系数等各方面考虑，采纳了模型四的路径设置。

从乙肝污名态度的影响因素来看，乙肝的传染知识对乙肝污名态度的三个因素均有显著的影响作用，具体表现为：

第一，乙肝知识水平越高，对乙肝病毒携带者的回避倾向和雇佣污名就越少，且更有意愿帮助乙肝病毒携带者。

第二，在与乙肝病毒携带者的接触中，仅接触广度对回避倾向有显著的影响，接触到乙肝病毒携带者的场合越多，越不容易对其产生回避倾向，而接触的深度则没有影响。

第三，风险知觉和社会支配倾向这两个因素对乙肝污名态度的三个因素的影响均十分显著。从结果可见，对与乙肝病毒携带者的不同程度的接触知觉到的风险越高，越容易对乙肝病毒携带者产生回避倾向，并对其产生乙肝污名，而且对乙肝病毒携带者的帮助意愿也就越低。

第四，社会支配倾向越高的个体，即认同社会等级中希望优势群体主宰劣势群体的人，越倾向于表现出较多的对乙肝病毒携带者的回避倾向和雇佣污名，同时，也表现出较少的愿意帮助乙肝病毒携带者的态度。

第五，从乙肝污名态度的影响因素来看，乙肝污名态度中的回避倾向和雇佣污名显著地预测了对乙肝病毒携带者在工作场所中的任职能力的顾虑和传染的顾虑，但对乙肝病毒携带者的可能在工作场所中引发的人际关系顾虑没有预测作用；而雇佣污名态度则对乙肝病毒携带者在工作场所中的三种顾虑都有显著的影响，即越不愿意雇佣乙肝病毒携带者的个体，对乙肝病毒携带者在工作场所中可能导致的人际关系问题越敏感，对于传染的问题以及可能没有能力胜任工作的问题越有顾虑。

第六，帮助意愿仅对携带者的人际顾虑和传染顾虑有显著的影响，即对乙肝病毒携带者持帮助意愿较强的人，越不容易担心由于工作团队中有乙肝病毒携带者而引起团队内部或外部人的不满，且越不担心自己被传染。

第七，乙肝知识对在工作中的传染顾虑有直接的影响，即乙肝传染知识越多的人，其传染顾虑就越少；乙肝知识还对接触乙肝病毒携带者的风险知觉有显著的影响，即乙肝传染知识越多的人，其知觉到的与乙肝病毒携带者接触时的风险越低；而对乙肝病毒携带者的接触广度也对风险知觉有显著的影响，接触到乙肝病毒携带者的程度越广泛，其对乙肝病毒携带者的接触风险知觉越低。

第八，风险知觉同时还能直接作用于对乙肝病毒携带者在工作场所中的顾虑，知觉到风险越低的人，越少顾虑乙肝病毒携带者的任职能力和可能造成的传染问题，但对乙肝病毒携带者可能引起的人际方面的顾虑没有显著的影响。

（四）不同群体乙肝污名态度的影响及作用机制模型比较

为了进一步地探索不同职业的群体对乙肝污名影响因素和作用因素上的差异，本研究还采取多组比较（Multigroup Analysis）的办法，对人力资源管理人员和普通职员进行了进一步分析（见表5-8）。

表5-8　两组人群人口统计学变量

	人力资源管理者（n=269）		普通职员（n=320）	
	平均数	标准差	平均数	标准差
性别	1.68	0.48	1.53	0.50
年龄	35.39	5.75	32.25	10.74
受教育程度	3.17	0.34	2.43	0.88

对这两组的乙肝污名态度进行比较，t检验结果显示，人力资源管理人员与普通员工仅在乙肝回避倾向的态度上差异显著（p<0.01），在其他两个因素上均未表现出显著差异。

健康型城区建设模式研究

多组比较的方法主要有卡方值差异检验（Chi-square Difference Test）和主要差异比（Critical Ratios for Differences）检验两种方法，后者较为简便，且容易操作，因此，本研究采用 Amos 7.0 进行人力资源管理者与普通职员的多组比较。通过为不同组别之间同一条路径设置不同的名称，然后采用主要差异比来判断两组之间同一路径的差异是否达到显著性水平（>1.96）。如果显著性差异存在，再通过分组进行的模型拟合来获得分别的路径系数。人力资源管理组与普通职员组的比较结果如表5-9所示。应该感觉到，人力资源管理人员在回避倾向方面要显著低于普通职员，而在帮助意愿方面要大于普通员工。

表5-9　人力资源管理人员与普通职员乙肝污名态度描述

	回避倾向		雇佣污名		帮助意愿	
	平均值	标准差	平均值	标准差	平均值	标准差
人力管理者（n=269）	12.50	4.57	6.56	2.48	10.99	2.17
普通职员（n=320）	13.51	3.88	6.67	2.31	10.89	2.10

从多组比较的结果来看（见表5-10），人力资源管理人员与普通员工的区别主要表现在乙肝污名态度的影响因素方面，在乙肝知识对乙肝接触风险知觉方面、乙肝接触广度对乙肝接触风险知觉方面、乙肝知识对污名态度的帮助意愿方面以及接触广度对污名态度的回避倾向与雇佣污名方面，人力资源管理者与普通职员均存在显著差异。综上所述可以看出，知识水平对普通员工的乙肝风险知觉影响较大，而对人力资源管理者的影响较小，接触广度则能够显著地影响人力资源管理者对乙肝病毒携带者的污名态度以及他们的乙肝风险知觉，而对普通员工的影响则不显著。

表5-10　多组比较结果

			人力资源管理者	普通职员	比率值
接触风险知觉	←	知识水平	-0.35 ***	-0.51 ***	-6.74
接触风险知觉	←	接触广度	0.01 **	-0.01	5.69
回避倾向	←	接触广度	-0.11 *	-0.08	-2.85
雇佣污名	←	接触广度	-0.15 **	-0.05	-2.32

注：* p<0.05，** p<0.01，*** p<0.001。

五、讨论与结论

（一）对乙肝接触的风险认知

在本研究中一个重要发现是，对乙肝接触的风险认知是影响乙肝污名态度的一个重要变量，它不仅直接与乙肝污名态度有密切联系，还中介了部分接触乙肝病毒携带者的广度和了解乙肝知识对乙肝污名态度的影响，而且对乙肝员工在工作场所引发的关于乙肝病毒携带者是否有能力胜任工作的顾虑以及传染的顾虑也有影响。正如医学工作者对乙肝疾病的医疗技术层面进行的分析所言，尽管理论上乙肝病毒并不通过日常生活的接触传播，但仍有部分比例的乙肝病毒携带者是由于密切的生活接触感染的病毒，这使部分人群为了规避风险而对乙肝病毒携带者抱有回避态度。本研究从实证的角度证实了这一研究的假设。但同时，这一结果也为消除乙肝污名带来了新的障碍。根据以往研究的结果，增加与被污名群体的接触是可以有效地降低对被污名群体的污名程度的，但由于对乙肝病毒携带者的接触风险的认知，可能会使通过接触降低乙肝污名的效果大打折扣，或者使民众出于回避风险（而非厌恶乙肝病毒携带者）的心理不愿与乙肝群体接触。另外，如何针对消除民众的乙肝接触风险知觉而减少其对乙肝病毒携带者的污名态度，也是未来研究中值得深入探讨的一个问题。

（二）社会支配倾向的显著影响

社会支配倾向对乙肝污名态度三个因素的显著性影响提示我们，在乙肝污名态度当中，确实有部分是由社会文化理论中所提到的、为了使优势群体的利益得到提升而建立的各种规则，人为制造的等级观念和次序所导致的，即污名的部分原因是来自价值观的差异，而这可能是污名现象中最难以撼动的部分。Parker 等（2003）的论断，即"在大部分的发展中国家，污名和歧视显然是与整个群体相联系的社会文化现象，而不是简单的个人行为的结果"，或许能够部分解释乙肝污名仅仅在我国发生的独特性。很大可能是由于乙肝疾病在我国的大范围盛行，所以才导致了乙肝污名这一社会文化现象。另外，在本研究的质化访谈中，也曾经有被访谈者提过有些医药公司为宣传售卖自身产品，而故意夸大乙肝传染的方式以及得病的后果。这些证据可以为今后进一步从社会文化角度进行污名的研究奠定基础。

（三）阻碍就业问题的真正障碍

在相关政策法规出台后，仍然有关于乙肝就业歧视的案例屡见报端，探索影响乙肝病毒携带者就业的因素就显得尤为重要和有现实意义了。本研究通过质化访谈发掘出与乙肝病毒携带者共事所产生的不同类型的顾虑——人际关系顾虑、任职能力顾虑以及传染顾虑，并检验了乙肝污名态度对这些顾虑的影响。结果表明，对乙肝病毒携带者的就业歧视中，不仅仅是出于对疾病传播的担忧，同时还带有对乙肝病毒携带者工作能力的担忧以及对组织中人际关系的考虑，而且从本研究的结果来看，担心同部门的其他员工对乙肝病毒携带者存在意见是所有的顾虑中得分最高的。这一结果提示我们，不应该简单、片面地责怪部分用工单位不顾国家相关政策法规，仍然强行在入职体检中检查"乙肝五项"，而是要通过开展广泛深入的消除乙肝污名的干预项目，同时加强对乙肝病毒携带者的就业指导，打消企业用工单位真正的顾虑，从而从根本上为乙肝病毒携带者的就业、入学创造更多的机会。

（四）人力资源管理者和普通员工的认知差异

本研究对人力资源管理群体与普通员工群体的乙肝污名态度影响的差异机制进行了比较。从结果可以看出，乙肝知识水平、乙肝接触广度对乙肝污名态度的影响在这两个群体中是有显著性差异的。总的来说，乙肝知识水平对减少乙肝污名消极态度的作用在普通员工中表现得更加突出，而与乙肝病毒携带者在多种场合中的接触对减少乙肝污名消极态度的作用，对于人力资源管理者来说更加明显。这一结果给予研究者诸多启示：首先，消除乙肝污名的方法对不同的人群是有不同的效果的，如果能够有针对性地对不同人群开发出适合他们的消除乙肝污名消极态度的干预项目，则可以大大提升去除乙肝污名的效用。其次，这可以为长期存在的教育与接触理论之争提供一个合理的解释，即教育和接触对于不同类型的群体的作用是不同的。从本研究的结果来看，消除普通员工对乙肝污名的消极态度，用教育的方法更加有效。

（五）总体认识与对策建议

在相关污名研究领域的基础上，本研究提出并验证了乙肝污名态度的影响因素以及作用因素。在有关污名的研究中，研究者一直希望找到导致污名的原因，并在此基础上开发出消除污名的方法。本研究认为，乙肝知识水平、乙肝接触广度、社会支配倾向以及乙肝接触风险知觉均对乙肝污名态度产生显著的影响，其中乙肝知识水平和乙肝接触广度通过乙肝接触风险知觉来对乙肝污名态度产生间接影响。此外，进一步分析发现，在乙肝污名经常发生的招聘环节，对人际关系方面的担忧是导致乙肝病毒携带者被拒绝的重要原因。这一结果不仅可为政府制定相关反乙肝歧视法规和政策提供理论和实证的支持，更重要的是引导我们从企业担忧的根本问题入手来减少乙肝歧视现象的发生，而不仅仅是片面地指责企业强制在入职体检中检查"乙肝五项"的歧视行为。

第五节　消除乙肝污名的实验研究

一、理论综述

（一）接触假设

接触假设指的是被污名者与公众的任何形式的相互作用，它是用来减少污名的一种办法。心理学家 Allport（1954）在 *The Nature of Prejudice* 一书中提到，不同群体在追求共同目标的过程中，通过地位平等的接触而减少彼此之间的偏见。在污名的干预过程中，接触被认为能够起到减少污名的作用。Herek 等 1997 年进行的污名的追踪研究中对接触假设进行了检验，结果发现，与患者有过直接接触的被试比那些没有过直接接触的被试更加同情和理解患者，也较少回避或责备他们。Brown 等（2003）认为，与患者更加个体化的接触能够降低对患病的神秘感与误解，增加人们对患者的同情。已有的结果或是从其他污名干预中的借鉴，或是对已经实际发生相互接触的调查结果，还没有出现专门针对一般民众与患者的接触而设计的实际干预项目。

（二）知识传播

针对普通民众进行的污名调查中，研究者普遍发现，民众对传播途径的常识缺乏了解，主要表现为对何种途径不会导致病毒的传播存在极大的误解，而在患者实际遭受的污名中，大部分人的拒绝和回避是来源于对病毒传染的恐惧以及对病毒传播途径的不了解，甚至有的医护人员或病毒感染者本人也不了解什么样的接触不会传播病毒。因此，研究者认为，可以将知识的传播作为减少污名的一项干预措施，并且以此作为干预污名的实践项目。但是，近年来一些研究者发现，仅仅向民众传播患病知识来消除或减少艾滋病污名是不够的。这种污名来源于根植于文化或宗教信仰当中的信念。以中国人为被试的调查研究也获得了类似的结果，尽管公众对疾病的传播知识有所了解，但这与他们对患者产生污名几乎没有联系。遵从归因理论，研究者认为，这是因为对患病原因的归因是一个非常复杂的框架模型，在这一框架中，对疾病真实情况的了解对产生污名几乎不起作用。大众的观念或信念才是污名产生的最重要的原因。因此，建议在减少污名的努力中，不必大费周章地宣传疾病常识，因为这些常识与公众的基本信念相悖，不容易对公众的污名态度产生较大的影响。更多的努力应该放在改变公众对传染性疾病的归因方式上。

（三）患者自我观念的改变

通常人们认为，减少污名的方法主要是针对施加污名的人，目的在于改变他们对患者的态度和行为，但是，近年来对感知污名、实际污名和自我污名的研究发现，有相当一部分被污名者所遭受的污名不是客观存在的，而是源于自身对污名的预期以及自我污名的影响。Thornicroft 等在 2009 年进行的一项跨文化研究中发现，感知污名与实际污名是彼此独立的，没有经历过实际污名的个体也有很大可能遭受感知污名的困扰。Heijnders 等（2006）在综合比较了多种污名干预策略后指出，污名并不是某些个体的行为，被污名者在对抗污名的过程中并不是消极的接受者，他们同样也可以在这一过程中起到积极的作用。已有研究中有一些是通过心理咨询的方法来达到减少污名的效果的。Brown 等（2003）在综述了不同的污名干预项目后也发现，多重干预措施或多通道的干预方法在许多研究中都出现过，综合不同学者对污名的形成机制的研究，我们可以认为，污名是由社会和个体共同的原因导致的，因此，对污名的干预也需要是多方面、针对不同的对象的。

二、研究目的与假设

（一）研究目的

前述研究结果显示，与乙肝病毒携带者接触的经历和个体所拥有的乙肝病毒传播知识的数量是影响乙肝污名态度的主要原因。从消除污名态度的方法上来说，增加与被污名群体的接触以及用教育的方式宣传与被污名疾病相关的知识是两种被广泛应用的方法。这两种方法的作用在艾滋病污名、精神疾病污名等研究中获得了大量数据的证实。然而，有关分析研究的结果显示，教育消除污名的干预效果并不是十分得一致。另外，在乙肝污名的研究中，探索这两种污名消除方法的有效性研究还从未有过，因此，有必要以实验的方式验证这两种消除乙肝污名方式的有效性，一方面可以为在我国开展消除乙肝污名的干预活动提供实证研究的结果，另一方面也可以为污名研究领域的这两种方法的有效性研究提供新的证据。

（二）群体之间的接触理论

根据 Allport（1954）的群体之间接触理论，不同群体之间的良性接触，有助于减少群体之间的消极态度。他的这一接触理论在提出后的半个多世纪获得了大量的研究证据。研究的范围从一开始针对种族群体，扩展到所有年龄，而且目标群体也发展为艾滋病患者、老年人、残障人士、乙肝患者和精神疾病患者。Herek 等（2007）的研究发现，与男女同性恋的接触有助于降低反同性恋者的偏见。Herek 等认为，在理想条件下，接触是降低群体之间的偏见和歧视的最有效的手段之一。而且，接触的效果还惠及没有直接参与到接触情境中的个体身上。Wright 等（1997）描述了接触的"延展效应"，当内群体中的成员与外群体中的成员建立跨群体友谊时，群体之间更易产生积极态度。在一项有关接触假设的元分析研究中发现，大多数的研究都表明，接触对改善群体间的态度，特别是偏见，有显著的积极作用。

（三）研究的基本假设

根据以上的接触理论，特提出如下假设：

假设 H1：与乙肝病毒携带者的视频接触有助于降低乙肝回避倾向；

假设 H1a：接受视频接触干预的被试比控制组的被试在实验后测中的乙

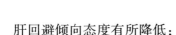

肝回避倾向态度有所降低；

假设 H1b：接受视频接触干预的被试比控制组的被试在实验后 30 天的追踪测量中的乙肝回避倾向态度有所降低；

假设 H2：与乙肝病毒携带者的视频接触有助于降低乙肝雇佣歧视；

假设 H2a：接受视频接触干预的被试比控制组的被试在实验后测中的乙肝雇佣污名有所降低；

假设 H2b：接受接触干预的被试比控制组的被试在实验后 30 天的追踪测量中的乙肝雇佣污名有所降低；

假设 H3：与乙肝病毒携带者的视频接触有助于增加乙肝污名帮助意愿；

假设 H3a：接受视频接触干预的被试比控制组的被试在实验后测中的乙肝帮助意愿有所提高；

假设 H3b：接受视频接触干预的被试比控制组的被试在实验后 30 天的追踪测量中的乙肝帮助意愿有所提高。

以教育的方式消除污名是污名干预项目中的常见方法，大量的研究显示，与疾病相关的知识是导致对患病者产生污名态度的主要原因，因此，教育的干预方式是非常关键的一种消除污名的方法。一般来说，教育并不是单独出现的，往往会伴随着其他的干预策略。教育消除污名的方法通常包括向普通民众和各种特定的人群宣传有关某种疾病的知识，介绍与民众污名态度相关的正确和错误的事实。教育作为一种污名干预的手段已经获得众多研究的验证。教育的形式也有很多种，包括演讲、讨论、录音和录像等。教育的受众也十分广泛，可以针对普遍意义上的民众，也可以是某些特定的人群（如医护人员）。教育所提供的信息大多数是关于某种引发污名的疾病的患病原因、相关的传播知识，以及治疗知识。许多研究者通过实证性研究肯定了这些信息对**消除污名的**重要性。**所以**，我们的假设是：

假设 H4：接受乙肝相关知识教育有助于降低乙肝回避倾向；

假设 H4a：接受乙肝相关知识教育的被试比控制组的被试在实验后测中的乙肝回避倾向态度有所降低；

假设 H4b：接受乙肝相关知识教育的被试比控制组的被试在实验后 30 天的追踪测量中的乙肝回避倾向态度有所降低；

假设 H5：接受乙肝相关知识教育有助于降低乙肝雇佣污名；

假设 H5a：接受乙肝相关知识教育的被试比控制组的被试在实验后测中

的乙肝雇佣污名有所降低；

假设 H5b：接受乙肝相关知识教育的被试比控制组的被试在实验后 30 天的追踪测量中的乙肝雇佣污名有所降低；

假设 H6：接受乙肝相关知识教育有助于增加乙肝污名帮助意愿；

假设 H6a：接受乙肝相关知识教育的被试比控制组的被试在实验后测中的乙肝帮助意愿有所提高；

假设 H6b：接受乙肝相关知识教育的被试比控制组的被试在实验后 30 天的追踪测量中的乙肝帮助意愿有所提高。

三、研究方法与程序

（一）研究被试

这一部分的研究主要选取了大学生群体，被试的基本信息如表 5-11 所示。

表 5-11　实验被试基本信息

	接触组	教育组	控制组	总和
人数	（n=32）	（n=36）	（n=36）	（n=104）
性别（男性%）	17（53.1）	12（33.3）	19（52.8）	48（46.2）
年龄（M，SD）	22.28（SD=1.25）	21.86（SD=1.38）	21.86（SD=1.10）	21.99（SD=1.25）

（二）研究程序

1. 实验材料

根据接触假设和知识传播假设，研究者在网络上收集到五个有关乙肝病毒携带者的宣传片，经过挑选后，选取其中的两个宣传片作为视频资料的蓝本。选择的标准为：视频画质清晰，其中一个视频内有乙肝病毒携带者出镜，但涉及较少部分的乙肝知识的说明；另一个视频无乙肝病毒携带者出镜，但整个宣传片主要以宣传乙肝传播知识为目的。经过剪辑和后期制作，将这两个视频资料分别作为接触和知识传播的实验材料。另外，选取了一段与乙肝病毒携带者毫无关系的风光片作为控制组的实验材料。除了实验处理即视频材料的内容不同之外，其他与实验处理无关的所有变量均严格控制，使实验结果不受无关变量的影响。

2. 实验设计

本实验为追踪测量，采用3×3混合实验设计，如图5-5所示。自变量为观看的视频材料的种类；因变量为被试的乙肝污名态度；时间变量为在观看视频材料之前、之后以及一个月后的追踪数据。

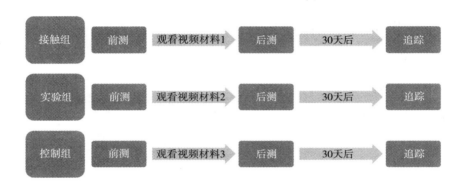

图5-5　实验流程

3. 实验工具

因变量的测量采用前述研究中编制的乙肝污名态度调查问卷和乙肝知识问卷。

4. 实验程序

被试由研究者在两所高校进行BBS招募，招募时简要说明实验过程，并明确被试需要在一个月后再次配合实验，每位被试可获得共计25元人民币的报酬。第一次实验后被试将获得10元的报酬，追踪实验后每位被试将再获得另外15元的报酬。同意参与的被试被随机分为接触组、知识组和控制组，每组分别填写乙肝知识问卷与乙肝污名态度问卷和各自的个人信息。随后，各组被试分别进入视频播放室观看其中一条视频材料。在观看之后，再一次填答上述两部分问卷，并获得10元奖励。观看视频材料一个月之后，被试再次填答这两部分问卷，并获得剩余的15元报酬。

四、研究结果及分析

（一）实验处理对乙肝污名回避倾向的影响

实验之前接触组、教育组以及控制组的乙肝污名回避倾向的平均值和标准差如表 5-12 所示。分值越高表明被试对乙肝病毒携带者所持的回避倾向越严重。

表 5-12　乙肝污名态度前测组间差异比较

	回避倾向		雇佣污名		帮助意愿	
	Mean	SD	Mean	SD	Mean	SD
接触组（n=32）	13.28	3.86	6.38	2.14	6.63	1.54
教育组（n=36）	13.08	4.17	6.31	2.39	7.06	1.39
控制组（n=36）	14.78	3.52	6.78	2.17	6.97	1.48
F	2.05	—	0.46	—	0.80	—
P	0.13	—	0.63	—	0.45	—

首先，对三组数据的前测进行比较，结果显示，没有显著性差异，这表明在进行实验处理前，三组之间的乙肝污名回避倾向态度是基本一致的。然后，对三个实验处理组的三次测量进行重复测量后的方差分析，结果表明，实验处理对乙肝污名的回避倾向影响显著 [$F_{(2, 101)} = 15.3$，$p < 0.001$]，实验处理的主效应显著。实验处理与三次测量之间出现交互作用 [$F_{(4, 101)} = 3.3$，$p < 0.01$]。进行简单效应比较后发现，在后测中，接触组与控制组的回避倾向表现出显著性差异（$p < 0.05$），假设 H1a 得到了验证；教育组与控制组的回避倾向表现出显著性差异（$p < 0.001$），假设 H4a 得到了验证；接触组和教育组的污名回避倾向均低于控制组，接触组与教育组之间无显著性差异。在追踪测验中，接触组与控制组的回避倾向未出现显著性差异，假设 H1b 没有得到验证；教育组与控制组的回避倾向在追踪测量中依然显著（$p < 0.01$），假设 H4b 得到了验证；教育组与接触组的回避倾向也呈现出显著的差异。由此可见，接触和教育在干预过后均有显著效果，但教育的污名干预效果最好，保持时间长久，该效应在 30 天后依然显著（见图 5-6）。

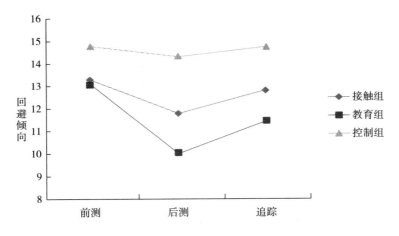

图 5-6　乙肝污名回避倾向的实验干预结果

（二）实验处理对乙肝雇佣污名态度的影响

实验之前接触组、教育组以及控制组的乙肝雇佣污名的平均值和标准差如表 5-12 所示，分值越高表明被试对乙肝病毒携带者所持的雇佣污名越严重。

首先对三组数据的前测进行比较，结果显示，没有显著性差异，这表明在进行实验处理前三组之间的乙肝雇佣污名态度是基本一致的。然后，对三个实验处理组的三次测量进行重复测量方差分析。结果表明，实验处理对乙肝污名的雇佣污名态度的影响不显著 $[F(2, 101) = 1.38, p > 0.05]$，实验处理的主效应不明显，实验处理与三次测量之间出现交互作用 $[F(4, 101) = 2.76, p < 0.05]$。进行简单效应比较后发现，在后测中，接触组与控制组的雇佣污名未发现显著性差异，假设 H2a 未得到验证；教育组与控制组的雇佣污名态度表现出显著性差异（$p < 0.01$），假设 H5a 得到了验证；教育组与接触组的雇佣污名态度表现出边缘显著性差异（$p = 0.051$），教育组的雇佣污名态度显著低于接触组和控制组。在追踪测验中，接触组与控制组的雇佣污名态度未出现显著性差异，假设 H2b 未得到验证；教育组与控制组的雇佣污名在追踪测量中依然显著（$p < 0.05$），假设 H5b 得到了验证；教育组与接触组的雇佣污名态度表现出显著性差异（$p < 0.05$），教育组的雇佣污名态度依旧显

著低于接触组和控制组。由此可见，对雇佣污名的影响，教育方式在干预过后均有显著效果，且保持时间长久，该效应在 30 天后依然显著。

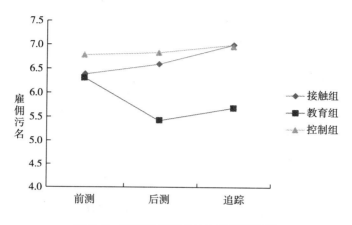

图 5-7　乙肝雇佣污名的实验干预结果

（三）实验处理对乙肝污名帮助意愿的影响

实验之前接触组、教育组以及控制组的乙肝污名帮助意愿的平均值和标准差如表 5-12 所示，分值越高表明被试对乙肝病毒携带者所持的帮助意愿越高。首先，对三组数据的前测进行比较，结果显示，没有显著性差异，这表明，在进行实验处理前三组之间的乙肝污名帮助意愿态度是基本一致的。然后，对三个实验处理组的三次测量进行重复测量方差分析，结果表明，实验处理对乙肝污名的帮助意愿的影响显著 $[F(2, 101) = 7.70, p < 0.001]$，实验处理的主效应明显，但未发现实验处理与三次测量之间的交互作用。事后比较的结果显示，三个组的帮助意愿在后测时均出现了显著的提升（p < 0.01），假设 H3a、假设 H6a 未得到验证；在追踪测量时的帮助意愿依然显著高于前测时的数据（p < 0.01），假设 H3b、假设 H6b 未得到验证。三组实验处理在干预过后均有显著效果，且该效果均在 30 天后依然显著。

五、讨论与结论

对污名现象研究的最终目的，就是为了寻求减少或消除污名态度的方法。从这个意义上说，用实验方法来验证消除乙肝污名态度的干预办法的有效性，

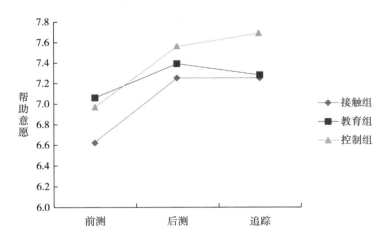

图 5-8　乙肝污名帮助意愿的实验结果

是研究乙肝污名态度中最不可或缺的。在本研究中，通过以学生群体为样本，呈现不同内容的视频材料，检验了接触和教育这两种不同的污名消除方式对学生群体乙肝污名态度的影响，以及这种影响的持久性。从结果来看，教育方式的效果尤为突出，不仅在短时间内降低了乙肝污名态度的消极方面，并且在持续 30 天后这一效果依然显著，这一方面验证了先前其他污名研究领域中的结论，另一方面也可以认为，乙肝知识水平的提升对于消除学生群体的乙肝污名态度是十分有效的。我们发现，接触仅对污名态度中的回避倾向有即时显著的干预效果，但在 30 天后这一效果即消失殆尽了，而对污名态度中的雇佣污名，则没有任何作用。这可能是由于实验的对象主要为大学生群体，对于没有社会经验的他们来说，增加对乙肝病毒携带者的接触可能会对他们消除对这一群体的回避倾向带来短期的影响，但由于他们对于乙肝病毒携带者的雇佣污名的认识远远不及人力资源管理者深刻，因此，接触的效应并不会导致他们对雇佣乙肝病毒携带者的意愿发生变化。但是，根据前述研究的结论，不同群体的乙肝污名态度是分别受知识和接触这两种不同因素影响的，因此，并不能根据这一实验的结果就断定接触对于消除乙肝污名态度是无效的。相反，前述的研究结果使我们应该进一步探索接触的干预方式对于减少人力资源管理人员的乙肝污名态度的有效性，如果接触的效果在人力资源管理人员这一群体中得到验证，则将是令人振奋的发现，对于促进乙肝病毒携带者的就业也将具有深远的意义。

综上所述，本研究的结果为制定乙肝污名干预方案提供了实证的证据，通过电视宣传的方式，仅仅宣传乙肝的传播方式的知识即可达到最大限度地减少学生群体乙肝污名的效果。当然，有关接触方式减少乙肝污名的干预效果仍需要更多实验研究的检验证明。在前述研究的基础上，我们探索了消除乙肝污名态度的干预手段，结果表明，对于乙肝污名的消极因素——回避倾向和雇佣污名，均有较好的干预效果。其中，以视频呈现乙肝病毒携带者及其经历的接触方法能够在短时间内有效减少对乙肝病毒携带者的回避倾向，但其持久效果不显著。而以宣传乙肝病毒传播和治疗知识为主的教育方式，对消除回避倾向和雇佣污名均有非常显著的作用，且此影响有一定的持久作用。对于乙肝污名的积极因素——帮助意愿，无论是接触还是教育的方式，都不能起到提升的作用。这一结果可为政府和公益组织开展减少乙肝歧视的干预活动提供有实践意义的指导意见。

（时勘、刘颖、王筱璐、王桢、曾永康）

第六章

死亡应对与临终精神性关怀研究

死亡应对是人一生中必须要面对的重大的心理健康问题，不仅是本人，而且是与此人有关的周围的人们。在健康型城区建设中，我们首先遇到的一个令人焦虑的问题就是自杀问题，特别是处于青少年发展阶段的大学生、务工者，我们将和大家一起探讨自杀的神经机制，大学生的孤独感与自杀意念的关系，以及抑郁、自杀新闻暴露方式对大学生自杀榜样行为的影响；然后，讨论一个更为敏感的问题——临终精神性关怀问题：怎么让人庄严地死去，不仅在生命垂危时让临死者体会最后的人文关爱，而且也给陪伴者更多的安慰，让健康型社区的建设工作更加深入人心。

第一节 眶额皮质介导抑郁症自杀的神经机制

一、引言

自杀因其难以预测，已成为国际公共卫生领域的重大挑战。到 2020 年，自杀造成的负担将上升为占全世界疾病总负担的 2.4%（WHO，2010）。因此，对自杀现象开展系统深入的研究越显迫切和必要。调查数据显示，16%的人在一生中的某个时候都可能罹患抑郁，为什么同样是体验到抑郁，一些个体会发展出自杀行为，而另一些个体不会呢？这是心理健康或精神卫生研究需要回答的核心问题。自杀的心理痛苦理论指出，没有心理痛苦就没有自杀，自杀是个体为逃避难以忍受的心理痛苦而采取的唯一解决方式。当抑郁发作时，对强烈心理痛苦的高逃避动机趋向，可能是预测患者自杀行为的关键变量。

新近研究显示，眶额皮质（Orbifrontal Cortex，OFC）是参与安全和风险决策判断的关键脑区，当抑郁症患者表现出静息态下 OFC 的过度激活时，就会出现对社会拒绝信号（痛苦）的过度反应，从而发生自杀行为（风险决策）的风险增高。此外，OFC 还参与回避惩罚条件的动机控制，提示它的显著激活可能同时介导了个体的痛苦高逃避动机过程。

近年来，Li 等（2013）从行为学的角度，通过三维心理痛苦量表（Three-Dimensional Psychological Pain，TDPPS）、情感激励延迟任务量表（Affective Incentive Delay Task，AID）和金钱激励延迟任务量表（Monetary Incentive Delay Task，MID），以大学生群体、有无自杀史的抑郁症患者为研究对象，首次提出并验证了自杀的心理痛苦三因素模型，尤其是痛苦逃避动机对抑郁症自杀行为的预测作用；然后，采用 AID 任务，结合 ERP 技术，探索有自杀未遂史的抑郁症患者与痛苦逃避动机或痛苦体验相关的神经电生理指标。本研究对以往的系统研究进行综述，将提出使用 AID 任务，结合 ERP 和 fMRI 技术，建立基于心理痛苦理论的眶额皮质介导抑郁症自杀的神经病理模型的研究思路。

二、心理痛苦、抑郁与自杀的关系

以往的研究表明，绝大多数的自杀行为与抑郁相关，抑郁是自杀的风险近因。15%的重性抑郁症患者最终完成了自杀，而超过86%的重性抑郁症患者实施自杀行为是在抑郁发作期，因此，抑郁症患者是高自杀风险的人群之一。然而，并非所有罹患抑郁（甚至重性抑郁症）的个体都会出现自杀，即单一的抑郁并不能有效地预测自杀。近期研究提示，抑郁发作时，难以忍受的心理痛苦作为一种内在的心理特征，才是预测自杀企图或行为的关键变量。心理痛苦可能是抑郁与自杀关系的重要中介。

心理痛苦是指个体对多种负性情绪（包括内疚、绝望、恐惧和丧失感等）的内省体验。Shneidman（1993）首次提出自杀的心理痛苦理论，强调没有心理痛苦，就没有自杀。自杀是个体为了逃避难以忍受的心理痛苦而采取的唯一的解决手段。近十年来，关于这一理论的大量行为学证据逐渐积累。心理痛苦是自杀个体的笔记中最常见的主观描述，没有心理痛苦，就没有自杀。

自杀并非个体的冲动行为，而是目标导向性行为，目的是摆脱难以忍受的心理痛苦。慢性心理痛苦与自杀关系密切，可能是抑郁与自杀关系的关键的中介变量。在非临床群体（大学生、罪犯和流浪人群）的横断面研究以及针对抑郁症患者的纵向研究中，均发现心理痛苦对自杀的预测力远高于抑郁和无望感，尤其是在患者的抑郁发作时期（Patterson，2010）。

三、自杀的心理痛苦三因素模型

值得注意的是，作为一种复杂、内省的情绪状态，心理痛苦并不是一种单一的主观体验，而应包含多维结构。依据 Scherer（2005）的情绪加工模型，情绪应包含认知评价、生理症状、表达、心理感受和行动趋向五个要素。然而，已有的测量工具多为单维结构，主要集中在评估个体心理痛苦的生理、心理的体验强度。以应用最广泛的 Psychache 量表（Holden，2001）为例，就缺乏对于心理痛苦的认知成分（痛苦唤起的事件）和动机成分（逃避痛苦的行动趋向）等关键成分的考虑。与此相对应的是来自经验性研究的证据：无论是自杀个体的笔记或是临床访谈资料，均强调自杀被患者作为逃避"难以忍受"的心理痛苦状态的唯一解决方式。Mee（2011）发展了适用于临床抑郁症患者的 Mee–Bunney 心理痛苦评估量表（Mee–Bunney Psychological Pain Scale，MBPPAS）。在该量表的 10 个条目中，有一条为"死亡是停止痛苦的唯一途径"，但在其信效度研究中，并没有分析该条目对抑郁症患者自杀意念或自杀行为的预测力。此外，该研究发现，在重性抑郁患者中，MBPPAS 高分组（≥32 分）的自杀行为问卷（Suicidal Behavior Questionnaire，SBQ）得分显著地高于 MBPPAS 低分组（<32 分），并且 MBPPAS 得分与 SBQ 得分呈显著正相关，这提示我们，重性抑郁患者 MBPPAS 的得分越高，自杀未遂行为出现的频次越多。

基于上述描述，结合前人的自杀心理理论和文献回顾，李欢欢等（2013）提出了自杀的心理痛苦三因素模型，这包括痛苦唤起、痛苦体验和痛苦逃避三个维度。痛苦唤起维度是指个体的心理痛苦认知成分，对既往负性生活事件或创伤经历的负性评价和加工，持续诱发的心理痛苦；痛苦体验维度是指个体的心理痛苦的心理和生理成分；而痛苦逃避维度是个体心理痛苦的行动趋向，即个体有强烈的逃避心理痛苦的动机水平，而且自杀是个体选择的唯一解决方法。我们在重性抑郁症的临床样本（N＝111，28 名既往有自杀未遂

史，83 名既往无自杀未遂史）中考察了 TDPPS 对自杀意念和自杀行为的预测
作用，与应用最为广泛的、单维度的 PAS 量表、Beck 抑郁问卷（Beck De-
pression Inventory，BDI）对自杀的预测作用进行比较，结果显示：有自杀未
遂史者的 TDPPS 总分（t=-3.27，p=0.001）、痛苦逃避分数（t=-4.97，p<
0.001）和痛苦体验（t=-2.18，p<0.05；Hedges' g=0.43）均显著地高于无
自杀未遂史者。尽管有自杀未遂史的抑郁症患者中 PAS 得分也显著高于无自
杀未遂史者（t=-2.47，p<0.05），但其效应量（Hedges' g=0.43 ）显著地
小于 TDPPS（Hedges' g=0.64）和痛苦逃避维度（Hedges' g=0.98）。BDI 得
分在两组抑郁症患者中无显著差异。逐步回归分析发现，与 PAS、BDI、痛苦
体验维度和痛苦唤醒维度相比，只有痛苦逃避维度能显著预测自杀行为（β=
0.43，p<0.001）和最严重的自杀意念（β=0.71，p<0.001）。痛苦逃避对当
前自杀意念的预测力（β=0.38，p<0.001）也显著高于抑郁（β=0.22，p<
0.05），而单维的 PAS 均未能进入回归方程。上述结果说明，在抑郁症人群
中，痛苦逃避对抑郁症自杀行为和最严重时的自杀意念水平的预测力最强，
对当前自杀意念的预测力也显著优于抑郁和单维度的心理痛苦。此外，从痛
苦逃避维度分数分布情况来看，有、无自杀未遂史的抑郁症患者在痛苦逃避
维度得分重叠范围是 3~15 分，自杀未遂史组中 46.43% 的人得分在 13~15
分，而无自杀未遂史组中 55.42% 的得分在 3~6 分（见图 6-1）。这提示我们，
在有过自杀尝试的抑郁症个体中，其痛苦逃避维度的得分位于较高水平；而
既往无自杀尝试的个体的痛苦逃避得分处于较低水平。

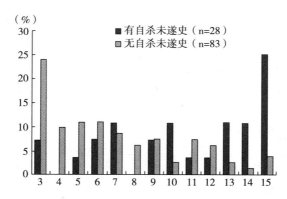

图 6-1　有自杀未遂史和无自杀未遂史的抑郁症患者中痛苦逃避维度分数分布

四、金钱激励延迟和情感激励延迟的任务

除量表评估外，是否有可能发展出适合探索痛苦逃避动机过程的认知实验范式，是进一步考察该过程中介导抑郁症自杀行为涉及的中枢神经环路的关键，也是后续研究关注的重点。目前，对于心理痛苦的评估，除量表外，金钱激励延迟范式为探讨痛苦体验和痛苦逃避动机的神经机制提供了可能。该范式适用于临床抑郁症患者，其结果具有较高的稳定性。在惩罚条件下，MID 任务的期待阶段对应痛苦逃避的动机过程，反馈阶段对应痛苦体验过程，且该任务的各个阶段都具有特征性的 ERP 成分，包括与动机有关的 Cue-P3、CNV、Targer-P3 和 FRN 成分，适用于探索情绪动机差异的 ERP 和 fMRI 研究（见图 6-2）。

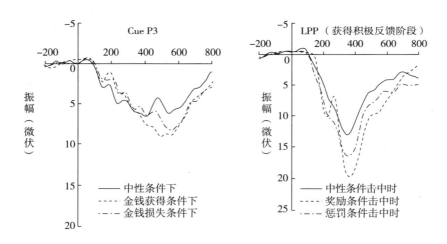

图 6-2　正常人在动机阶段（逃避 vs. 趋向）和情绪体验阶段（积极 vs. 消极）的差异波 Cue-P3 和 LPP 成分的波形（额区 Fz 点）（n=18）

然而，对于情绪的动机研究而言，MID 属于间接诱发的任务设计。如果能在 MID 基础上开发情绪激励延迟任务（Affective Incentive Delay Task，AID），将金钱刺激改为情绪图片，能够更加直接和准确地测量被试对不同情绪刺激的动机水平反应及神经基础。依据前期工作中已开发了 AID 任务，任务设计上包括提示、期待（期待情绪刺激）、反应和反馈（经历情绪刺激）四个阶段（见图 6-2），符合情绪体验在时间上存在分离的理论。与 MID 类

似，在该范式中，惩罚条件下提示阶段对应的是痛苦唤醒阶段；期待阶段对应痛苦逃避的动机过程；反馈阶段则对应痛苦体验过程。之后，我们选取重性抑郁症患者（N=40）和匹配健康对照组（N=20）进行研究。病例组依据BDI得分，分为自杀意念高分组（HSI）（N=27）和自杀意念低分组（LSI）（N=13）。数据分析表明，与MID任务相比，AID任务中惩罚和积极条件下的反应时指标表现出显著的组间差异。这说明AID用于评估抑郁症患者的快感缺乏和逃避痛苦的动机水平更为敏感。此外，TDPPS中的痛苦逃避分量表、Beck自杀意念量表得分与AID任务中RT negative-neural（惩罚条件与中性条件的反应时差值）呈显著正相关。HSI组在惩罚条件下的反应时显著短于积极条件下的反应时，而LSI和对照组的趋势刚好相反。上述结果提示我们，与自杀意念低分组和健康对照组相比，自杀意念高分组的抑郁症患者有明显的逃避痛苦（惩罚）的行为趋向。我们考虑，今后的研究可采用AID范式考察不同自杀风险水平的抑郁症患者在任务过程中脑电活动与眶额皮质神经环路的动态激活模式差异。

五、眶额皮质参与抑郁症患者自杀行为和心理痛苦的调控

在抑郁症患者自杀行为的研究当中，与决策、奖赏的动机调节相关的神经环路、前额叶及其关联脑区的结构和功能状态是以往研究关注的焦点。静息态的研究表明，前额叶低激活的抑郁症个体，更容易表现出认知僵化、冲动性和决策缺陷的自杀行为。任务态的研究也支持了前额叶激活减低与自杀未遂之间的关系。近期有研究者发现，当用患者本人对于最近一次发生的自杀未遂经历的回忆编写的自传体记忆脚本作为刺激时，与无自杀未遂经历的抑郁症患者相比，有自杀未遂经历的抑郁症患者前额叶激活显著降低，而其OFC和扣带前回（ACC）等脑区的激活显著增强。

（一）前额叶参与决策和动机的控制过程

近年来的研究尤其关注OFC功能异常和决策紊乱与自杀行为之间的关系。如果通过整合以往知识经验与当前情境信息以引导行为的选择与策略，OFC与动机和奖赏敏感性、决策与行为监控，以及与目标追求相关的认知和及动机过程有关。与健康对照组相比，自杀未遂者在决策任务上得分显著降低；在执行决策判断任务时，自杀未遂者进行风险决策时，其OFC和枕叶皮质的

激活显著增强，进行安全决策时 OFC 的激活减低。这提示我们，OFC 功能异常使个体对于风险与安全决策的界限判断模糊，导致个体做出不利的行为选择，如自杀行为。与无自杀行为者相比，暴力自杀未遂者在决策任务中倾向选择那些具有即时奖励，但实际上决策效果不利的选项。结合静息态下患者抑郁症状的严重性和右侧 OFC 激活程度呈显著正相关，有自杀未遂史的抑郁症患者对愤怒的面孔表情呈现出 OFC 激活增强的结果。因此，我们可以推测，眶额皮质介导抑郁症的自杀行为可能是通过引发个体过度重视他人的拒绝信号，以及对风险选择的重视不足来实现的。随着他人的拒绝信号的累积，个体心理痛苦随之增加，从而更倾向于选择即时的激励，进而达到缓和痛苦的目的。

（二）眶额皮质及其介导个体心理痛苦体验和痛苦高逃避动机的通路

从神经回路的角度来看，眶额皮质有可能是介导痛苦体验以及痛苦逃避动机的关键部位。眶额皮质位于前额叶，其接受和发出的投射纤维分布相当广泛。简而言之，眶额皮质主要接受来自背侧丘脑、颞叶、VTA 和杏仁核的直接神经传入，与前额叶其他区域也有着广泛的纤维联系，可处理来自边缘系统和奖赏环路神经系统的携带情绪或者认知信息，以及前额叶的决策信息；眶额皮质的传出纤维则到达扣带回、初级运动皮层、海马、颞叶、下丘脑外侧区和杏仁核，可对行为和生理反应施加影响。因此，眶额皮质是介导情绪反应的脑机制和控制复杂行为的脑机制之间的重要界面，一般通过感知情绪来指导个体的行为。

我们认为，眶额皮质与前额叶和边缘系统广泛的纤维联系可能是负性情绪信息引发逃避动机的重要神经基础。前额叶和边缘系统是情绪和奖赏环路的重要成分，任务态的研究发现，通过情绪图片或情境诱发健康个体的内疚、孤独感等体验（类似心理痛苦）或个体在回忆创伤事件呈现明显的心理痛苦时，其背外侧 PFC、背内侧 PFC 和颞叶皮质激活程度均出现降低，而眶额皮质和相关的皮层下结构（ACC、下丘脑和杏仁核）的激活显著增强。重性抑郁症患者在执行 MID 任务时，当患者表现出逃避惩罚反馈（即逃避痛苦）的行为特征时，OFC 和 ACC 均呈现高激活状态。这提示我们，眶额皮质和皮质下结构（ACC、杏仁核和下丘脑等）的过度激活是由于前额叶对其的调控能力减弱所致。已有研究表明，在目标导向（惩罚、奖励和中性条件）的工作记忆 n-back 任务中，左后内侧 OFC 主要参与了积极和消极情绪条件下的动机控制，右后内侧 OFC 则主要参与了回避惩罚条件的动机控制，并有可能介导消极行为的产生。

　　抑郁症自杀行为的动机加工过程的脑神经机制目前仍属有待进一步研究的范畴。基于眶额皮质在动机和行为过程监控中的重要作用，可以推测，眶额皮质介导抑郁症自杀行为的这一调节过程可能通过两个主要的脑机制实现：

　　第一，眶额皮质及包括 ACC、下丘脑、杏仁核在内的皮层下情绪相关脑系统可通过"由底至顶"（Button-up）的调节机制增强相应感觉皮层的神经活动，从而调节对于情绪刺激的感觉信息处理过程。

　　第二，眶额皮质可能通过其与前额叶皮质等参与执行控制功能的相关脑区间的交互神经联系，影响个体"自顶向下"（Top-down）的对注意的有意调节，对决策判断产生重要影响（见图 6-3）。

　　应该说，OFC 介导的动机相关神经环路的异常激活模式，与抑郁症患者的高痛苦体验和痛苦高逃避动机密切相关，是其自杀行为发生的重要神经基础。

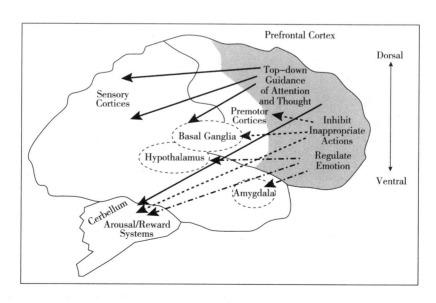

图 6-3　眶额皮质调节注意、情绪、动机和行为监控的神经通路

六、研究展望

近年来，心理痛苦理论对自杀的预测力，从行为学到无创性脑功能成像的研究证据逐渐累积，使其成为自杀领域研究的一个重要科学问题。Li 等（2013）从该理论的核心成分——痛苦逃避动机的角度切入，提出心理痛苦三因素模型，发现与抑郁、单维心理痛苦、痛苦体验和痛苦唤醒相比，在重性抑郁患者群体中，痛苦逃避动机对自杀意念，尤其是自杀行为的预测力更强，这一理论丰富了自杀的心理痛苦理论模型。今后，我们可考虑进一步扩展到其他类型群体，如大学生群体、老年群体以及犯罪群体，以扩展心理痛苦三维理论的适用范围。此外，通过发展的 AID 任务，对痛苦逃避动机过程和痛苦体验进行时间分离，为进一步采用功能性脑成像和 ERP 技术，探讨与痛苦逃避动机相关的介导抑郁症自杀的神经环路特征提供可能。不过，仍有一些问题有待进一步澄清：

第一，与脑功能成像研究相比，涉及抑郁症自杀这一领域空间分辨率较高的事件相关电位等技术手段还十分缺乏，因此，该心理过程中脑连接路径分析缺乏必要的时间信息，不能真正体现动态加工过程。

第二，以往研究采用 ERP 技术和点刺激任务，发现重症抑郁患者对负性刺激（相比于中性刺激）呈现出更大幅度的 N2 和更小幅度的 P3，同时它们对积极刺激（相比于中性刺激）呈现出更小的 N2 幅度，这表明它们对负性刺激在大脑加工层面的偏向。近期一项针对抑郁并有自杀尝试的被试的 ERP 研究表明，曾有强烈自杀企图的被试比曾有轻度自杀企图的被试（根据 DSM-IV 标准），在经典的 Oddball 任务上呈现出较弱的 P3 幅度。这一结果提示我们，高自杀企图的被试可能具有特殊的认知神经加工过程。但是，对于 P3 成分的波幅在曾有自杀企图的被试身上到底是增加还是减弱，目前还存在争议。其中一个很重要的原因是，不同研究采用不同的实验范式，并且大多是借助经典的认知神经科学范式，尚缺乏与现有自杀心理理论相整合的针对性实验范式。

第三，本研究提出的心理痛苦三因素理论中，痛苦逃避是模型中的核心结构。如何测量其心理结构及其相关的神经电生理机制，需要适合的实验范式。结合前期研究结果，MID 范式和 AID 范式可以对痛苦逃避动机和痛苦体验过程进行分离，且适用于临床抑郁症患者，结果具有较高的稳定性。在后续研究中，我们会重点关注高自杀风险的抑郁症个体与痛苦逃避动机、痛苦体验密切相关的特征性 ERP 成分。首先，是提示阶段的 Cue-P3 和 CNV 成分。如前人的研究所示，提示阶段的 Cue-P3 和 CNV 成分反映了被试对刺激的期待和动机水平。AID 任务包括了积极、消极和中性三种提示，不同自杀暴露风险组别之间的抑郁症被试，他们在对待不同情绪刺激的动机和期待水平时是否有差异？研究假设是：如果自杀风险高的被试存在高痛苦逃避动机倾向，该组被试在 Cue-P3 和 CNV 成分上会存在相对特异的模式。其次，关注目标出现时的 Target-P3 成分。前人的研究发现，抑郁症患者存在快感缺失，即对积极刺激反应较差的表现。因此，我们的研究假设是，自杀风险越高的抑郁症患者在获得积极情绪刺激激励时所激起的 Target-P3 成分应该越弱；由于他们存在逃避消极情绪刺激的动机较强，因此，当获得能够避免消极情绪图片的激励的时候，所诱发 Target-P3 成分波幅与健康对照组不存在显著差异，或者更高。最后，还需要关注反馈出现时的 FRN 成分。如前述的自杀意念较高的被试拥有更高的逃避消极情绪图片的动机，因此，消极的图片反馈可能激发他们波幅更大的 FRN 成分。

第四，已有的抑郁症自杀可能涉及的中枢神经基础主要来源于影像学和无创性脑功能成像的结果。研究发现，自杀个体的双侧额叶 5-HT2A 受体结合区明显减少。与无自杀史者相比，有自杀史的单相抑郁患者眶额皮质和左侧颞上回灰质密度降低（Aguilar，2008），脑室周围白质密度增高 4.7~16.8 倍。与无自杀企图者相比，有自杀企图的抑郁症患者存在前额叶（PFC）低激活状态。中央和外侧前额叶低灌注与言语流畅性表现呈显著正相关、双内侧前额叶糖代谢率降低与冲动性表现显著相关，而执行功能缺陷与额叶代谢率减低和低灌注均显著相关。尽管上述研究发现，前额叶、眶额皮质结构和功能异常可能与抑郁症自杀行为有着密切的关系，但这些研究往往着重于有自杀未遂史个体的单一认知功能损害与脑区的功能关联，因而不同研究不便比较，结果也存在较大差异。此外，对曾有自杀未遂史个体的全脑功能静息态研究因其研究方法的限制，缺乏与有效的自杀心理理论的多层次、多水平整合，无法得到明确有针对性的心理机制的解释。在研究手段上，单一的基于血氧水平依赖（BOLD）信号的功能磁共振成像手段时间分辨率较低，也不能满足神经网络动态变化研究需要。

第五，在自杀心理痛苦三维模型指导下，运用多模态的功能影像方法进行研究，有可能在自杀心理过程中神经网络动态变化上取得突破。采用 AID 任务，结合 ERP 和功能性磁共振技术，探索有自杀未遂史的抑郁症患者在痛苦逃避动机阶段的特征性脑区激活模式和时间窗，尤其是与健康对照组在眶额皮质及其关联脑区（PFC、ACC、杏仁核和下丘脑等）的脑区激活及功能连接差异，通过动态因果模型（Dynamic Causal Modeling，DCM）整合时间和空间数据信息，探索心理痛苦体验和痛苦逃避动机过程中，眶额皮质与关联脑区介导抑郁症自杀行为的多时段追踪和空间交互作用模式是今后研究的重点。发展与"心理痛苦理论"相关的眶额皮质脑功能病理模型，不仅可以丰富和发展动机调节异常介导抑郁症自杀行为的理论假说，也可能为自杀的早期预测及生物学干预提供宝贵的资料。

第二节 大学生孤独感与自杀意念的关系

自杀是全球迫切关注、亟待解决的问题，被列为青少年群体的第一死因。值得关注的是，我国大学生自杀率为 1.8/10 万，且近年大学生自杀已呈现快速增长的趋势，自杀意念的发生率更加不容乐观。自杀意念出现越频繁，出现自杀行为的可能性越高。探寻预测大学生自杀意念的有效风险因素，对于完善大学生心理健康档案、进行及时干预，以促进其整体心理健康水平的提高具有重要的理论和实践意义。

孤独感是一种负向的情绪体验，是个体渴望人际交往和亲密关系却又无法满足，而产生的一种不愉快的情绪。孤独感与抑郁存在密切关系这一点得到了较多研究证据的支持。而抑郁作为自杀意念的稳定预测因素，已被大量研究证实。然而，抑郁并不是预测自杀的唯一变量。有研究显示，孤独感与自杀意念和准自杀行为（即自我伤害和过量用药）呈显著正相关。孤独感是自杀行为与绝望感的有效而稳定的预测因子。然而，在这些研究中，没有控制抑郁因素，孤独感是否能独立于抑郁，这对于有效地预测自杀意念有重要价值。

在自杀意念的评估中，由于外显测量条目的表面效度高以及社会赞许性因素，被试的隐瞒使量表得分不能准确反映个体的自杀意念的实际水平。现已有学者通过内隐态度联结测验来评估被试的内隐自杀态度。与外显测量相比，内隐态度是一种深层的、复杂的社会认知活动，由于实验目的与被试的操作任务分离，采用反应时和神经生理信号等客观指标，需要主体较少的努力及意识操作能力，能减少主观的干扰。在某些风险因素与自杀意念关系研究中，研究结果可能更为客观，解释力也更强。

综上所述，本研究拟考察大学生的孤独感与自杀意念的水平，以及两者的相互关系。通过内隐和外显测量相结合的方法，分析孤独感是否独立于抑郁，从而能否有效地预测自杀意念的风险因素，为自杀的风险评估研究提供进一步的实证依据。

一、对象和方法

(一) 对象

采用分层随机抽样，选取广东高校在校大学生为研究对象，发放问卷 460 份，回收有效问卷 449 份。其中男生 151 名，女生 298 名，平均年龄 20.2 岁。

(二) 工具

1. 社会和情绪孤独感量表中文版

社会和情绪孤独感量表 (the Social and Emotional Loneliness Scale for Adults，SELSA) 英文版由 Cramer (2000) 编制，中文版由中国人民大学心理学系专业人员经多次翻译和回译，在初测后根据项目分析的结果对条目进行了多次修改，最后形成了正式版本共 14 个条目。该量表采用李克特六点评分，从 "1 非常不同意" 到 "6 非常同意"。在本研究中，采用该量表在 601 名大学生样本中施测，各分维度和总量表的 α 系数在 0.78~0.91，重测信度系数 r 为 0.92 (p<0.01)。

2. 自杀意念量表

由梁丽婵等 (2011) 编制，全量表共 23 个条目。采用李克特七点评分，0 表示 "从来没有过"，6 表示 "几乎每天都有"。量表 α 系数为 0.89。

3. 抑郁自评量表 (Self-Rating Depression Scale，SDS)

由 Zung (1965) 编制，有 20 个条目，每个条目按症状出现的频度分为四级，从 "A 没有或很少时间" 到 "D 绝大部分或全部时间"。抑郁严重度指数=粗分×1.25，指数范围为 25~100，指数越高，抑郁程度越重，该量表的信效度已得到广泛验证 (Zung，1965)。

4. 施测程序和数据处理

本研究以班级为单位进行集体施测，主试为有经验的教师和经过系统培训的研究生。数据处理使用 SPSS 17.0 软件包，所采用的统计方法包括协方差分析、相关分析、逐步回归分析和层回归分析。

（三）内隐自杀联结测验

1. 实验范式

本研究范式参照 Greenwald 等（2001）的研究，根据 Inquisit 软件官方网站提供的 IAT 程序模块改编而成，用于测试被试对自杀和生存的内隐态度。测验中关键的分类任务包括了相容任务（Compatible Task）和不相容任务（Incompatible Task）。相容任务指被归为一类中的客体概念和属性概念与被试的内隐认知结构相一致，而不相容任务中被归为一类的客体概念和属性概念的关系与被试的内隐认知是不一致的。客体概念和属性概念在被试内隐认知结构中联系越紧密，相容任务就越容易，被试的反应时就越短；而在不相容任务中，则会引起更大的认知冲突，反应时就长。有自杀意念被试的相容任务是自杀相关词语+自我词/生存相关词语+非我词；不相容任务是生存相关词语+自我词/自杀相关词语+非我词。对照组被试的相容任务是自杀相关词语+非我词/生存相关词语+自我词；不相容任务是生存相关词语+非我词/自杀相关词语+自我词。不相容任务和相容任务的反应时之差作为内隐态度强度的指标，也就是 IAT 效应。

任务中的属性词（自杀相关词、生存相关词）和概念词（自我词、非我词）各 10 个，来自 Nock（2010）的实验任务。属性词如下：

自杀相关词：死亡、死者、自杀、亡故、灭亡

生存相关词：生命、活着、幸存、呼吸、生活

自我词：我、自己、自己的、本人、我的

非我词：他、他们、别人、他人、别人的

2. 数据处理

对于 IAT 数据的处理，目前采用 Greenwald 的 D 算法，首先剔除反应时大于 10000ms 的数据。然后剔除反应时低于 300ms 的数据占所有反应比率大于 10% 的被试。当 D 值为负时，说明被试一致性任务反应速度慢于不一致性任务，即对死亡类的词语更加敏感；当 D 值为正时则相反；D 值绝对值越大，

表明被试对待两种事物的态度的差别越大。数据处理均采用SPSS 17.0统计软件进行。为验证改编范式的实证效度，本研究首先选取两组被试进行IAT测试，一组为有自杀意念或行为的临床抑郁症患者（N=16），其中男性5名，女性11名，被试平均年龄28.5岁，一组为健康对照组（N=16）。两组被试的年龄、性别基本匹配。测试结果发现，临床组被试的IAT效应D值显著高于对照组（t=2.33，p<0.05），这说明临床组对死亡类的词语反应速度更快、更敏感，也表明该IAT范式具有良好的效度。

二、结果及分析

（一）大学生孤独感、抑郁和自杀意念水平及其相互关系

从调查结果来看，大学生群体的整体自杀意念、孤独感和抑郁水平并不十分明显。孤独感、抑郁和自杀意念之间呈显著正相关，如表6-1所示。

表6-1　大学生孤独感、抑郁和自杀意念的描述统计及相关矩阵（N=449）

变量	M±SD	孤独感	抑郁	自杀意念
孤独感	32.01±9.66	1	——	——
抑郁	35.48±12.78	0.29 **	1	——
自杀意念	7.27±1.57	0.27 **	0.28 **	1

注：** p<0.01。

以自杀意念为因变量，以性别、年龄、是否为独生子女、抑郁水平、孤独感为自变量进行逐步回归分析，只有抑郁水平和孤独感两个自变量进入对自杀意念影响的回归方程，对自杀意念具有显著预测作用。利用层次回归分析，把抑郁水平、孤独感作为预测变量，自杀意念作为因变量时，回归方程一，$F(2, 449)=39.607$，$p<0.001$，决定系数 $R^2=0.081$；回归方程二，$F(3, 448)=26.83$，$p<0.001$，决定系数 $R^2=0.117$，$\Delta R^2=0.036$（$p<0.001$）。调查结果显示，抑郁水平对自杀意念具有显著的正向预测作用（$\beta=0.226$，$p<0.001$）；孤独感对自杀意念也具有显著的正向预测作用（$\beta=0.2$，$p<0.001$）；两个模型之间决定系数 R^2 的增量显著，这说明控制了抑郁水平后，孤独感对自杀意念依然有显著的预测力，详见表6-2。

表 6-2　大学生自杀意念影响因素的层次回归分析

Model		Un. B	B	t	方程的 R²	ΔR²
1	（常量）	-9.710		-3.518***		
	抑郁	0.479	0.284	6.293***		
					0.081***	
2	（常量）	-14.603		-4.973***		
	抑郁	0.380	0.226	4.870***		
	孤独感	0.262	0.200	4.307***		
					0.117***	0.036***

注：*** $p < 0.001$。

（二）孤独感高低分组在 IAT 上的得分差异

将 499 名被试按 SELSA 得分高低排序，前 27% 为孤独感高分组（SELSA>38），后 27% 为孤独感低分组（SELSA<25）。从两组中各随机抽取 30 名进入实验。

在对数据进行分析的时候，剔除了两组被试中两个关键任务（相容联合任务和不相容联合任务）的反应时在本组样本反应时均值加减两个标准差以外的极端数据。最终有效数据为高分组 24 人、低分组为 27 人。以抑郁水平作为协变量，进行协方差分析，结果显示，孤独感高分组被试在 IAT 效应上的 D 值显著高于孤独感低分组，如表 6-3 所示。

表 6-3　孤独感高低分组被试在 IAT 效应上的得分差异（M±SD）

	孤独感低分组	孤独感高分组	F	p
D 值	-0.69±0.26	-0.49±0.36	7.58	<0.01

三、讨论

本研究从外显测量和内隐自杀态度两方面对大学生的孤独感与自杀意念的关系进行验证，结果发现，在控制抑郁因素后，孤独感仍能显著地正向预测自杀意念水平，且外显和内隐态度测量结果具有一致性。

以往大量研究均证实抑郁是自杀意念的稳定预测变量，抑郁水平越高，被试的自杀意念越频繁或强烈。本研究结果表明，抑郁对自杀意念有着显著的正向预测作用，与国外相关研究结果一致。大学生正处于埃里克森的人格发展学说的第六阶段（18~25岁）。这一时期的发展任务是获得亲密感从而避免孤独感，建立和维持满意的人际关系，从中获得动力、自信和归属感。然而，有研究表明，与其他群体相比，大学生的孤独感表现得更为明显。本研究进一步发现，孤独感与抑郁存在显著相关，在控制抑郁水平后，孤独感仍能对自杀意念有显著的预测作用。在孤独感与自杀意念的关系中，高水平的孤独感体验除通过诱发抑郁导致自杀意念产生之外，也可直接导致自杀意念的发生。

本研究采用了IAT范式，进一步考察孤独感、抑郁和自杀意念的关系。结果发现，控制了抑郁因素后，高孤独感被试在IAT效应上显著高于低孤独感被试，说明对于高孤独感被试，"死亡"属性词与自我概念的内隐认知结构相容性高，表现在"死亡"类词语与"自我"词语相联系时反应时更短，自杀内隐态度更明显。该结果与外显测量结果相一致，支持了内隐—外显态度同一论的观点。该观点认为，外显和内隐态度所测量的是同一个心理结构，内隐态度所测量的是"真实的"态度，而外显态度是"真实的"态度受到一些因素干扰后的不真实表现，内隐测量技术是了解被试态度的"直通车"。然而，本研究结果与Wilson提出的双重态度模型不符，该模型认为内隐态度和外显态度在记忆系统中的并存，是对同一现象存在的两种不同态度。内隐态度影响着个体即时性或内隐反应，个体无法对其进行有效的控制或者并不试图去加以控制；外显态度则影响着个体的深思熟虑后的外显的行为，个体可以对其施加必要的控制。对于自杀这一敏感话题，外显和内隐测量得到的结果较为一致，可能的解释是：自杀是个体的一种极限态度，个体选择自杀是一种深思熟虑而非冲动性行为，因此外显态度上对该想法或行为施加控制并不明显，而内隐态度上也会有相应的反映。

综上所述，孤独感可以作为预测大学生自杀意念的有效指标。在大学生心理健康档案中，可加入孤独感的评估。今后的干预研究，可考虑通过团体社交训练，增强大学生的人际交往技能，通过降低大学生孤独感，对自杀的预防起到积极作用，促进大学生群体整体心理健康水平的提高。

第三节　自杀新闻暴露方式对大学生
自杀榜样行为的影响

　　自杀榜样行为（Suicide Modeling Behavior）是指由于易感个体对自杀行为的模仿，一个单独的自杀行为导致之后更多的自杀行为发生的现象。这一效应已成为国内外公共卫生工作中亟待解决的问题（Phillips et al.，1992；Phillips et al.，2002）。也有研究使用自杀模仿（Suicide Imitation）、自杀传染（Suicide Contagion）和维特效应（Werther Effect）等概念来描述这一现象。近年来，我国大学生自杀现象频发，且呈现明显的榜样行为特点，即短期内邻近几所或同一所大学多名学生以相同的方式完成自杀。一方面，大学生群体是自杀榜样行为的易感人群；另一方面，与其他人群相比，大学生自杀榜样行为会带来更加严重的社会负面效应，对大学生群体的心理冲击更加强烈。对大学生自杀榜样行为的风险因素进行系统的研究，应成为国内研究者关注的方向。

　　Phillips 等（1986）对 20 年间（1947~1968 年）美国和英国的报纸对自杀新闻的报道量以及每月自杀的数量进行分析，结果发现，当自杀新闻被报纸头版报道，其后的一个月内自杀的数量会显著地上升，且自杀新闻被报道的强度影响自杀率上升的幅度。这里，首次用系统、实证的方法证实自杀榜样效应和媒体报道之间存在密切关系。近年来，越来越多的证据显示，大篇幅、过于详细、渲染和名人的自杀新闻报道之后，会随后带来人群自杀率的显著上升。我国对自杀榜样行为的研究以香港特区和台湾地区居多，大陆地区的研究相对缺乏。WHO 也曾在预防自杀的建议中提出媒体应淡化自杀报道，并就媒体自杀报道制定了指导原则。

　　此外，以往大量研究表明，抑郁是自杀的有效预测因素，是自杀的风险近因。依据"应激—易感素质"理论（Mann，1999），我们假设，不当的自杀新闻报道作为外部应激源，与个体的易感素质（抑郁），均会对自杀榜样行为有显著的预测作用，两者共同作用使自杀榜样行为的风险增高。本研究拟为抑郁、传媒报道与自杀榜样行为关系的理解提供实证依据，进而为干预的制定提供建议和参考。

一、对象和方法

(一) 对象

采用分层随机抽样，选取广东在校大学生为研究对象，发放问卷450份，回收有效问卷449份，回收有效率为99.78%。其中男生151名，女生298名，平均年龄20.2岁。

(二) 工具

1. 自杀榜样行为倾向量表 (Suicide Modeling Effect Acceptance Scale, SMEAS)

自杀榜样行为倾向量表由李悠和李欢欢 (2011) 编制，量表共37个条目，条目采用李克特五点评分，1代表"非常不同意"，5代表"非常同意"，有20个反向计分条目，分为六个维度：认同、倾向、关注、回忆、理解和交往。量表总分越高，表明个体的自杀榜样行为倾向 (即受他人自杀行为影响而出现自杀行为的可能性) 越明显。

2. 抑郁自评量表 (Self-Rating Depression Scale, SDS)

抑郁自评量表由Zung (1965) 编制，有20个条目，每个条目按症状出现的频度分为四级，从"A没有或很少时间"到"D绝大部分或全部时间"。抑郁严重度指数=粗分×1.25，指数范围为25～100，指数越高，抑郁程度越重，该量表的信效度已得到广泛验证。

3. 艾森克人格问卷 (Eysenck Personality Questionnaire, EPQ)

艾森克人格问卷由龚耀先 (1986) 等修订。问卷包括48个条目，划分为神经质、精神质、外向性和掩饰性四个维度。

4. 施测程序

本研究以班级为单位进行集体施测，主试为有经验的教师和经过系统培训的研究生。所有被试均签署知情同意书。

(三) 实验材料和程序

规范与失当新闻各两篇，根据世界卫生组织国际自杀预防组 (2008) 的"自杀预防——给媒体工作者参考"提出的一份关于自杀新闻报道准则，在互联网上搜索到符合不当标准的外省大学生自杀新闻两则，一则为男生自杀，另一则为女生自杀。不当之处主要表现在：①自杀新闻中使用新奇、煽情的标题；②煽情式、渲染式的报道方式；③自杀新闻中交代了自杀者自杀时的具体自杀地点与自杀方式；④自杀原因简单化；⑤对自杀行为态度模糊、立场不明。同时根据准则要求，改编此两则新闻使之符合规范自杀新闻的要求，包括：①淡化自杀细节描写；②对大学生自杀原因的科学分析；③提供有危机干预机构信息以及联系方法；④提及自杀事件对自杀者亲人的负面影响。最终的新闻材料包括规范与不当新闻两份，每份新闻中包含男女自杀新闻各一个。实验程序如下：

（1）让被试填写知情同意书，并请被试填写 EPQ 与 SDS。确定 EPQ 各维度得分在 M±1SD 范围之内，SDS 抑郁指数得分<48（无抑郁）者共 64 名进入实验。将 64 名被试随机分为两组，一组观看规范自杀新闻（规范新闻组），另一组观看不当自杀新闻（不当新闻组）。

（2）主试介绍实验流程后，通过电脑播放上述实验材料。

（3）阅读新闻材料结束，被试休息 5 分钟后填写 SMEAS，SMEAS 后附有一个开放性的问题，"此时你的心情是：新奇　震惊　同情　反感　认同，等级 1~5 表示从'无'到'非常严重'，以及'其他'（用一个词描绘你此刻的心情）"。

（4）给被试播放一个如何正确认识大学生自杀事件的心理健康知识宣传栏短片。

（5）观看一个"倒霉熊游泳"的两分钟喜剧动画短片以激发被试正性情绪。短片放完后，要求被试填写 PANAS 情绪量表。

（6）解释实验的目的。针对有明显负性情绪反应者及时干预，并做一些自杀预防知识的普及，如"当心情不好或遇到无法解决的困扰时，可以求助学校的心理老师"。

（7）干预取得较好效果后，发放被试礼品时，附上写有学校心理咨询中心电话、地址和网址的书签一份。

（四）数据处理

数据处理使用 SPSS 17.0 软件包，所采用的统计方法包括独立样本 t 检验、相关分析和逐步回归分析。

二、结果及分析

（一）大学生抑郁与自杀榜样行为倾向之间的关系

相关分析结果显示，SDS 得分与 SMEAS 得分呈显著正相关（$r = 0.38$，$p < 0.01$）。以自杀榜样行为倾向为因变量，以性别、年龄、是否为独生子女、专业和抑郁水平为自变量进行逐步回归分析，只有抑郁水平进入对自杀榜样行为倾向影响的回归方程，对其具有显著预测作用，而性别、年龄、是否为独生子女和专业均未进入回归方程，如表 6-4 所示。

表 6-4　抑郁对自杀榜样行为倾向的回归分析

	偏回归系数	标准误	标准回归系数	t	p
自杀榜样行为倾向					
抑郁	0.873	0.106	0.379	8.23	$p < 0.001$
常数项	56.906	3.83		14.87	$p < 0.001$
	$R = 0.379$	$R^2 = 0.144$	$F = 67.65$	$P < 0.001$	

（二）不同自杀新闻暴露条件对自杀榜样行为倾向的影响

比较规范新闻组和不当新闻组在 SMEAS 总分和各维度得分上的差异，结果发现：观看不当新闻报道组在 SMEAS 总分、回忆和关注维度得分上显著高于观看规范新闻组，如表 6-5 所示。在自杀榜样效应认同量表后的开放性问题中，并非每个被试都进行了回答。将已回答的进行统计分析发现，在不当新闻组中，共 22 人表达了心情，其中表示同情的有 16 人，同情+悲伤+忧虑有 3 人，新奇+不解有 1 人，平静 1 人，无感觉 1 人；在规范新闻组中，有 18 人表达了心情，其中平静 5 人，同情 7 人，迷惑 1 人，平淡 1 人，见怪不怪 1 人，不解 1 人，无语震惊 1 人，遗憾 1 人。由此可见，失当新闻更易激起大学生对自杀个体的同情和悲伤情绪，而对规范新闻的情绪反应以平静居多。

表 6-5 不同自杀新闻暴露方式对大学生自杀榜样效应的影响

变量	规范新闻报道 N = 30	不当新闻报道 N = 34	t	p
认同	24.66±6.28	25.69±6.87	-0.63	>0.05
回忆	10.66±4.51	13.16±3.12	-2.57	=0.012
倾向	11.63±3.17	11.56±3.10	0.08	>0.05
关注	14.78±4.05	18.03±3.66	-3.37	<0.01
交往	14.16±3.25	14.78±2.70	-0.84	>0.05
理解	9.22±2.41	9.84±2.25	-1.07	>0.05
总分	85.09±12.33	93.06±11.05	-2.72	<0.01

三、关于本研究的讨论

本研究的结果发现，大学生的抑郁水平对自杀榜样行为有显著的正向预测作用，即抑郁水平越高，自杀榜样行为发生的可能性越高，两者的变化趋势趋于一致。本研究进一步证实抑郁对自杀行为的稳定预测作用，与以往研究结果一致。性别、年级和专业对大学生自杀榜样行为无显著预测作用，表明不同的大学生群体发生自杀榜样行为的风险水平趋于一致。

目前，与自杀榜样行为相关的传媒形式包括报纸、电视和互联网三种。以往研究结果表明：自杀率上升的程度与报道的数量、持续的时间，以及报道是否呈现在报纸的醒目处成正比。基于电视引发的自杀榜样效应比基于报纸引发的自杀模仿效应的可能性低 82%（Pirkis et al.，2006）。可能的原因是，报纸上的自杀报道可以被保留起来反复阅读。但目前为止，关于互联网自杀新闻报道与自杀榜样行为之间的关系尚缺乏实证研究。本研究所选取的是真实的互联网新闻材料，结果发现：与规范新闻报道相比，暴露于不当自杀新闻时，大学生 SMEAS 总分、回忆和关注维度得分显著增高。这些情况表明，个体对不当自杀新闻的关注度更高；不当自杀新闻会使个体在接触自杀报道后，时常回忆起自杀报道，从自杀报道中学习到自杀方式的可能性增高，进而导致自杀榜样行为的风险增加。对此可能的解释是，互联网是传播自杀新闻的一个信息源，它兼具报纸与新闻的双重特点：①有些视频兼有视听两方面的刺激；②文字可以被保留，在需要的时候随时搜索。此外，它还具有新闻与报纸不具备的特性：①网友评论与互动。有些网站直接对自杀表示谅解和鼓励，而有些论坛记录了自杀者的感受和自杀意图。这些都有可能是诱发自杀榜样行为的高危因素。②尽管出于自杀研究的伦理学风险评估原则（Richard et al.，2009），本研究在实验中选取无明显抑郁的被试，仍得到了类似结果。由此推测，由于抑郁患者普遍存在认知僵化的特点（将自杀作为解决问题的唯一方式），如果其暴露于不当自杀新闻，自杀榜样行为的风险会更高。

此外，本研究将互联网呈现的自杀新闻依据 WHO 国际自杀预防组发布的 Preventing Suicide：A Resource for Media Professionals（《自杀预防——给媒体工作者参考》）（WHO，2008）予以划分和总结，不当的自杀新闻包含以下特点：①自杀新闻中使用新奇、煽情的标题；②煽情式、渲染式的报道方式；③自杀新闻中交代自杀者的具体自杀地点与自杀方式；④自杀原因简单化；⑤对自杀行为的态度评价模糊、立场不明。而规范自杀新闻则涵盖：①淡化自杀细节描写；②对大学生自杀原因的科学分析；③提供有危机干预机构信息以及联系方法；④提及自杀事件对自杀者亲人的负面影响信息等要素。这些信息编制方法对今后互联网相关新闻报道具有一定的指导作用。

第四节　临终关怀的生理、心理和社会需求

虽然临终关怀作为一种思想甚至是个体的实践活动由来已久，但是，以专业的组织机构形式进行临终关怀始于 20 世纪 60 年代的英国。英国的西瑟莉·桑德斯博士（Cicely Saunders，2014）在伦敦创建了世界上第一家临终关怀医院——圣克里斯多弗临终关怀医院，临终关怀运动由此在英国及世界上的其他几个国家，如美国开展起来。20 世纪 80 年代，临终关怀的理论被介绍到中国，天津医学院在 1988 年成立了临终关怀研究中心，这标志着我国临终关怀研究与实践的开始。随着相关研究的不断深入，人们对临终关怀的理解也在发生着变化，从开始对病人单纯的身体照顾到后来的生理、心理、社会和精神需求的关心，从只关注临终之人到关注他们的家属。现在，很多研究者都同意，临终关怀是对临终病人及其家属进行的全人护理，它包括了顾及

和尽量满足病人及家属所有的生理、心理、社会和精神的需要，关怀的过程要一直持续到丧亲悲伤阶段。临终关怀的目的是使病人及家属拥有最高可能的生命质量。中国的临终关怀研究虽然时间不长，但也涉及了临终关怀中一些很重要的问题。首先，我们来看一下在核心期刊中发表的关于临终关怀的文章所讨论的问题，然后，探讨有待进一步深入的问题。

一、临终关怀的东西方比较

有国外调查显示，澳大利亚、英国、美国、新西兰等国家的"死亡质量"最高，而中国则位居后面，这和临终关怀起源于英国以及在西方国家的发展不无关系。国外的临终关怀经过数十年的发展，已有大量相关理论和实践，各方面均较为成熟和完善。相比之下，我国的临终关怀事业起步晚，发展滞后，且质量不高。张鹏等（2010）对京津沪三地社区老年人的临终关怀服务需求进行调查，发现只有 34.1% 了解临终关怀知识。相比之下，澳大利亚 2011 年的死亡人口中，有高达 70% 的人享受到了临终关怀服务。由此可见我们和发达国家的差距。从数量来看，我国 13 亿多人口，全国只有百余所临终关怀机构，这其中除了独立的临终关怀医院，还包括了普通医院的临终关怀病区。而美国的人口是我国的 1/4，却拥有数千所专业的临终关怀机构。从人员来看，我国临终关怀的实施者主要是医护人员，数量不足且多数未接受过临终关怀的专业训练，相关知识较为缺乏。而国外发达国家的临终关怀实施者除了接受专门训练的医护人员，还有心理学家、神学家、伦理学家、社会工作者以及广大志愿者的参与。从服务环境和设备来看，我国的临终关怀机构多依托医院而建，病房环境差强人意，缺乏隐私保护以及配套的家属陪护服务设施，设备也较为老旧。对北京两所登记注册的临终关怀机构的调查显示，我国虽然提供心理疏导咨询服务，却并没有设立专门的"关怀室"和"谈心室"。而国外发达国家的临终关怀机构服务全面，设施和病房布置都很温馨，可以让临终患者感受到家的温暖。除此之外，政府参与也在很大程度上影响着临终关怀事业的发展。国内的一些调查研究显示，政府在临终关怀事业上的投资有限，有些设在医院中的临终关怀病房需要靠医院的业务来维持运营，这严重阻碍了临终关怀的推广普及。而很多西方国家则把临终关怀纳为公共卫生事业的一部分，政府大力地支持和投资，极大地促进了临终关怀事业的发展。

对中国人来说，临终关怀是个舶来品。从 1988 年天津成立第一所临终关怀机构以来，临终关怀在我国逐渐开展，但发展并不均衡。为数不多的临终关怀机构分布在经济发达的一、二线城市，而三、四线城市和广大农村地区根本没有临终关怀机构，很多人甚至听都没听说过。高茂龙等（2014）对北京市社区老年人的调查显示，临终关怀知晓率仅为 22.1%。在实际临终关怀工作中，医务工作者和患者家属受我国传统文化影响，并不愿意为临终患者实施临终关怀。一方面，对医护人员来说，将病人从强行治疗状态转入临终关怀状态，意味着治疗失败，而对救死扶伤的医务人员来说，这是最大的挫败感。郑悦平等（2011）的研究显示，医护人员虽然能接受病人死亡这一自然规律，但只有 20.6% 的人表示"病人快要死去时我愿意告诉他"。王小曼等（2013）对肿瘤医院护士的临终关怀态度的调查研究表明，大多数护士认为，自身临终关怀知识欠缺。当医护人员缺乏与临终患者进行交谈的技能时，就不可能实施高质量的临终关怀。另一方面，对家属来说，对病人实施临终关怀意味着放弃治疗，而他们往往不愿意接受家人即将离世的事实。库布勒·露丝说："家属往往比病人本身更难接受死亡的事实。"尤其是当临终患者是老年人时，作为子女，受传统孝道影响，更加不愿意对患者进行临终关怀治疗。明知治疗无望，也要竭尽全力延长患者的生命，采取过度医疗的方法和手段，以表达自己的孝心，而这本身可能会加重患者的痛苦。他们没有意识到，让患者有尊严地度过人生的最后一程，享受家人爱的关怀，提高生存质量，才是真正的孝道。

上述现象与我国自古以来固有的死亡观念有着密切的联系，同时也说明我们急缺与现代文明相适配的死亡教育。我国是人口大国，随着社会文明程度的提高和老龄化的加剧，对临终关怀的需求也急剧增加。刘丹丹等（2011）对梅州市社会群体的临终关怀态度进行调查，发现 55.1% 的人认同临终关怀是目前临终者优死的最佳途径，其中患者和家属较普通群众而言，对待临终关怀态度更为积极。董晓梅等（2004）对广州市市民进行调查，结果表明，医护工作者和高学历人群对临终关怀的知晓率较高，同时，多数市民赞成开展临终关怀服务。但是，在接受过临终关怀服务的患者家属中，赞同率仅为 64.2%，这说明我国目前的临终关怀服务质量和人们心中的理想情况有差距，也有较大的提升空间。如果能针对我国国情，在全民开展死亡教育，提高民众临终关怀的意识，同时，加强对医护人员的相关培训，势必能建立起专业的医务工作者队伍和强大的志愿者队伍，为我国临终患者提供高质量的临终关怀服务，让他们在温馨祥和的氛围中体面地走完人生的最后一程。

二、对重病儿童、老年人、重病患者的临终关怀

随着卫生水平的提高，世界各国儿童的死亡率大幅下降，但是仍然有许多疾病严重地影响到儿童的生命质量。据统计，全世界每年有超过 16 万名儿童被诊断为癌症，约 9 万名患儿死亡。中国每年新增的儿童癌症患者可能达 6 万~28.8 万名。除癌症之外，因艾滋病、先天畸形、神经系统病变等疾病死亡的儿童也不在少数。联合国儿童基金会表示，中国有至少 4 万名艾滋病儿童。由此观之，针对儿童的临终关怀服务在中国乃至世界范围内都有着迫切的需求。在国外，许多国家已经建立了儿童临终关怀机构，如苏格兰东部的"瑞秋之家"和南部的"罗宾之家"、英国的儿童收容所协会和儿童姑息治疗协会、美国的儿童宁养中心等。在中国，仅有少数专门的儿童临终关怀医院，如 2009 年位于长沙的和英国联办的"蝴蝶之家"。国内为数不多的研究表明，针对新生儿的临终关怀主要从三方面进行：①疼痛管理及舒适护理，包括提供安静、舒适的病房环境，音乐疗法，提供舒适的体位和治疗性抚触，维持身体清洁干燥，停用一切有创护理操作。②给予镇静和止痛药，帮助父母为患儿实施临终关怀护理，如温柔的爱抚和拥抱、保留患儿遗物等。③提供家庭支持，减轻父母伤痛。稍大龄一些的儿童，由于已具备一定的认知能力，但对死亡的认识又不够清晰，因此，更加需要重视和关怀。

研究表明，娱乐能使儿童重拾自信和自尊，帮助儿童应对焦虑和悲伤。因此，针对非新生儿儿童的临终关怀不可忽视娱乐的作用。除此之外，因为儿童的离开比老人的离开更加让人难以接受，应尤其重视对家长的关怀和支持，如引导其进行悲伤疏导、保留儿童的遗物或捐献儿童的可利用器官等。

儿童作为临终患者毕竟是少数，我国 81% 以上的临终患者为 60 岁以上的老年人，因此，对老年人的临终关怀成为重中之重。在内容方面，要针对不同患者的病症和现状进行关怀和护理，如有创治疗和内置医疗器械（如导尿管、引流管）的处理、疼痛的控制、呼吸和睡眠障碍的改善等，主要是为了让老年患者尽可能地感觉舒适，减轻疾病带来的痛苦。薛静等（2008）对 22 例高龄临终患者的临终关怀护理体会进行总结，发现所有患者均平稳而有尊严地度过临终期，相对舒适地接受死亡，全部家属对护理工作表示尊重和感

激，心理应激情况明显减小。而在大多数情况下，往往是患者本人想要放弃治疗，而家属尤其是子女怕背上"老人临终前都不愿意给治疗"的舆论而不愿意进行临终关怀，医生也往往会顺着家属的意思，继续给老人强行使用各种医疗手段延长生命的时间，老人的尊严被严重忽视。这说明，针对老年人的临终关怀首先要从人们的认识上进行改革，其次才是护理手段和内容。

按照疾病种类划分，癌症已成为城乡居民死亡的首要原因，晚期癌症患者也是临终关怀的主要对象，这其中既包括儿童和老人，也包括其他年龄段的人。除了上述通用的一般护理内容，由于晚期癌症患者往往已经遭受了巨大的身心折磨，对其心理和精神上的关怀显得尤为重要。医护人员运用临终关怀的知识和技能，和颜悦色地和患者交谈，告知病情的现状，减轻患者的心理压力和负担，及时引导他们排解郁闷、愤怒等负面情感，同时，做好陪伴和倾听工作，和家属共同努力使患者重新体会到自己存在的意义。

三、临终关怀与宗教文化

宗教作为人类精神生活中的重要组成成分，在临终关怀中的应用历史悠久。最早记录宗教徒从事临终关怀的文字，是公元 260 年罗马帝国的主教狄奥尼修斯书写的复活节信札，其中详细描述了基督教徒如何不顾自身安危，治疗和照顾感染瘟疫的病人，甚至因此染病，牺牲自己生命的情形。中世纪以后，在基督教的支持下，英、法等国出现了临终关怀医院的雏形。而桑德斯博士创建的第一家现代临终关怀医院的基本理念——"你是重要的，因为你是你，你一直活到最后一刻，仍然是那么重要，我们会尽一切努力，帮助你安详逝去。但也尽一切努力，令你活到最后一刻"，也与基督教密不可分。从临终关怀在西方国家的发展情况来看，提供临终关怀的机构大多具有基督教背景。在基督教的生死智慧中，有三个基本概念：上帝创世说、原罪救赎说和末日审判观。相对应地看，个体的生命有三层：肉身的生命、灵里的生命和永远的生命。死亡也有三层：肉身生命的死、灵里生命的死和末日审判后堕入地狱永远的死。对于基督徒而言，死亡不是结束，而是更好的复活之路。总的来说，在基督教文化中，人是借助神灵（上帝）的力量，通过"死"这一赎罪形式，进入天国，永享福乐。因此，在临终关怀中，信仰基督教的患者及其家属较少地感受到焦虑、愤怒、抑郁和孤独等负面情绪，而是平静地接受死亡的到来。

在我国，辩证唯物主义观（无神论）是国民的基本信仰，但同时对各大宗教也有着工具性和娱乐性的混乱信仰。与西方信徒不同的是，中国人对神灵的依赖基于敬畏感而非罪恶感，"举头三尺有神明""人在做，天在看"，这和西方宗教有着本质区别。除基督教外，对中国人影响较大的宗教还有佛教和伊斯兰教。佛教认为，色受想行识五蕴皆苦，一切皆为虚幻，死亡不仅不可怖，反而是从人世苦海的解脱。通过称颂佛号等仪式性的行为，人在死后通过佛菩萨的接引，可以到达西方极乐世界。信仰佛教的临终患者及其家属，对死亡也较为看得开，死亡只不过是这一轮生命的结束，同时也是下一轮生命的开始，众生"生生于老死，轮回周无穷"。伊斯兰教作为回族人民的传统信仰，其生死观以及临终关怀的形式和内容主要是由其前定观、平等观和"两世吉庆"的思想所决定的。穆斯林一般都较早地接受了死亡教育，珍惜生命，努力生活，宁静坦然地对待死亡、接受死亡。除此之外，伊斯兰教临终仪式中的信仰关怀和情感关怀，对临终患者及其家属更平静地接受死亡也起着重要作用。

尽管不同的宗教教义对死亡有着不同的看法，但各大宗教所倡导的慈悲、博爱等精神在临终关怀中发挥着积极的作用。在实践中，如果能善用宗教文化的力量，对临终患者及其家属进行精神和心理的关怀和抚慰，无疑能收到良好的效果。

四、临终关怀的其他问题

（一）相关的法律法规和政策

临终关怀是人类文明进步的标志，其发展和推广需要各个方面的参与和支持。对国外临终关怀的研究表明，要想提高临终关怀的普及率和质量，往往需要政府和民众共同积极参与。从政府的角度来看，制定相应的法律法规和政策，加大对临终关怀事业的资金投入，加强对民众的死亡教育，都有利于建立完善的临终关怀制度，能在很大程度上促进临终关怀事业的发展。王宇等（2015）通过对澳大利亚慢性病患者临终关怀政策的研究发现，澳大利亚早在 1994 年就出版了《澳大利亚临终关怀标准》，该标准每年都会根据社会环境的变化进行调整以适应时代需要，其政府也制定了完善的临终关怀服务框架，投入了大量资金。调查显示，2012~2013 年，澳大利亚政府在慢性病患者的临终关怀服务上共投资近 2500 万澳元，这极大地促进了澳大利亚临终关怀事业的发展。在美国，多数临终关怀照料由医疗保险提供。相比之下，我国的临终关怀多数还需要自费，这在很大程度上也阻碍了临终关怀在我国的顺利推广。从民众的角度来看，提高临终关怀的意识，认识到服务临终患者就是服务自己，建立志愿者和义工队伍，自发捐款捐物，也很好地保障了临终关怀事业的普及，从长远来看，每个人都将成为受益者。

（二）安乐死

　　与临终关怀紧密联系的另一个问题是安乐死问题。安乐死是指为解除病人无法忍受的肉体痛苦而采取的一种结束生命的行为。二者相互联系又有不同。首先，二者的宗旨是一样的，都是为了减少病人的痛苦，提高生命的质量。其次，二者的服务对象也有很大重合，都是身患重症、治愈无望的病人。最后，采取的手段也类似，不过度治疗，减少医疗资源的消耗。不同的地方在于，临终关怀更看重病人生的质量，而安乐死更看重病人死的质量。临终是每个人都将面临的阶段，但未必每个临终者都适合被实施安乐死。在法律和伦理面前，安乐死仍面临着较多争论，而临终关怀则在各个层面都是被接受和欢迎的。但二者并不是对立关系。有些病人在临终关怀的后期，如果仍有较大的身体上的痛苦，安乐死也不失为一种合理的选择。因此，重点在于如何找到临终关怀和安乐死的融合点，共同提高病人的生命质量，使其在活着和死去的时候都更加有尊严。

五、临终关怀的未来

　　临终关怀运动在西方国家开展的时间比较久，其成果和经验可以成为我们学习的重要资源。虽然临终关怀被介绍到中国不到 30 年的时间，但从前面的总结中可以看出，相关的医护人员和学者已经从不同的角度对临终关怀在中国的发展进行了论述。他们介绍了西方主要国家的研究与实践，从中西方文化差异的角度，探讨了具有中国特点或者说适合中国文化、传统习俗的临终关怀应该是什么样子，讨论了不同群体的不同的临终关怀，尤其是对儿童和老年人群体有更多的思考。另外，还从宏观政策、法律法规、机构制度等方面考察了临终关怀实践中存在的一些问题，提出了可能的解决方法。更为重要的是，国内的学者将临终关怀放在一个更大的文化背景中进行思考，谈论了不同的宗教，如佛教、伊斯兰教等关于临终关怀的相关内容以及对临终关怀实践的启示；还从中国传统文化出发来阐述中国文化中是如何理解临终关怀的。虽然绝大部分的研究都是在理论思辨的水平上进行，但也有少数学者开始进行一些实证的研究，如调查不同地区的人们对临终关怀服务的需求等。

临终关怀需要有不同训练背景的多学科人员的努力。但目前国内好像只有受过相关医学训练的人在进行临终关怀的理论研究与实践探索。因此，囿于从业人员的专业背景的局限性，临终服务的主要内容还是更强调身体生理疼痛的管理和提供适合的场所。这些帮助只能在某种程度上提高临终者的生命质量，而要提供更完善的服务，就需要考虑临终者除了生理需求之外的其他的需要，考虑患者的心理需要和精神需要。

第五节　临终关怀中的精神性关爱

一、临终关怀中的心理关怀

（一）心理关怀的重要性

临终心理关怀是整合的临终关怀模型中的一个重要方面。由于心理学本身的繁荣，在心理障碍和心理治疗方面已经积累了很多的成果，这些成果也比较容易被应用到临终关怀当中。而研究者们要讨论的问题可能就是临终关怀中是否存在特殊的心理问题。有人指出，临终的人的心理需要可能表现在以下方面：不确定感、如何了结自己曾经耿耿于怀的事件、感觉自己是家人的负担、对采取何种医疗方式及生活结构的控制感、面临死亡所带来的孤独感、不放心亲人的生活、未了的心愿等。徐云等（2006）回顾了临终关怀中的心理支持系统，分析了国内临终心理关怀的不足。他们认为，国内从事临终关怀的人多是医学出身，没有受过正规的心理学的训练，首先是对心理关怀的重要性认识不够，其次是不知道如何很好地处理病人的心理问题。临终的人所要面对的一个挑战就是死亡恐惧，而文化传统会影响到死亡恐惧的过程和具体的表现形式，所以，相关人员应该结合中国的实际来探讨临终关怀中死亡恐惧的特点。我们认为，临终关怀不仅涉及病人，还涉及关怀服务的提供者、病人家属。张秋霞（2005）在讨论临终关怀中的心理问题的时候，就谈到了病人、医护人员、家属的心理健康。2014 年 4 月，在上海市卫生和计划生育委员会的倡议下，上海市医学伦理学会、中国生命关怀协会、上海市社区卫生协会和上海市癌症俱乐部等联合举办了"临终关怀（舒缓疗护）伦理与实践国际研讨会"，来自中国、美国、加拿大、比利时、日本、新加坡、澳大利亚、巴西、伊朗等国家的近 400 名专家学者参会，讨论了世界及中国的临终关怀和舒缓治疗的现状与挑战，会议强调要形成包括生理和心理关怀等多维度的人性化的临终关怀模式。

（二）内隐自尊问题

临终心理关怀过去主要论述了一些比较概括的问题，但有一个研究谈到了相对具体的内容，即讨论了临终者的内隐自尊的修复。内隐自尊指的是无意识的自动化的自我评价。临终者在经过疾病的折磨，面临死亡的关头，往往会产生一些不合适的自我评价，临终心理关怀可以针对不同病人的内隐自尊的缺陷进行干预（潘元青，2013）。遗憾的是，该研究的作者并没有指出具体的干预方法和策略。令人欣慰的是，有越来越多从事临终关怀的人开始意识到临终心理关怀的重要性，指出临终关怀不能只是关注临终者的生理痛苦，还应该帮助他们面对与解决相关的心理问题。

（三）死亡恐惧问题

临终心理关怀的范围不能只局限于临终的人，还应该涉及与此有关的工作人员、临终者的家属。但是，关于临终者的心理需要，目前是了解不多的。有人谈到了死亡恐惧及其他的心理问题，可是却很少基于实证研究的结果。死亡恐惧可能是很多人会面临的问题，根据伊丽莎白·罗斯（2013）的理论，在走向死亡的最后过程中，人们需要经历否认、愤怒、讨价还价、绝望和接受的心路历程。死亡恐惧会在不同的阶段以不同的形式表现出来，个体之间也会存在较大的差异。也就是说，对死亡的接受程度不同，经历这些阶段的进程也不同，从而导致心理状态也是不一样的。

（四）需要更多有心理学背景的人关注精神关怀问题

需要更多有心理学背景的人来关注这个领域，从理论上界定临终关怀中的心理问题是什么，提出相应的可行的方案。由于面对死亡所产生的一系列心理问题在解决的时候应该考虑到其特殊性，不能简单地套用心理咨询的固定套路。在从事临终关怀的相关心理学研究的时候，面临的最大困难是不容易接触到临终的病人。这个现实的问题往往让很多人知难而退。一个切实可行的方法就是倡导心理学与医学背景的人合作，双方可以利用自己的专业优势，共同关注临终关怀过程中的心理问题。面对死亡，心理不安可能不是最主要的煎熬，心灵或者精神上的拷问往往是更大的挑战。国内虽然有人讨论到宗教与临终关怀的关系，其中会涉及精神方面的问题，但并没有多少人直接来讨论临终的精神关怀，因此，需要更多的人来进行关注。

二、西方国家的临终精神关怀

有一个文献综述分析了 2000～2010 年发表的关于临终精神关怀的 248 篇英文文章，这些文章的作者来自 17 个不同的国家，以英国和美国为主。作者们的学术背景不尽相同，有 25% 是护理学的，14% 是接受牧师训练的，10% 是社会工作专业的。不同的学术背景导致他们对精神关怀的讨论角度也不同。

（一）临终精神关怀的概念

首先，需要明确精神性这个概念，精神性会随着文化的发展变化而改变，人们经常会混淆"精神性""宗教性"和"幸福感"这三个概念。通过文献综述，我们可以对这三个概念有更清晰的认识。宗教性指的是参与传统宗教的特定信念、仪式和活动。世界上流传比较广泛的有三大传统宗教：基督教、伊斯兰教与佛教。对传统宗教的信仰、参与相关的宗教仪式与活动，都可以看作是宗教性。宗教性与精神性不是同义词，而只是精神性的一种形式。精神性是信仰宗教和不信仰宗教的人都有的一种主观体验，是与人们对自己的核心信念与价值以及人活着的终极意义的理解方式有关的。精神性中包括了人们寻求关于生命、疾病、死亡的意义等终极问题的满意答案的需求。正是由于对精神性的理解各不相同，才使他们倡导不同的对待病人的方式，从而适应不同病人的需要。幸福感也是一种主观体验，它是在特定情境中个体如何知觉与感受自身状态的主观情感体验。幸福感也是在特定情境中对自己生活的某一方面的主观感受。对于一个临终病人来说，幸福感和不幸福感可以同时存在。例如，癌症晚期病人如果可以得到家人与医护人员无微不至的照顾，会产生幸福感；但同时又会因为自己受到病痛的折磨而觉得不幸福。由于幸福感产生的条件限制性的特点，对于临终关怀实践有重要的意义，有研究者提出，他们正在寻求幸福感的一个特定的方面，即精神上的幸福感。当人们的宗教性和精神性需求得到满足的时候，就会觉得自己的生活是有意义的，自己的经验可以得到很好的解释，从而在生命即将结束的时候获得希望以及内心的和谐与平静。

（二）精神性的测量

科学研究很难对抽象的概念进行探讨，抽象的概念必须要转换成操作性概念，才可以被用到实证研究中去。概念的操作化指的是从具体的行为、特征、指标上对变量的操作进行描述，通常包括对抽象概念的测量。主要有四种方法被用来测量精神性：第一种方法是确定有哪些与精神性有关的问题，研究者会采用一些开放性的问题来评估精神性对个体的重要性、个体拥有的或者可以接触到的关于精神性的资源。第二种方法是对精神性和宗教性的直接测量。这些测量工具起初不是专门为临终关怀的目的设计的，而是讨论精神性和宗教性与得某种疾病的风险及存活期的关系的。第三种是采用叙事与传记的方法，它与第一种方法类似，都是关于精神性对个体的重要性的讨论，不同的是这种测量采用的具体形式不是开放性的问题而是个体的叙述或者人生故事。叙事的方法有一个优势就是，可以看到在个体的整个生命中精神意义的追求与理解是否发生了变化，因为可能由于生命中发生的某些事件，如无法治愈的疾病等，而促使个体对精神意义的追求做出了改变。第四种方法是特定范围方法，即将精神性看作生命的一个独立的方面，或者是在评价生命的每个方面的时候都考虑到精神性的问题，只是采用这种方法开发的测量工具很少被应用到临终的精神关怀研究中。

（三）精神需要和精神痛苦

精神需要在某种程度上受到不同国家文化的影响。例如，美国的研究更多地会从宗教的角度来描述精神需要，他们列出的精神需要中可能与精神性有关的只有一小部分，如意义、生命的目的与价值、内心平和与自然的体验。而英国的研究更多从"共同人性"的角度来描述精神需要，有一个研究提出了六种精神需要：有时间思考、有希望、处理无法解决的问题、为死亡做准备、自由地表达真正的感受、讨论重要的关系。而在英国的牧师临终和舒缓照顾标准中，精神需要是被这样界定的：探索个体的意义感和生命的目的，探索与生命和死亡问题有关的态度、信念、想法、价值、顾虑；通过鼓励个体回顾过去来肯定生命的价值，探索个体关于自己和家人的现状与未来的希望和担忧；探索人为什么要面对死亡和受苦的问题。值得注意的一个问题是，精神需要可能具有个体差异，比如病人和照顾者可能有不同的精神需要，为了与病人进行良好的沟通，照顾者应该熟悉一些沟通的技巧。有研究表明，有的从事临终关怀工作的员工是不太愿意讨论关于精神需要的相关话题的。精神痛苦在临终关怀的实践中也经常可以观察到，对于造成精神痛苦的原因大家众说纷纭，有人认为是死亡过程中的寂寞感有人认为是死亡过程中自我同一性的变化；有人认为是人生的缺憾，即生活并没有像自己想象的那样，而在生命即将结束的时候，自己对生活的改变已经无能为力了。

美国的一项研究认为，精神痛苦是关于死亡的思考造成的，主要是想到自己直到死亡也没有得到上帝的原谅，或者没有得到他人的原谅。精神痛苦的一个严重的后果是自杀，所以，临终关怀可以通过让病人讨论疾病的精神意义来处理他们的精神痛苦。文献中还讨论到精神干预，即在对精神性需要进行测量的基础上，采取相应的措施解决病人的精神性问题，满足他们的精神需要。这些干预措施主要包括两种：一种是问题干预，另一种是促进干预。目前，讨论干预的有效性的研究还很少。

（四）临终精神关爱的理论模型

为了在临终关怀的实践中包含精神性的关怀，研究者们提出了临终精神关怀的理论模型，将精神性看作是临终关怀的一个根本维度。从总体上看，有的理论侧重概念的解析，有的侧重精神关怀的合格工作人员的培养，有的侧重从人的整体性的角度讨论精神性的作用，有的侧重倡导通过多学科的合作来满足病人的精神需要，有的侧重从组织管理和发展的角度讨论在制度建设中涵盖精神关怀的要求。这些理论模型的提出，可以使人们对精神性和精神关怀有更深入的了解，同时，为临终关怀的实践提供可以依据的理论框架。最近，在法国完成的一个研究揭示了阻碍临终关怀研究的一些因素，包括临终关怀的从业人员通常没有时间做研究、比较难接触到临终的被试、缺乏方法上的支持、缺乏研究资金等。

（五）如何提供精神关爱

首先，主动和热情的倾听技能是必需的，在倾听的时候要能够识别病人是否谈到对自己所受折磨的忧虑，是否认为自己成了他人的负担或者被所爱的人抛弃，是否对一些未完成的事情感到遗憾，以及是否害怕孤独地死去。其次，陪伴的技能，工作人员有时候可能要突破自己职业的限制，以朋友或者其他的身份来与病人进行精神需要的交流，可以与病人一起祈祷、沉思、冥想，能够帮助病人想明白意义追寻过程中遇到的一些难题，在病人要求的任何环境中进行交流。要提供好的精神关怀，所需要的能力可能不止以上所列的这些，在不同的国家和不同的文化中可能也有所不同。再次，是要培养合格的工作人员，这里包括了一些培训的要求，如识别病人有哪些需要并且知道如何去满足这些需要，让受训的工作人员可以找到与病人相处的最自然的方式。工作人员与病人可以组成小组来讨论人生意义的问题，这些工作人员要是有经验的从业人员，可以帮助新人，给他们传授有用的工作方法。最后，相应的机构中要有此类的培训项目，还应该有一套标准来评价教育和培训的效果。

三、香港地区的临终精神关怀

有一个元分析介绍了香港地区的临终精神关爱工作，总共分析了 19 篇文章，其中 11 篇的研究对象是病人，年龄为 20～100 岁，8 篇的研究对象是工作人员。通过对 19 篇文章的质化分析，主要有如下几个主题：精神性、精神需要、精神痛苦、精神关怀、精神关怀的促进和阻碍因素。在呈现结果的时候，是将病人和工作人员的分析结果分开呈现的（Edwards，2010）。

（一）关于病人的直接研究

关于病人的直接研究中，基本上不会直接使用"精神性"这个概念。病人们会讲述自己的人生故事，将精神性理解为与自我的关系、与他人的关系、与自然和音乐的关系、与上帝或者更高级存在的关系。调查中提到希望、生命的意义和目的，病人会对精神性和宗教性进行区分。有人报告，即使面对死亡也不想被迫去信仰某种宗教，也不想听到别人对自己的宗教信仰问题说三道四。关于精神需要，有五篇文章直接进行了探讨，提到了完成未竟事业的需要、参与和控制的需要、积极的人生观的需要。比较而言，对精神痛苦的描述就没有精神需要这样清晰，很多文章中将精神痛苦与生理、心理、社会、经济方面的痛苦混合在一起。其中，反映比较明显的就是对于恐惧的记录，如对死亡的恐惧、对未知的恐惧以及不确定感；其他的消极感觉，如无望感、无助感、空虚感、抑郁和失望、自我的丢失和关系与意义的丢失。关于精神关怀，病人们关心的是精神关怀的方式、他们与工作人员的关系、沟通以及沟通中的困难、谁应该来提供精神关怀。病人们觉得，会影响精神关怀的一些因素有时间和时机、友好的精神性环境、思考、教育、训练和意愿。

（二）关于工作人员的间接研究

关于工作人员的间接研究中也显示，工作人员和病人一样，觉得界定"精神性"是比较困难的。他们也将精神性理解为各种关系，如与自我、他人、自然与音乐、上帝的关系。工作人员在讨论精神关怀的时候，更多会提到精神关怀的方式；如何将人作为一个完整的人来看待，与病人建立一种相互信任的、亲密的、有意义的关系；如何主动倾听病人讲述的故事，与病人进行互惠的分享。他们认为，如果将自己的信仰与职业生活相结合，花时间去倾听、给病人提供团队的支持，那么，就可以提供给病人较好的精神关怀。研究也发现，一些组织因素和个体因素也会阻碍精神关怀的实施，如病人数量太多、工作压力太大、自己缺乏自信、不想讨论关于精神层面的问题等。在语言、文化、宗教上与病人的背景不同，没有接受系统的教育与训练，对病人的精神需要了解不够等，都是提供精神关怀的不利条件。

（三）关于病人的直接研究

不管是对病人还是对工作人员的调查访问，都感觉到与病人的家庭和重要他人的关系与联结是精神性最重要的一个方面。此外，进行精神关怀的方式可以参考身体关怀的方式，主要包括陪伴、共同的心灵之旅、倾听、建立联结和鼓励互惠的分享等。此外，合适的时机、教育、培训、经验、意愿和团队支持也是促进精神关怀开展的有利因素，而时间的限制、个体因素、语言、文化和宗教方面的问题，会对精神关怀造成消极的影响。除了护士之外，很多人如家人、朋友、邻居等，都可以给病人提供精神关怀。虽然精神关怀的目的是满足病人的精神需要，但真正的精神关怀不能仅仅局限于病人的需要满足，而是应该在与病人建立亲密的、有意义的关系的过程中照顾到病人的需要。如果有的精神需要没有得到满足，可能就会转变成精神痛苦或者折磨，因此，要创造安全的环境，使病人和工作人员可以自由地讨论他们的精神性问题，公开表达他们的恐惧、怀疑和焦虑情绪。

（四）小结

以上两个文献综述从理论和实践方面讨论了临终精神关怀的各种问题。比较遗憾的是，国内相关的研究非常少。最重要的一个原因就是，临终关怀涉及不同的学科，但在中国除了医疗卫生领域的人员，其他学科的人对临终关怀的话题都不是非常的热衷。随着学术研究中跨学科研究的发展，希望国内未来会有更多的人致力于临终关怀的研究与实践。要构建涵盖生理、心理和精神关怀在内的整合的临终关怀模式，需要不同学科、不同专业背景的人们的共同努力。虽然死亡是一个不太受欢迎的话题，但也是每一个人必须要经历的生命过程之一。希望更多的相关专业的学者来关注临终关怀的研究与实践。

四、临终关怀研究在上海的进展

从开始关注临终者的身体舒适，到现在强调从身体、心理、精神三个方面进行临终关怀，可以看出对临终者生存质量的深入认识。作为心理学研究者，本研究想要从心理和精神关怀的角度探索如何在中国基于身体、心理、精神的整合模型开展临终关怀。为此，需要首先了解涉及临终关怀的人们的心理需求和精神需求。本文研究者与上海市静安区静安寺街道社区卫生服务中心合作开展了初步的探索。根据以前的研究，心理需求中最重要的就是应对死亡恐惧。所以，本研究采用死亡态度描绘问卷测量了晚期癌症病人、病人家属、医护人员的死亡态度，并与社区居民的死亡态度进行了比较，除此之外，还采用了访谈法对晚期癌症病人进行深入访谈，以掌握他们的精神性需求。

（一）被试

为了解临终关怀过程中各方人员的心理需求，首先对中心的所有医护人员、社区内前来就诊的居民及舒缓病房收治的晚期癌症患者的家属进行了问卷调查。由经培训的调查小组阐明调查目的和内容，在目标对象签署知情同意书后，发放问卷，在其填写后当场回收检查，如有遗漏则及时补齐。共发放 386 份问卷，回收有效问卷 361 份，有效回收率为 93.5%。其中病人家属 46 人，医护人员 102 人，社区居民 213 人；男性 139 人，女性 222 人；青壮年人（60 岁及以下）246 人，老年人（60 岁以上）115 人。

（二）测量工具

本研究使用的测量工具为唐鲁等（2014）修订的中文版死亡态度描绘量表（Death Attitude Profile-Revised，DAP-R）。该量表既包含了对死亡的负面态度，也包含了对死亡的正面态度，共 32 个题目（如"想到自己会死亡，就会使我焦虑不安"），采用五级评分，1~5 代表"非常不同意"到"非常同意"。题目均为正向计分，分数越高，则代表在该维度的认同度越高。五个维度分别是：趋近接受，认为死亡是通往极乐世界的大门，对死后的世界持积极态度；自然接受，认为死亡是人生不可避免的一部分，既不欢迎也不逃避，只是简单地接受；逃离接受，认为人生充满苦难，唯有死亡可令人解脱；死亡恐惧，指对死亡和濒死充满害怕的情感反应；死亡逃避，即对死亡本身或象征死亡的事物采取回避的态度，尽量不去想有关死亡的事情。在本研究中，整个量表的内部一致性系数为 0.946，各维度的内部一致性系数在 0.752~0.912。

（三）结果及分析

采用 SPSS 16.0 对数据进行分析。首先分析了每个群体的死亡态度量表五个维度的得分差异；其次对三个群体在每个维度的得分进行了比较；最后对两个年龄组在每个维度的得分进行了比较。

1. 患者家属、医护人员和社区居民的死亡态度比较

图 6-4 显示的是癌症晚期患者家属、医护人员和社区居民在死亡态度描绘量表每个维度上的得分情况。患者家属在五个维度上的得分存在显著差异，$F_{(4, 225)}= 28.849$，$p<0.001$。事后多重比较发现，自然接受维度得分最高（4.21±0.41），逃离接受（3.41±0.86）、死亡逃避（3.24±0.93）、趋近接受（3.06±0.77）得分居中，死亡恐惧（2.55±0.73）维度得分最低。同样，医护人员在五个维度上的得分存在显著差异，$F_{(4, 505)}= 50.662$，$p<0.001$。

事后多重比较发现，自然接受维度得分最高（4.21±0.41），死亡逃避（3.06±0.77）、趋近接受（3.05±0.59）、逃离接受（3.02±0.71）得分居中，死亡恐惧（2.79±0.66）维度得分最低。而社区居民在五个维度上的得分也存在显著差异，$F_{(4, 1060)} = 62.771$，$p < 0.001$。事后多重比较发现，自然接受维度得分最高（3.67±0.65），死亡逃避（3.24±0.75）得分居中，而逃离接受（2.90±0.77）、死亡恐惧（2.85±0.72）、趋近接受（2.69±0.67）的得分最低。

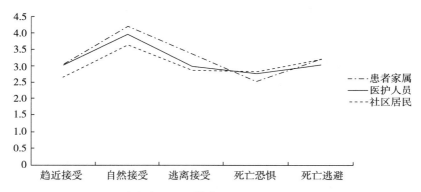

图 6-4 患者家属、医护人员和社区居民的死亡态度

2. 三类人员的死亡态度比较

对每个被试在五个维度上的得分分别计算平均分，然后在每个维度上，按照被试类型进行比较，结果如图 6-5 所示。

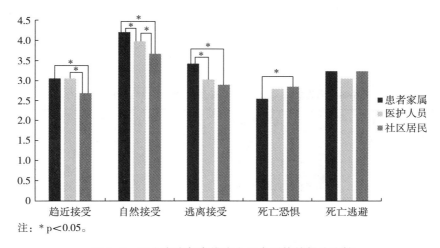

注：* $p < 0.05$。

图 6-5 死亡态度每个维度上三个群体的得分比较

在趋近接受维度上，患者家属、医护人员和社区居民的得分之间有显著差异，F（2，358）= 13.15，p < 0.001。事后多重比较表明，患者家属（3.06±0.77）得分显著高于社区居民（2.69±0.67）得分，医护人员（3.05±0.59）得分显著高于社区居民，患者家属和医护人员得分没有显著差异。

在自然接受维度上，患者家属、医护人员和社区居民的得分之间有显著差异，F（2，358）= 21.33，p < 0.001。事后多重比较表明，患者家属（4.21±0.41）得分显著高于医护人员（3.97±0.48）得分，患者家属得分显著高于社区居民（3.67±0.65）得分，医护人员得分显著高于社区居民得分。

在逃离接受维度上，患者家属、医护人员和社区居民的得分之间有显著差异，F（2，358）= 8.26，p<0.001。事后多重比较表明，患者家属（3.41±0.86）得分显著高于医护人员（3.02±0.71）得分，患者家属得分显著高于社区居民（2.90±0.77）得分，医护人员和社区居民得分没有显著差异。

在死亡恐惧维度上，患者家属、医护人员和社区居民的得分之间有显著差异，F（2，358）= 3.44，p = 0.033。事后多重比较表明，患者家属（2.55±0.73）得分显著低于社区居民（2.85±0.72）得分，患者家属得分和医护人员没有差异，医护人员得分和社区居民也没有差异。

在死亡逃避维度上，患者家属、医护人员和社区居民的得分没有显著差异，F（2，358）= 1.93，p>0.05。

3. 青壮年人和老年人的死亡态度比较

按照被试年龄划分，60岁以下（含60岁）为青壮年人，60岁以上为老年人。在不同的被试人群中，对青壮年人和老年人在各个维度上的得分进行比较，结果如表6-6所示。

表6-6　中青壮年和老年人在各维度得分（M±SD）比较

	青壮年人	老年人	T
患者家属			
趋近接受	3.13±0.73	2.83±0.87	1.16
自然接受	4.21±0.41	4.20±0.43	0.80
逃离接受	3.34±0.87	3.62±0.82	-0.93
死亡恐惧	2.43±0.71	2.94±0.69	-2.05*
死亡逃避	3.12±0.92	3.65±0.87	-1.74

续表

	青壮年人	老年人	T
医护人员			
趋近接受	3.05±0.60	2.97±0.15	0.24
自然接受	3.99±0.47	3.33±0.31	2.41*
逃离接受	3.03±0.72	2.93±0.23	0.22
死亡恐惧	2.79±0.67	3.00±0.57	−0.54
死亡逃避	3.05±0.77	3.40±0.69	−0.78
社区居民			
趋近接受	2.65±0.68	2.73±0.66	−0.90
自然接受	3.56±0.71	3.78±0.57	−2.54*
逃离接受	2.81±0.78	3.01±0.75	−1.98*
死亡恐惧	2.86±0.79	2.85±0.64	0.03
死亡逃避	3.14±0.84	3.34±0.62	−2.06*

注：* $p < 0.05$。

在患者家属中，老年人在死亡恐惧维度上的得分显著高于青壮年人，其他四个维度得分没有显著差异。老年人比青壮年人更加害怕死亡。在医护人员中，老年人和青壮年人仅在自然接受这一维度上有差异，老年人的得分低于青壮年人，说明了老年人对死亡的自然接受程度较低。而在社区居民中，老年人在自然接受、逃离接受和死亡逃避三个维度上的得分均显著高于青壮年人。

结果显示，三个群体的总体死亡态度是类似的，尤其是患者家属和医护人员在死亡态度不同维度上的得分模式是一致的，即对死亡的自然接受程度最高，而其他维度的得分比较低一些，并且各个维度之间差异也不太明显。但是，具体到每个维度上，三个群体的得分又是有差异的，尤其是在死亡的自然接受、趋近接受和逃离接受维度。这说明在临终关怀中，不同的群体对死亡的具体态度是不一样的，所以在实践中进行关于死亡恐惧的干预的时候应该根据不同的人群采取不同的措施。当临终者的数据收集完毕之后，可能得到更为不同的结果，这样就可以使临床的干预更有针对性。

五、实践中临终关怀模式的探索

静安区街道社区卫生服务中心的舒缓病房针对晚期癌症患者采取了一系列措施，从医护人员到志愿者队伍，在探索中建立了临终关怀的生理、心理和精神的全方位关怀模式，具体如下：

1. 中医药参与舒缓疗护

2015 年静安区街道社区卫生服务中心利用全国基层中医药工作先进单位复核评审的契机，病房与中医科合作探索运用中医药适宜技术参与到舒缓疗护的服务中，减轻患者的生理痛苦。目前病区已开展的中医特色服务有芳香疗法、情志疗法、针灸止痛、中草药等，采用的"穴位针刺按压用于缓解癌症晚期恶心、呕吐症状"技术，缓解了多位晚期肿瘤患者消化道症状，提高了病患的生存质量。

2. 安宁护理

对于晚期癌症患者来说，在身体遭受病痛折磨的同时，心理和精神上的需求都比平常人多。病区的护士每天深入病房为患者细致地做基础护理，还耐心温婉地为患者做心理护理，消除他们的焦虑和忧伤感，帮助他们建立继续生活下去的勇气。有些晚期癌症患者身体较弱，无法起身到浴室洗发沐浴，病区为了方便患者，特意添置了沐浴床和洗头车，这样患者躺在病床上也能享受到沐浴和洗发服务，不仅让他们感到清洁舒适，也让他们体验到在生命的最后还能活得有尊严。为了方便患者和家属以及医护们进行有效沟通，病区的安宁护士每周都会进行护理日志的记录，将患者不方便说的话、心里的想法和需求记录在案。工作人员会通过护理日志及时了解患者的所需所想，并尽最大努力满足患者的需求，让患者和家属感受到体贴入微的关爱和帮助。

3. 志愿者服务

该中心成立了一支由青年团员组成的志愿者队伍，经常以朝气蓬勃的精神和热情为舒缓疗护病房里的患者提供服务，为部分癌症晚期患者制作"生命回顾"的光碟。与此同时，病区与大学生志愿者进行合作为患者提供力所能及的心理和精神关怀，为患者进行读书、读报、讲笑话、唱歌、陪患者聊天等活动，帮助他们减轻心理和精神上的压力。

2015 年，该中心与"手牵手"专业志愿者机构开展合作，制定了志愿者管理制度、服务流程及服务内容。在此基础上，病区内开展形式多样、内容丰富的志愿者服务活动，举办新年联谊会、端午节等主题活动，让部分患者与家属可以参加，感受到社会的关爱和浓浓的节日氛围。每季度举办家属座谈会，邀请家属、志愿者和医护人员共同讨论患者病情发展、志愿需求及改进措施，深受患者及家属的欢迎。专业志愿者还利用自身优势，探索将表达性艺术工作方法融入哀伤辅导的工作方法，协助临终者平静度过生命的最后时光。同时，中心还有为患者收集喜爱的音乐播放、为患者进行心理减压、为患者与家属打开心结、为信佛教的患者收集佛经、为信基督教的患者联系牧师做祷告等一系列措施，对患者进行心理和精神上的关怀。除了晚期癌症患者，中心对医护人员也有相应的减压和心理疏导方案。2015年病区与专业志愿者机构"心缘俱乐部"进行了磋商，将于2016年与其合作运用音乐疗法缓解舒缓疗护晚期患者及医务人员的压力。

六、综合讨论、研究结论和未来发展建议

（一）综合讨论

纵观英文文献，开始的时候，人们使用"Hospice Care"，强调的是有一个地方或者建立一种机构可以提供给临终的人来度过他们生命的最后时光；后来越来越多的人开始讨论"Palliative Care"，主要是针对重症病人，关注其在生命的最后如何减轻病痛；而现在随着对临终关怀的深入认识与研究和经验的积累，研究者们在发表的文章中比较常见的是"The End-of-life Care"，认为不是只有专业的结构才能提供临终关怀的服务，在家庭中或者其他的机构，如养老院、医院等地方也需要有临终关怀。减轻身体上的痛苦虽然是临终关怀的主要内容，但除此之外还应该关照到临终者的心理和精神的需求。而且，临终关怀在以临终者为中心的基础上，也应该顾及与此有关的医护人员和临终者的家属。临终关怀的概念的变化，反映了人们对临终关怀本质的认识的不断完善，从而可以更好地实现让临终的人在生存质量有保证的前提下有尊严地离开的终极目标。

为了把理论研究结果转化为实践经验，在上海市静安区卫生计生委的大力支持下，本文研究者与静安区静安寺街道社区卫生服务中心合作，将生理、心理和精神的整合临终关怀模型在临床实践中进行运用和探索，并收到良好效果。这说明该模型是有效的，具有较高的理论意义和实践意义，可以进一步在中国其他地区进行推广，用实践不断检验和修正理论模型。

前面提到，要构建涵盖生理、心理和精神关怀在内的整合的临终关怀模式，需要不同学科、不同专业背景的人们共同努力。虽然死亡是一个不太受欢迎的话题，但同时也是每一个人必须要经历的一个生命过程。希望更多的相关专业的学者至少可以从帮助自我的角度出发，关注临终关怀的研究与实践。

（二）研究结论

根据本研究的实证研究结果和静安区的实践经验，可以归纳出如下几条结论：

第一，不同的人群对死亡有着不同的态度，在进行心理干预的时候要有针对性，不能一视同仁。

第二，临终关怀的对象不仅是患者本人，还应包括家属和医护人员，尤其是在进行心理和精神关怀的时候，临终者家属和医护人员的需求也应该得到满足。

第三，生理、心理和精神的整合模型在实践中收到了良好的结果，可以进行推广。

第四，临终关怀在实际工作中还存在一些问题，如社会接受度不够、服务内容有待完善、医务人员紧缺，以及政府和社会支持不足。

（三）未来发展建议

在实现中华民族伟大复兴的大背景下，临终关怀在我国城区健康管理模式中的作用不可忽视，对提高民众的生命质量也有着重大意义。而要把这项工程做好，离不开政府的参与引导与广大群众的支持。根据本文的研究成果和体会，提出如下五点建议：

第一，建立健全相应的法律法规和规章制度，加大财政投入，完善硬件设施。

第二，加强相关人员的专业培训，帮助他们掌握临终关怀的理论知识，包括专业及心理疏导等相关知识，建立起一支专业的临终关怀队伍；同时加强师资队伍建设，不断学习国内外先进经验，做出上海特色、中国特色的临终关怀事业。

第三，引导不同学科背景的专家学者参与到临终关怀当中，以科研工作为依托，在实际工作中不断总结积累经验，探索临终患者对症治疗的适宜技术，提高患者生活质量，在生理关怀的基础上，建立心理关怀和精神关怀的整合模式。

第四，建立更为强大的社工及志愿者队伍，培养院内心理咨询师及积极招募院外专业心理咨询师，为病患及家属提供更好的心理疏导工作，同时减轻舒缓疗护医务人员的心理压力。

第五，加大临终关怀的宣传，提高社会知晓率及认同感，加强患者及家属死亡教育，开展社区居民生死观教育。

（李欢欢、李永娜、范惠、谢蔚臻、涂敏、陈文俊、曹文群、骆晓君、王湘、时勘）

第七章

丧亲人群的哀伤社会支持研究

第一节　丧亲者社会支持体验综述

一、研究背景

(一) 丧亲与适应

亲人的离世是每个家庭都会经历的痛苦体验。对于个体来说，父母、配偶或儿女等亲密对象的丧失，往往给个体的心理与生活都带来沉重的影响。但是，现代社会生活节奏加快，面对丧亲人们只能享有 1~3 天的丧假。然而，哀伤并不会随着葬礼的结束而画上句号，人们仍然需要几年、十几年的时间来适应哀伤，甚至有的人一生都处在哀伤中，无法完成哀悼任务。忙碌的现代生活使人们在亲人离世后难以进行充分的哀悼，影响到人们从心理上对哀伤的适应。因此，丧亲给人们心理健康带来的影响不容小觑。

与重要亲密对象的分离是十分痛苦的体验，而死亡则是最沉痛的分离。亲人丧亡的英文表达为 "Bereavement" 或 "Loss"，中文常译为 "丧亲" (Hornby et al.，2010)。丧亲指个体在失去所爱或所依恋的对象 (主要指亲人) 时所面临的境况，既是一个状态，也是一个过程，包括了悲伤 (Grief) 与哀悼 (Mourning) 的反应。本研究使用 "丧亲" 一词作为 "Bereavement" 的中文翻译。

丧亲作为几乎每个个体人生中都会经历的重大生活事件，往往使人难以接受并十分痛苦，给人们的心理、生理和社会功能等多个层面带来广泛而复杂的影响（M. S. Stroebe，2007）。在丧亲带来的种种心理影响中，哀伤是最核心的情绪表现，个体往往会因为死亡分离而感受到极度的悲伤与痛苦，不舍得与逝者生离死别。大部分的人在亲人死亡后的数周或数月内体验到强烈的哀伤情绪，并伴随多种认知与情绪反应，如过度怀念、有关死者的闯入性想法和画面、烦躁不安、认知混乱等，但随着时间的推移，他们能够有效地应对这些体验，逐渐地自行从哀伤中恢复，并适应亲人离去之后的生活状态。而仍有一部分人，他们迟迟难以从哀伤的悲痛中得到缓解，症状持续相当长的时间仍无法减轻，长期忍受着哀伤的痛苦而无法恢复（Bonanno，2001）。这部分个体呈现出病理性的哀伤反应，形成了复杂哀伤（Complicated Grief），或者称为延长哀伤障碍（Prolonged Grief Disorder）。

　　丧亲个体的发展任务并不是摆脱哀伤、走出哀伤，而是适应哀伤。个体在哀伤状态中往往出现抑郁、焦虑、孤独感等不适应的情绪症状。个体对哀伤的适应从广义上来讲是指身心健康、整体的适应状态，即包括了抑郁、焦虑、孤独感等多方面的适应结果表现。个体良好的哀伤适应状态是生理、心理及社会功能等多个层面全面的健康适应。适应本身是个过程，也是状态。

（二）丧亲社会支持

　　丧亲给个体带来了身心健康等多层面的广泛影响，除了个体自己会对此进行应对与努力适应外，个体周围的人际环境也往往会为其提供重要的帮助与支持。后者即社会支持，即来自家人、亲戚、朋友或政府、单位及非正式团体为丧亲个体提供实际物质、情感抚慰、资讯建议等多方面的帮助与支持。社会支持对个体在应激情境下的身心健康具有普遍的增益性，但丧亲领域的社会支持具有其独特性，这与丧亲事件本身的特殊性有关。在一般压力情境中，个体往往寻求重要的亲密对象（如配偶、父母、子女或亲密朋友等）的支持与帮助，然而，丧亲事件恰恰是作为主要支持者的亲密对象本人的死亡，这就使个体在常用的支持来源方面发生了改变，其寻求支持的行为倾向、心理感受以及认知判断都发生潜在的变化，在此丧亲情境下的社会支持究竟发挥何种作用更是值得探索，无法用其他领域社会支持产生影响的结论进行简单推论。

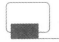

二、研究现状综述

（一）丧亲的主要理论

1. 认知压力理论

Lazarus 和 Folkman（1984）的认知压力理论认为，个体对压力的主观评估调节了压力事件带来的影响。评估发生在两个阶段：第一个阶段是初级评价，即对情境的威胁性做出最初的评估；第二个阶段是次级评价，在情境的负荷要求与个体的资源匹配程度上再次做出评估。该理论认为，个体在应激事件下产生的压力反应大小，取决于该应激事件对个体心理的负荷要求与个体所拥有的应对资源之间相比较的结果。评估系统可以降低对压力事件威胁性的评价，对应对资源丰富性的评估可以降低压力事件带给个体的影响。传统观点认为，社会支持影响了对压力事件潜在威胁性的评估过程，也影响对个体掌控性的判断。如果个体感知到来自家人和朋友的可得性支持，那么，个体对情境威胁性的评价就会下降。

2. 依恋理论

依恋被定义为与某个亲密对象的情感联结，表现为接近、寻找，亲密对象在场时感觉到安全感，并且抗议与此依恋对象的分离。Bowlby（1988）认为，人们对于哀伤可能会经历否认、反抗、寻找、失望的历程，形成一个丧失期。哀伤个体在心理上感觉到的分离痛苦是有意义的，这有利于将与依恋对象的心理联结关系长久储存在心中。Bowby 认为，哀伤过程的一个重要目的是重置逝者的心理表征，以及重置自己的表征。在个体内心重新安置逝者会有助于对没有逝者的新生活环境的适应过程。

Mikulincer 和 Shaver（2007）发展了依恋领域的理论与观点。Mikulincer 和 Shaver 认为，依恋行为系统中包括两种策略：初级依恋策略和次级依恋策略。初级依恋策略即个体出生后就处于活跃状态，它指个体自从出生就会监控和评估环境威胁的可能性，一旦监测到了威胁，就会启动寻找依恋对象（现实的或想象的）的行为模式。如果依恋对象是可得的，这就会使个体有效地降低压力和紧张，从而产生"安全天堂"或"安全基地"的体验。这些安全依恋的个体可以此为基础开始对世界的探索。次级依恋策略即依恋对象并不总是在个体需要的时候出现，缺乏回应，或者是虐待的，那么，个体就会发展出次级依恋策略，成为一种对生活中压力的习得性反应。基于依恋焦虑和依恋回避两个维度，Bartholomew 和 Horowitz（1991）根据对自我和他人的内部工作模型（Internal Working Model）的心理表征的不同，又区分出了四种类型：安全型、专注型、冷漠型和恐惧型。

在依恋理论发展的基础上，Shear 和 Shair（2005）提出了基于依恋的丧亲适应模型（Attachment-based Model）。亲密对象的离世激活了个体的依恋系统，与亲密对象的关系表征必须更新，才能适应新情境。当然，这需要一个过程，也就是丧亲的适应过程。依恋特点不同的个体更新表征与适应情境的过程存在差异，安全型依恋的个体能够更为顺利地将原有关系表征更新；而不安全型依恋的个体却难以处理哀伤情绪，关系表征的更新存在困难。不安全依恋的个体难以真正接受亲人已逝的现实，对外部世界失去探索的动力与兴趣。

3. 双程模型理论

双程模型理论是在批判与挑战传统哀伤理论的基础上发展而来。有关哀伤的理论，在早期最盛行的是源自弗洛伊德的"悲伤功课"（Grief Work）的观点。"悲伤功课"观点认为，丧亲个体必须要直面死亡丧失的现实，经历一定的悲伤阶段和任务。伴随着分离，旧有的联结因亲密对象的死亡而消失，因此，需要从旧有的关系中抽离出来，通过不断地回顾与逝者有关的记忆，表达哀伤与分离的痛苦，逐渐转移到新的对象身上。

Stroebe（2010）提出，哀悼的过程不仅仅需要直面丧失，过度、长期沉浸在悲伤中未必有利于健康。从哀伤中抽离出来，使用回避等防御机制也未必都是不健康的。另外，丧亲者还需要面对亲密对象死亡所带来的次级衍生压力源，如经济来源丧失、单亲承担双亲的责任等。Stroebe（2010）同时也将认知压力理论与依恋理论相整合，提出了丧亲的日常经验的两个维度：一是丧失导向（Loss-oriention）；二是恢复导向（Restoration-oriention）。丧失导向主要应对亲人丧失本身带来的问题，包括哀伤侵入、悲伤功课、更新表征与情感联结、否认与回避恢复的改变等。恢复导向主要应对亲人丧失带来的衍生压力源，规划亲人新的生活，包括接触新情境、接受生活变化、回避与否认哀伤、从哀伤中分神和新的角色与认同等。

双程模型理论中最重要的一点是，丧失与恢复两个导向之间需要往复摆荡，这种摆荡的过程更有利于丧亲者的哀伤适应，否则仅过度沉浸于任何一方面都会影响健康。

4. 意义理论

Neimeyer（2002）认为，哀伤是人类经历中的自然事件，也是一个重新建构与修复的过程。个体对丧失的反应一方面反映出个体作为生物存在体和社会存在体的进化，因为个体会在依恋情感联结断开之后努力存活下来；另一方面个体对丧失的反应也是对由于亲密对象的死亡个体认同和环境认同方面改变的挑战。人们在哀悼过程中寻找意义，人们需要为丧亲事件做出一个自己可以接受的解释，用于保持丧失前自我和丧失后自我的连续性。

他还认为，每个个体是意义的创造者，有着特定的人际互动方式，既受到文化环境的影响，也会反之影响环境。很多丧亲事件是具有创伤性的，使个体原有的对世界和对自我的假设受到了撼动。Janoff-Bulman（1992）将这些假设分为三种：第一个假设是，世界是仁慈的，即人们往往认为其他人和客观世界都是有着基本善意的。第二个假设是，世界是有意义的，即人们对于发生在自己身上的事情是可以理解其中的意义的。第三个假设是，相信自己是有价值的，即人们相信自己是不错的，并且行为得当。而当面对创伤事件的发生，尤其是违背自然规律的丧失（如丧子）时，人们会对这些假设产生怀疑和困惑，对自己究竟是怎样的人以及这个世界究竟为何意义变得不明确、混乱，导致意义危机。在此阶段中，人们面临着重构意义系统的心理任务，需要重新思考自己和世界的意义，重构世界观和自我观来解释丧失的事实。Janoff-Bulman（1992）认为，社会支持是帮助个体完成认知情感调整过程和重建假设的重要因素，成功地应对丧失事件会使个体领悟到人生的道理，对自我和人生获得新的感激和意义，从而获得个人成长。

5. 丧亲社会支持的理论分析

在哀伤领域中，对于理解社会支持在丧亲中如何发挥作用、形成有帮助的成熟理论比较缺乏，且观点存在分歧。认知压力理论从认知评估的角度理解社会支持发挥的作用，认为主观评价社会支持资源的丰富性有助于降低对压力情境威胁性的评价。认知压力理论将社会支持作为情境中可利用的资源，用以辅助丧亲个体应对丧失带来的挑战和威胁。而依恋理论则认为，依恋对象的死亡与丧失，不是家人、朋友的角色所能够补偿的。依恋对象对于个体有独特的重要意义，是情感投注的亲密对象，与其他家人、朋友所发挥的作用有所区别。

基于认知压力理论，Cohen 和 Wills（1985）提出了社会支持的缓冲（buffering）作用。他们认为，社会支持可以通过两种方式在应激情境下发挥作用。第一种方式是短期内更替评估系统。个体接受到所需的社会支持后，会降低对丧失的威胁性评价，并且能够更好地应对。第二种方式是长期内更替应对策略。Cohen 和 Wills（1985）认为，社会支持可以抑制不适应的应对策略，并且可以提升适应的应对策略。Stroebe 等（2005）进一步将评估途径的概念定义为缓冲作用，将应对途径定义为恢复作用。缓冲作用会随着时间而逐渐变弱，但作为应对途径的恢复作用则将随着时间而增强。这就可能使对丧亲人群提供社会支持的作用出现矛盾的结果，特别是在不同的时间框架下。

双程模型理论整合了依恋理论、创伤理论和认知压力理论，为解决上述问题提供了理论的支持。社会支持作为丧亲适应中一个重要的情境影响因素，理论上应该是从两个渠道分别对丧亲与哀伤产生作用，即丧失导向与恢复导向两个渠道。在丧失导向方面，社会支持可能会促进个体对哀伤痛苦情绪的处理，促进个体与依恋对象关系的心理表征的更新，使个体更加能够面对与接受丧失的事实。在恢复导向方面，社会支持可能会帮助个体保持与社会的接触与参与，避免退缩，促进个体对依恋对象丧失后的新生活的思考与计划，接受生活的改变，承担与认同新的角色。因此，有必要从丧失与恢复两个导向方面，对促进丧亲个体认知和情感改变等方面发挥的作用、如何达到促进哀伤恢复与丧亲适应之目的进行探索。

（二）丧亲社会支持的文献综述

1. 丧亲社会支持的内容

White（2008）在一项质性访谈研究中，根据丧子父母的体验描述，将祖父母辈对其的社会支持分为六种：身心在场、认可与肯定、及时的事务帮助、信息提供、无效的支持以及无支持。研究发现，家庭对丧亲个体的支持作用是十分重要的。社会支持随丧亲时间的变化而变化，Scott（2007）发现，社会支持水平在刚刚丧亲后的数月内呈现出迸发的态势，人们以参加葬礼等形式提供了大量的社会支持。但是，在之后的时间里，社会支持水平是有所下降的。另外，有研究发现，不同的丧亲人群得到的社会支持的数量可能存在差异。

2. 丧亲社会支持与适应的关系

关于社会支持与丧亲适应的关系，此类研究关注的是同一个问题，即社会支持究竟对丧亲个体的良好适应有没有促进作用。很多研究的结果提示，社会支持对丧亲个体的应激缓冲、抑郁或哀伤症状的恢复起到有益的保护和促进作用。但同时也有一些研究并没有发现社会支持对丧亲个体的身心健康结果起到预期中的有益作用，甚至还有少数几篇研究发现了相反的结果。

（1）社会支持对哀伤适应有帮助。某些研究结果表明，社会支持对哀伤适应有帮助。这些研究变量可以分为负向指标和正向指标。

在负向指标方面，有关情绪影响方面，研究最多的结果变量是抑郁。许多横向研究发现，社会支持与抑郁存在负相关关系，具有负向的预测作用。一些研究中使用纵向研究探索了社会支持与抑郁的关系，均发现二者的负向关系。另有一些研究还发现了社会支持对丧亲后抑郁的缓冲作用（Buffering Effect）。还有些研究发现，社会支持与哀伤之间存在负相关关系。社会支持对丧亲个体的行为影响主要表现为社会退缩、物质滥用以及自杀风险等。Rosenwax（2014）的研究发现，感知社会支持越高，癌症照料者丧亲个体就越有可能在结束照料之后回归社会，重新参与社会交往与互动行为；反之则更多地表现为社会退缩。社会支持在丧亲个体生理方面的影响主要表现在睡眠时间、就医频率以及死亡率上。此外，Buckley（2009）发现，低社会支持满意度与丧亲后的睡眠时间减少有关。

丧亲适应的正向结果体现为抗逆力、创伤后成长、主观幸福感以及生活质量等。Bailey（2013）对48位因被枪杀而丧子的黑人母亲进行了研究，研究发现，感知社会支持与抗逆力水平呈显著正相关，感知到的社会支持中介了创伤应激反应与抗逆力的关系，高感知社会支持能预测高抗逆力水平。社会支持除了能够促进个体在经历过丧亲后得到更好的领悟和成长，还能够促进个体产生更多的积极情绪。另有一些研究还发现，社会支持在促进丧亲个体生活质量、生活满意度和主观幸福感提高方面发挥了积极的作用。

（2）社会支持对哀伤适应无帮助。以上研究结果均支持了社会支持在丧亲适应过程中发挥了积极作用的观点，但同时，另一些研究却得出了相反的结果。有十几篇实证研究文献并没有发现社会支持会对丧亲适应有任何贡献或帮助，甚至还发现了负面的作用。其中，一些研究并未发现感知社会支持与抑郁、复杂哀伤或是创伤后应激障碍之间的相关关系，也没有发现哀伤领域独特的社会支持与复杂哀伤之间的任何关联。并且发现，某些社会互动反而加重了复杂哀伤和创伤后应激障碍的症状。比如，在对临床丧亲样本的研究中，发现社会支持提供者的数量和社会支持满意度与复杂哀伤之间没有显著的相关，甚至在回归分析中发现，社会支持提供者的数量对复杂哀伤有正向预测作用（Li，Chow，Shi & Chan，2015）。

（三）丧亲社会支持的概念

社会支持的确是一个复杂的概念，不同的研究者有着各自的视角和理解，并且社会支持包含了不同的成分和内容分类，这些都导致了社会支持定义方面的理解困难。本研究认为，社会支持是一个提供者、接受者和特定环境之间的相互作用过程。

总体来说，丧亲事件是处于一定社会环境中的事件，必然受到个体所处社会文化氛围的影响。社会中发生的人际关系也是受到文化氛围影响的人际关系，而人际互动是人际关系范畴中的一个重要内容。丧亲社会支持是个体在丧亲的背景下所发生的、受到社会文化氛围影响的一种具有特定目的与意义的社会人际互动，是被个体感知为以增强丧亲适应为目的的社会互动。而丧亲社会支持不仅包含互动行为本身，还包含丧亲个体因接受支持而产生的内在情感和认知评估，即个体对社会支持的内在心理感受，以及个体对潜在社会支持可得性的期待、评价与认知判断。因此，丧亲社会支持涵盖了行为、情感与认知三个方面。

因此，广义丧亲社会支持是指个体在丧亲经历中，于丧失导向和恢复导向两个方面与其他个体或团体发生支持性人际互动的过程。这一过程包含三个部分：客观互动行为（被个体感知为以增强丧亲适应为目的而发生的实际社会互动）、主观认知评估（个体对潜在社会支持可得性的认知评估）与情感感受（个体对社会支持的心理感受）。本研究的重点是个体在丧亲中实际发生的支持性社会互动，即狭义社会支持，以下简称为丧亲社会支持或社会支持。

第二节　丧亲者社会支持体验的质性研究

一、引言

失去至爱亲人是人生最痛苦的经历之一。丧亲经历为个体带来的不仅仅是亲密情感关系的丧失，同时，还可能会带来经济来源丧失、身份与角色的丧失与改变等。因此，在面临多方面丧失的挑战时，个体需要来自家人、朋友等相应的社会支持。社会支持长期以来被证明对个体在应激情境下的适应有重要的积极作用（Cohen，1985）。丧亲作为一个重大应激生活事件，社会支持所发挥的作用也日益受到研究者的重视。

文献回顾发现，一些研究结果证明，社会支持对丧亲个体的抑郁、创伤后应激障碍、复杂哀伤等精神症状的恢复起到了促进作用（Christiansen et al.，2013）。同时，另外一些研究并没有发现这些积极结果。这些不一致的研究结果提示我们，深入了解丧亲者的社会支持经历是很有必要的。在以往的国外研究中，有一些采用质性方法探索丧亲社会支持的内容、来源以及造成影响的过程的研究。丧亲社会支持的内容大致可分为三类，其中工具性支持（实际支持）与情感性支持被广泛认为是最有效的，而对信息性支持（提供建议等）的有效性观点则不一致。另外，有相似丧亲经历的人或团体能够给丧亲个体带来有效的帮助，因为他们认为彼此能够理解类似的痛苦。

国内有关丧亲社会支持的文献研究数量比较少，Li 等（2016）基于哀伤适应双程模型理论，提出了丧亲社会支持的新模型（SSB），认为丧亲社会支持主要包括六种，即丧失和恢复两个导向的情感性支持、工具性支持以及信息性支持，并在最近的研究中用定性与定量相结合的方法在中国丧亲样本中进行了初步验证。结果发现，中国丧亲样本使用最多的三类支持是丧失导向情感性支持、恢复导向情感性支持，以及恢复导向工具性支持。在中国，作为情境因素的社会支持显得尤为重要。由于中国文化对于死亡话题的禁忌（如数字使用中回避4）、国内心理咨询专业工作者的缺乏，以及很多人对心理咨询仍存在误解等原因，使来自家人和朋友的社会支持成为丧亲者身心健康恢复过程中的最主要的求助渠道。

综上，为考察丧亲个体社会支持的内容与结构，本研究使用质性方法对丧亲人群的社会支持经历和体验进行探索，旨在为丧亲社会支持的概念提供依据与支持，并以此作为开发丧亲社会支持量表和进行相关定量研究的基础。同时，本研究试图进一步丰富丧亲的相关理论，并在实践中为如何对丧亲者给予有效帮助提供一定借鉴与启发。

二、方法

（一）对象

本研究采用目的性取样方法（Purposive Sampling）招募被试。通过上海市某城区的街道和居委会等人员协助，招募当地丧亲的居民参与研究，在丧亲个体自愿的基础上，将其招募至本研究中。

（二）方法

1. 方法论

本研究拟采用解释现象学视角，将被试个体视为自身内心体验的专家与解释者，要求研究者以自身为研究工具，深入倾听丧亲者社会支持的亲身经历，并保持反思、觉察和理解的状态。

2. 访谈提纲

本研究采用半结构化访谈纲要，通过开放式问题了解丧亲被试的社会支持体验。问题举例：在亲人离开后的这段日子里，您得到过哪些帮助或支持？这些人或事为什么会让您感觉到有帮助？这些人或事对您的心情和生活有什么影响？

3. 访谈设置

采用面对面个体访谈与团体访谈相结合的方式。其中，个体访谈为 30～60 分钟，团体访谈为 45～80 分钟。访谈地点在被试家中，或居委会的会议室。研究者为心理学博士研究生，是临床心理咨询的工作者和研究者，接受过心理咨询与治疗的系统培训。主试在研究过程中保持中立的态度，保持探索与学习的心态，并使用心理咨询的基本态度与技巧，使被试感觉到被接纳、不被评价，避免"二次创伤"。研究者在被试知情同意之后，开始录音和正式访谈。访谈结束时，研究者向被试提供当地心理支持资源，表达感激并赠予小礼品。在访谈之前，本研究通过了所在高校心理学系伦理评审委员会的伦理审查。

4. 资料获取与分析

将访谈所获取的录音资料转录为文本，共计 150117 字。采用解释现象学分析（Interpretative Phenomenological Analysis，IPA）的方法，借助 ATLAS ti 5.0 软件工具进行分析。

三、访谈结果及分析

（一）支持内容

1. 后事处理

亲人新丧，生者处于强烈的哀伤之中，但死者遗留下很多身后事需要及时处理。亲戚朋友等在丧葬仪式、遗产处理等大量琐碎事务上提供了具体、实际的帮助。另外，中国人办理丧葬事务的过程中往往对习俗十分重视，人们认为，是否妥善遵从了这些习俗将会影响到逝者能否安息，以及生者是否会得到平安庇佑。熟知传统习俗的人会将有关信息告知他们，比如：

"家里面有人过世了，可能要有大量的琐事进行处理，包括办这种告别仪式，你要去联系，要有人来接待，方方面面的事情，（同事）他们帮我。"

"五七的时候，我给老公五七要断七的。因为他们说小孩没了，没有小辈，只好做五七不要做七七。"

2. 情感支持

丧亲者得到的情感支持分为两个方面：一是通过慰问、交流等方式帮助其处理哀伤；二是通过闲谈等方式帮助丧亲者从哀伤中得以抽离。新丧时期，人们会对丧亲者表达吊唁和慰问。在中国，很多人并不直接用情感交流的方式来表达慰问，而是使用慰问金来间接地表达关心，但也有些人能够倾听或是与其一起直接谈论死者和哀伤情绪。有类似丧失经历的人与丧亲者分享、交流他们自己的故事或亲身体会等，这也会对丧亲者起到支持作用。另外，周围人对丧亲者进行规劝，帮助他们接受亲人已然故去的现实，以及对生死规律的耐心解释，这些对生者都是有帮助的。比如：

"我先生走的时候，他一下子知道走了，说：'我以个人的名义给你（礼金）……'这不是礼金的问题，这是他对我的关心，我先生走了，（他）表表自己的心意。"

"我说什么（关于儿子的话题）了，他就会跟你一起聊聊，他不是说让你不要说了，回避，他不是这样子。他就是让你自己说……他们会很安静地听你说，也不会打断你，看你好像有点过了，他会劝劝你的。"

"'我们都是同命人'，她说，'我也是老公、儿子没有了……'感觉她就有体会，她说：'你不要难过……你现在再这么伤心对自己不利，对自己身体不好，没用。你再伤心走掉的人他也不知道，他也回不回来了。'我想想，是的。"

"他就是这样说，年纪大了总是要走的。就像我们以后也要走的一样，就留下孩子了，就这么回事。应该怎么说，这是人生的规律，自然规律吧。"

当丧亲者过度沉浸在哀伤中，此时，有些人会提醒丧亲者换个角度来思考，他们虽然已经丧失了一些角色（如妻子、母亲等），但仍然还有着其他重要的、有价值的现存角色。也有些人帮助丧亲者远离伤心的情境（如家里），换一个情境逐渐恢复一些积极的情绪。另外，帮助丧亲者接触一些社交活动，或是闲聊、交谈生活琐事，这对他们也是一种支持。

"（家里人说丈夫）走了就走了，我自己要生活下去，还有女儿要照顾，这是最起码的。"

"像我现在过年过节，我妹妹都会带着我到外面去散散心，带我出去……就是说，让心情释放一下。"

"我们认识的朋友有时候聊聊，但是，也不会聊这种伤心的事情，或者聊聊孩子学习，或者聊聊其他的生活方面……她会告诉你，哪里买什么东西比较好，比较便宜，都是婆婆妈妈的事情。"

3. 生活恢复帮助

亲人离去之后，个体的生活面临着很多改变，在适应新生活的过程中，丧亲者得到很多支持与帮助。比如，有人通过陪他们一起住、一起生活的方式，帮助他们逐渐恢复日常生活起居规律。对于生活中的困难和麻烦，有人则会帮助他们解决这些问题，或是主动承诺愿意随时提供所需的帮助。另外，还包括协助丧亲者照料子女等家庭成员，以及生病时提供照顾等。比如：

"我因为是一个人，我弟媳妇每天住在我这里，每天陪我折（锡箔）……（跟我）两个人一起去买菜，回来一起弄菜、烧菜，……晚上跟我住在一起，一直住到五七断了以后，他们才回去。"

"包括像我家里电脑……（以前）都是我儿子修的……上次我跟他（儿子的朋友）说一下，现在我电脑要是坏了怎么办，他说这不要紧，我弄不好，我叫别人帮你整，没事，你要是有什么事就打电话找我。"

"有一次，去年他走了大概三四个月，突然之间这腰不行，爬不起来，一个人，我怎么办……大弟媳妇她来看我……她给我几张膏药，我贴了这么一张……这么一张膏药一贴就好了，我开心死了。"

4. 经济与物资支持

随着亲人的丧失，同时也失去了家庭经济来源的丧亲者，家人或政府机构以提供日常生活费用补贴的方式，向其提供支持，或是提供新的经济来源，也有对人为经济困难提供解决建议等形式的帮助。同时，有些人或机构向丧亲者提供生活必需的物资，如肉、菜等生活必需品。

"现在妈妈在，妈妈86岁了，她每月用她的养老金来帮我，两个哥哥和一个弟弟也总来资助我，生活上总会一个礼拜给我烧点菜送来。"

"因为我没有工作……居委会提出给我吃低保，还有粮油补贴，还有每到过年过节都会搞点活动，反而是亲人都不管的。"

"就是说，我儿子过世那段时间……包括我们那时候，现在是有扶助金150元，都没有人提过，而是我们小区里有一个跟我同样情况的，他儿子大概比我儿子早走了三四年……他提醒我的，我才去办了手续。"

（二）支持来源

数据分析发现，以上四个方面社会支持的内容是由丧亲者身边的一些人或机构所提供的。除了家人、亲戚和朋友之外，还包括邻居、同事、共同经历者、宗教组织、居委会与街道办事处，以及社会慈善机构等。比如：

"我们去看墓，一个字一个字地看。家里的亲戚、兄弟姐妹很重要的，到时候办这些事都是亲戚、姐妹。像我妹夫都不上班的，因为我家是突然离世的，我肯定是疯掉了，没法去办，就我妹夫他们帮忙处理事情。"

"我有个同事从单位里公休，来帮我家里面接待接待人，弄弄什么的。"

"就是大家一起的，都是同一个类型（丧亲）的，看到了互相有一个安慰，大家打一个招呼，有一个交谈。"

"我到庙里去，（那里的人说）这是命运安排，人出来了以后，爸爸妈妈胎里出来，就已经注定你是怎么样了，以后这条路怎么走，你出来以后已经给你安排好了。你这个寿就是这个寿，庙里就这么说。"

"我爱人是尿毒症，去了以后居委会和街道干部到我家去了几次，还送来好多慰问金，是慈善机构的，还有一个红十字会来帮忙。"

（三）支持的影响

质性分析发现，家人、朋友等提供的以上支持内容为丧亲者带来了减少负面情绪、提升积极情绪、产生积极信念，以及更好地接受现实等方面的影响。

1. 减少负面情绪

以情感为主的支持能够帮助丧亲者释放压抑的哀伤、抑郁等负面情绪，减轻孤独、寂寞等感受。比如：

"（我儿子的朋友）他每次来往……我就感觉心里很发泄的。"

"有人对我讲，我很开心，就怕寂寞，一个人寂寞。"

2. 提升积极情绪

接受到社会支持后，丧亲者能够感受到被人关心、关怀，心情得到放松与愉悦，积极情绪得到提升。比如：

"吃的是小事，不管东西多少大小，能想到我，我现在这个处境只要有人来关心我，就感觉心里很温暖，很高兴了。"

"随便聊一下这些事情，能够让自己放松一点、开心一点。"

3. 产生积极信念

同时，社会支持帮助丧亲者在内心逐渐形成了积极的信念，例如，相信自己在需要时能够得到相应的帮助，或是相信自己能够想到更多应对困难的办法等。比如：

"如果我参加这里的活动，可以到我们这里……他们会来帮我的。"

"作为你来说，你那时候比较闷了，或者思路比较单一的，或者没有开阔，有旁边人说一下、点一点，你有可能一下子开朗了。"

4. 帮助接受现实

社会支持还可以帮助丧亲者逐步接受至爱亲人已逝的现实，认识到生活的确已经产生了不可逆的改变，自己应该将精力放在眼前的生活适应方面。比如：

"我觉得三天之后、一个礼拜之后，通过不断地哭诉，我整个心里面也逐步接受了这个事实，稍微好一些。生活还要继续，必须去面对。"

"我觉得自己就感觉活在迷雾里，然后，一下子就好了，日子就开始认真过了，不是以前不知道怎么办的感觉，本来就是浑浑噩噩过日子的感觉。"

四、深度访谈结果的讨论

本研究通过深度访谈法，对 28 位丧亲对象社会支持的经历和体验进行了深入探索，并对一手的、鲜活的质性资料进行了系统分析，发现了丧亲社会支持的丰富的内容、广泛的来源以及对丧亲个体适应方面产生的影响。

深度访谈的结果发现，丧亲社会支持的内容主要包括后事处理、情感支持、生活恢复帮助及经济与物资支持四个方面，这与 Li 等（2013）提出的丧亲社会支持新模型既有相似之处，又存在一些差异。

第一，在本研究中，后事处理与情感支持中的哀伤处理属于丧失导向的

健康型城区建设模式研究

支持。而生活恢复帮助、经济与物资支持，以及情感支持中的哀伤抽离，则属于恢复导向的支持。由此可见，本研究结果与丧失、恢复二维度的丧亲日常经验是相符的，这部分地证明了双程模型理论的合理性，同时也间接地支持了新模型。

第二，与 Li 等（2016）新模型的分类观点一致，本研究中社会支持从形式上同样可以归入情感性、工具性与信息性三种类型。哀伤处理与哀伤抽离属于情感性支持，丧葬事务、生活恢复帮助、经济与物资支持中的实际、有形的帮助行为属于工具性支持，而告知传统习俗、为困难麻烦出主意等，则属于信息性支持。

第三，二者对信息性支持作用的理解存在差异。信息性支持与情感性、工具性支持类似，是一种独立的支持类型。而本研究发现，信息性支持的作用主要在于辅助问题的解决，是工具性支持的一种辅助手段，无法独立分类。本研究的结果反映出中国丧亲人群的社会支持具有一些不同于西方的文化特色。首先，中国人往往难以直接表达情感，而慰问金作为一种中国民间习俗，恰到好处地帮助人们以提供经济支持的形式来间接表达对丧亲个体的吊唁和关心之情。其次，在本研究的访谈过程中，有些被试表示，这是他们第一次与人谈及内心的哀伤与痛苦，身边的人甚至是家人之间都是避而不谈的。也有被试提到，丧亲这种事他们自己不愿意对外人提，因为害怕别人当他们是"祥林嫂"，说多了惹人厌烦。由此可以看出中国文化中对死亡话题的避讳之深。最后，西方的一些丧亲者会求助于专业的健康服务机构，但在中国，这种渠道很少有人愿意使用，这与中国心理健康专业服务人员匮乏以及大众对心理咨询的接受度有限有关。

第四，本研究结果还对社会支持如何对个体产生影响、如何促进丧亲适应有所启发，包括以下几点：①社会支持提供了一个接纳的环境，允许丧亲者谈论、加工、处理哀伤，并通过谈论死者生前往事帮助个体重新整合记忆，更新、重构内部心理表征，保持与死者的内化持续联结，有助于个体对丧亲的心理适应与健康（Boerner & Heckhausen，2003）。②社会支持使个体更有勇气去接受亲人死亡的现实，从不真实的幻想中清醒过来，面对仍在继续的生活。③社会支持提供了一个与现实生活保持接触的机会，帮助个体从哀伤的沉溺状态中抽离出来，避免了社会退缩与自我封闭，并促进积极情绪的产生。④社会支持帮助个体解决丧亲后生活中的困难，使个体在次级丧失方面得到支持，有利于日常生活的恢复与适应（Stroebe & Schut，2010）。另外，社会支持也会产生一些负面的影响，如支持提供者的过度保护与敏感态度会使丧亲者感受到压力，因此会隐藏与压抑哀伤。但在本研究的质性数据分析中未能在此方面形成清晰的主题。

五、质性研究的结论

第一，丧亲社会支持的内容主要包括后事处理、情感支持、生活恢复帮助、经济与物资支持。

第二，主要来源除家人和朋友之外，还包括同事、共同经历者，以及一些机构等。社会支持通过调节情绪、改变认知等方式促进个体对丧亲的适应。

第三节　丧亲者社会支持体验量表的开发与验证

一、引言

文献回顾发现，社会支持对丧亲适应的影响结果不一致，其中一个重要的原因是测量工具的缺乏。目前，已有多种社会支持的测量工具被应用于丧亲文献研究中，但这些工具从不同角度测量了社会支持的不同成分，或者将社会支持不同成分混杂测量、笼统分析，使结果之间很难进行直接比较，间接地导致了社会支持对丧亲适应研究结论不一致。

目前，对丧亲社会支持的测量有两个较突出的特点：一是很多研究测量了社会支持的网络结构而不是功能；二是多个测量指标的草率整合。近些年来，丧亲领域出现了一种多指标综合测量的趋势，即同时测量社会支持的多个指标和多种成分。另外，社会支持是一个提供者、接受者和特定环境之间的相互作用过程。丧亲是一个特殊的情境，个体经历着来自心理和现实生活适应两方面的挑战，因此，只有与具体情境相匹配的、与丧亲个体的需求相符合的支持才是有效的支持（Villacieros et al.，2014）。因此，丧亲社会支持的研究急需一个结合哀伤理论与丧亲者实际体验的标准化测量工具，用以推进量化研究的开展。

二、方法

通过上海市某城区的街道和居委会等人员协助，招募当地丧亲的居民参与研究。研究者向被试解释研究目的，在征得其同意的情况下进行匿名施测，现场填答问卷并回收。共发放问卷 400 份，回收 400 份，有效问卷 391 份。

三、结果及分析

（一）项目分析

各项目的均值、标准差与题总相关系数如表 7-1 所示。

表 7-1　丧亲社会支持量表初稿各项目的均值、标准差、题总相关

项目	均值	标准差	题总相关
1	3.59	1.060	0.630 **
2	3.49	1.055	0.611 **
3	3.17	1.340	0.688 **
4	3.32	1.160	0.750 **
5	2.64	1.401	0.538 **
6	3.14	1.165	0.772 **
7	3.03	1.132	0.663 **
8	3.17	1.060	0.717 **
9	3.33	1.028	0.548 **
10	2.13	1.255	0.230 **
11	3.53	1.102	0.673 **
12	3.55	1.158	0.716 **
13	2.63	1.281	0.692 **
14	2.86	1.027	0.677 **
15	2.46	1.258	0.688 **
16	3.24	1.130	0.762 **
17	1.60	1.028	0.462 **
18	2.51	1.194	0.700 **
19	3.13	1.204	0.745 **
20	3.10	1.114	0.700 **

续表

项目	均值	标准差	题总相关
21	2.48	1.304	0.599**
22	2.98	1.203	0.756**
23	2.70	1.202	0.741**
24	2.92	1.193	0.800**
25	3.19	1.256	0.724**
26	1.88	1.150	0.599**
27	2.85	1.284	0.685**
28	2.31	1.292	0.686**
29	3.21	1.213	0.725**
30	2.93	1.201	0.724**
31	3.37	1.097	0.796**
32	3.30	1.157	0.812**
33	2.64	1.281	0.720**
34	2.80	1.305	0.721**
35	2.80	1.289	0.776**
36	2.86	1.269	0.799**
37	3.03	1.265	0.750**
38	2.80	1.293	0.723**
39	2.69	1.261	0.545**
40	3.16	1.089	0.731**

注：** $p<0.01$。在 40 个项目中，项目 1、项目 7、项目 17、项目 26、项目 27、项目 32 和项目 33 这七个项目因语义模糊、措辞不清、存在歧义、特异性高等原因被删除。

（二）探索性因素分析

将 391 个有效数据随机分成两半，其中一半 N＝195，用于探索性因素分析。取样适当性 KMO 为 0.939，Bartlett's 球形检验结果为 $\chi^2 = 4751.00$，p<0.001，表明数据适合做探索性因素分析。采用主轴因子法，使用斜交旋转，参考碎石图和特征值，初步抽取五个因子，初始探索性因素分析的变量共同度结果在 0.495~0.797。按照因素载荷统计标准再次进行项目删减。按照因

素载荷低于0.4、存在跨载荷现象等统计标准逐条删除项目21、项目3、项目4、项目5、项目31、项目11、项目25、项目22和项目6这九个项目。再次进行探索性因素分析，得到四个因子。因素负荷结果如表7-2所示。

表7-2 丧亲社会支持量表删减项目后的探索性因素分析结果

	因子1	因子2	因子3	因子4
20. 有人跟我谈一些生活趣闻	0.813			
23. 有人带我出门散心	0.705			
19. 有人提醒我要看到活着的亲友	0.641			
24. 有人向我提供恢复积极情绪方面的建议	0.632			
40. 有人跟我拉家常	0.594			
39. 我参加一些集体活动，如聚会、旅游、讲座等	0.557			
12. 有人告诉我，肯定能挺过去的	0.547			
18. 有人向我提供缓解哀伤情绪的建议	0.508			
16. 有人增强我渡过难关的信心	0.478			
34. 有人照顾我的饮食起居		−0.807		
35. 有人帮助我恢复生活秩序		−0.801		
29. 患病时，有人照顾我		−0.784		
36. 有人帮助我解决丧亲后生活中的困难和麻烦		−0.520		
37. 有人协助我处理他/她的身后事		−0.489		
30. 有人在医疗事务方面给我提供建议		−0.456		
13. 有些人或组织给我提供经济补贴			−0.923	
15. 有些人或组织给我提供生活物品补给			−0.843	
28. 在申领社会福利资助遇到困惑时，有人帮我出主意			−0.603	
38. 有人给我送来慰问金			−0.579	
8. 有人肯花时间倾听我的哀伤感受				0.583
9. 当我谈论死者话题时，有人不回避、不打断				0.582
14. 有人跟我一起谈论与死者有关的事情				0.528
2. 有人肯定我渡过难关的能力				0.431

注：低于0.4的因素负荷未在表中呈现。

如表 7-3 所示，再次探索性因素分析的结果得到了四个因子，将每个因子因素负荷最高的四个项目保留，删除剩余项目。取样适当性 KMO 为 0.913，Bartlett's 球形检验结果为 $\chi^2 = 2013.00$，p<0.001，表明数据仍适合做探索性因素分析，得到分析的最终结果。

表 7-3　探索性因素分析的最终结果

	因子 1	因子 2	因子 3	因子 4
34. 有人照顾我的饮食起居	0.929			
35. 有人帮助我恢复生活秩序	0.869			
29. 患病时，有人照顾我	0.686			
36. 有人帮助我解决丧亲后生活中的困难和麻烦	0.497			
13. 有些人或组织给我提供经济补贴		0.915		
15. 有些人或组织给我提供生活物品补给		0.824		
38. 有人给我送来慰问金		0.593		
28. 在申领社会福利资助遇到困惑时有人帮我出主意		0.577		
9. 当我谈论死者话题时，有人不回避、不打断			0.669	
8. 有人肯花时间倾听我的哀伤感受			0.625	
14. 有人跟我一起谈论与死者有关的事情			0.590	
2. 有人肯定我渡过难关的能力			0.426	
20. 有人跟我谈一些生活趣闻				-0.778
24. 有人向我提供恢复积极情绪方面的建议				-0.693
23. 有人带我出门散心				-0.640
19. 有人提醒我要看到活着的亲友				-0.629

注：低于 0.4 的因素负荷未在表中呈现。

因子 1 命名为"生活照顾"，因子 2 命名为"经济支持"，因子 3 命名为"哀伤加工"，因子 4 命名为"情绪恢复"。量表总分与各分量表之间的相关系数如表 7-4 所示。

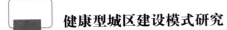

表 7-4   丧亲社会支持总量表及各分量表之间的相关分析

	1	2	3	4
因子 1 "生活照顾"				
因子 2 "经济支持"	0.655**			
因子 3 "哀伤加工"	0.598**	0.588**		
因子 4 "情绪恢复"	0.720**	0.655**	0.658**	
量表总分	0.880**	0.854**	0.806**	0.884**

注：N=391。 ** $p < 0.01$。

（三）验证性因素分析

另一半（N=196）数据用于验证性因素分析。采用极大似然法估计，结果如表 7-5 所示。统计结果显示，各项拟合指标都达到统计学标准，且四因子模型明显优于单因子模型。

表 7-5   丧亲社会支持量表验证性因素分析模型拟合指数

拟合指数	χ^2/df	CFI	TLI	SRMR	RMSEA
四因子模型	2.181	0.948	0.936	0.051	0.078
单因子模型	4.819	0.821	0.793	0.065	0.140

注：N=196。

（四）效标关联效度

以国内研究中最常用的《社会支持评定量表》为效标，对丧亲社会支持及四个维度进行效标关联效度分析，结果如表 7-6 所示。丧亲社会支持及其四个维度与《社会支持评定量表》总分均呈现显著正相关（$p < 0.001$）。

表 7-6   丧亲社会支持总量表及分量表的效标关联效度

	丧亲社会支持总分	因子 1 "生活照顾"	因子 2 "经济支持"	因子 3 "哀伤加工"	因子 4 "情绪恢复"
社会支持	0.396**	0.321**	0.338**	0.402**	0.310**

注： * $p < 0.05$， ** $p < 0.01$。

（五）信度

丧亲社会支持量表的内部一致性信度（Cronbach α 系数）为 0.945。若删除某项目后量表的信度提升，则提示该项目需要被删除。信度分析的结果如表 7-7 所示，没有任何项目删除后会导致量表信度的提升，因此，不必再删减项目。

表 7-7　丧亲社会支持量表的信度分析

	项目删除后的量表平均分	项目删除后的量表方差	题总相关	删除后的 Cronbach α 系数
20. 有人跟我谈一些生活趣闻	43.00	182.523	0.642	0.943
23. 有人带我出门散心	43.29	177.520	0.738	0.941
19. 有人提醒我要看到活着的亲友	42.88	178.258	0.719	0.941
24. 有人向我提供恢复积极情绪方面的建议	43.12	174.012	0.825	0.939
2. 有人肯定我渡过难关的能力	42.50	186.344	0.527	0.945
8. 有人肯花时间倾听我的哀伤感受	42.87	181.404	0.701	0.942
9. 当我谈论死者话题时，有人不回避、不打断	42.59	186.571	0.557	0.945
14. 有人跟我一起谈论与死者有关的事情	43.14	182.154	0.704	0.942
13. 有些人或组织给我提供经济补贴	43.34	175.631	0.723	0.941
15. 有些人或组织给我提供生活物品补给	43.59	179.700	0.665	0.942
28. 在申领社会福利资助遇到困惑时，有人帮我出主意	43.81	179.426	0.675	0.942

续表

	项目删除后的量表平均分	项目删除后的量表方差	题总相关	删除后的 Cronbach α 系数
38. 有人给我送来慰问金	43.12	178.836	0.652	0.943
34. 有人照顾我的饮食起居	43.19	175.713	0.721	0.941
29. 患病时，有人照顾我	42.81	177.224	0.737	0.941
36. 有人帮助我解决丧亲后生活中的困难和麻烦	43.23	174.396	0.809	0.939
35. 有人帮助我恢复生活秩序	43.28	174.829	0.784	0.940

各分量表的信度如表 7-8 所示。

表 7-8　丧亲社会支持各分量表信度

分量表	生活照顾	经济支持	哀伤加工	情绪恢复
信度	0.921	0.860	0.814	0.875

丧亲社会支持量表及其各个分量表的重测信度如表 7-9 所示。结果显示，丧亲社会支持量表及其各个分量表均具有良好的重测信度。

表 7-9　丧亲社会支持量表及其各分量表的重测信度

	总量表	生活照顾	经济支持	哀伤加工	情绪恢复
重测信度	0.852***	0.767***	0.897***	0.795***	0.798***

注：* p< 0.05，** p<0.01，*** p<0.001。

（六）丧亲人群的社会支持的基本特点

连续人口学变量与丧亲社会支持的相关分析结果显示，丧亲者年龄、丧亲者与已逝亲人的亲密度与丧亲社会支持显著正相关（p<0.05；p<0.01）；逝者年龄与丧亲社会支持显著负相关（p<0.01）；丧亲时间与社会支持的相

关性不显著。具体考察丧亲社会支持各因子与丧亲时间的相关关系，结果显示因子3"哀伤加工"与丧亲时间显著负相关（$r = -0.173$，$p<0.05$）。其余三个因子与丧亲时间的相关性不显著。

表7-10　连续变量与丧亲社会支持的相关分析

	丧亲者年龄	丧亲时间	逝者年龄	亲密度
丧亲社会支持	0.110*	-0.043	-0.183**	0.139**

注：*p< 0.05，**p<0.01。

四、量表研发的结果讨论

　　基于质性研究的结果，本研究将丧亲社会支持的内容发展成初步的量表，并经过项目分析、探索性因素分析和验证性因素分析等检验，最终形成了一个具有良好信效度的量表。量表含有四个因子，分别是"生活照顾""经济支持""哀伤加工"与"情绪恢复"。

　　基于西方文献提出的新模型，假设丧亲社会支持包括六种，分别是丧失—情感性支持、丧失—工具性支持、丧失—信息性支持、恢复—情感性支持、恢复—工具性支持以及恢复—信息性支持。本研究基于东方文化背景发展出丧亲社会支持量表，其因子"哀伤加工"归属于丧失—情感性支持，"情绪恢复"归属于恢复—情感性支持，"生活照顾"与"经济支持"都归属于恢复—工具性支持。由此看来，本研究结果再次部分地支持了新模型，但同时也存在差异：

　　第一，信息性支持维度未在本研究中得到验证。质性研究发现，信息性支持的作用主要在于辅助问题的解决，是工具性支持的一种辅助手段，无法独立分类（Hogan & Schmidt，2002）。本研究是基于该质性研究发展起来的丧亲社会支持量表，同样，也未能体现出信息性支持这一独立的维度。

　　第二，丧亲社会支持量表的最终版本未体现出丧失—工具性支持维度。质性研究结果中的"后事处理"主题反映出丧亲者在处理逝者后事过程中接受到的工具性支持，如参加或帮助组织丧葬仪式、处理遗产问题等琐碎事务。但在本研究的探索性因素分析中，最终有关后事处理的项目并未形成一个独立的因子。后事处理中丧亲者虽然得到了重要的支持，但该支持具有一定的时效性，新丧期过后就会明显降低。其他形式的支持，如生活照顾、经济支持和情感支持则在长期内相对稳定，因此，后事处理未能单独成为一个因子保留下来。

第三，本研究使用发展出的新量表考察了丧亲人群社会支持的特点，结果发现，社会支持与丧亲者、已逝亲人的亲密度显著正相关，与逝者年龄显著负相关。与丧失的亲人情感越亲密，或是丧失了年龄较轻的子女，都更容易导致丧亲者经历严重的哀伤，因此，丧亲者可能接受到较多的社会支持。另外，不同丧亲原因的社会支持也存在显著差异。因自杀及意外而丧亲组的社会支持显著高于疾病组（$p<0.05$）、自然死亡及其他组（$p<0.05$）。这一结果发现与西方研究的结果不同。研究发现，经历创伤性丧亲者（如因交通意外、自杀或枪杀事件等而丧亲）缺乏足够的社会支持，但本研究结果却发现，创伤性丧亲者的社会支持水平显著高于其他丧亲原因组。这可能与中国社会的集体主义文化导向有关，社区、街道、居委会往往对创伤性丧亲者给予更多的关怀与支持。

第四，关于未来研究问题。该测量工具主要考察的是丧亲社会支持的客观互动行为，即实际接受到的支持。同时，丧亲社会支持还包含丧亲者的主观认知评估部分，即感知社会支持。这两方面都是社会支持的重要成分，二者相互作用，并在影响丧亲适应方面发挥不同的作用与功能。丧亲社会支持量表作为一个信效度良好的工具，有利于推进该领域的量化研究。在本研究中，接下来将考察丧亲社会支持对适应结果变量的影响机制，以及在此过程中社会支持的不同成分之间如何相互作用、共同影响适应结果。

五、关于量表编制的研究结论

基于质性研究的结果，本研究将基于中国文化背景下的丧亲社会支持内容发展成量表，并经过项目分析、探索性因素分析和验证性因素分析等检验，最终形成了一个具有良好信效度的测量工具。该量表含有四个因子，分别是"生活照顾""经济支持""哀伤加工"与"情绪恢复"。

第四节　丧亲社会支持对适应结果的影响：
纵向中介作用

一、引言

社会支持在多个学科领域得到广泛的研究与重视，被认为对于个体更好地应对生活变迁、危机事件等多种应激情境，改善个体的身心健康与社会功能具有普遍的增益功能。亲密对象的去世作为一个独特的应激事件，使个体经历着心理和现实两方面的艰难挑战。通过文献回顾可见，近年来的文献研究在社会支持与丧亲适应二者的关系方面已有很多探索。一些研究结果显示，社会支持对丧亲个体在情绪、行为、生理层面的适应都存在不同程度的积极作用。但同时，社会支持与丧亲适应未见有显著相关，也未发现社会支持对丧亲的缓冲作用，或是促进了哀伤、抑郁等症状的恢复速率。这些矛盾的研究结果提示我们，社会支持与丧亲适应的关系十分复杂。

丧亲适应的结果体现在多个方面。亲人的去世是一个令人难以接受但又无法改变的现实，在适应丧亲后的生活过程中，个体的生理、心理与社会功能等多个层面都面临着风险。研究发现，丧亲人群比普通人群有更高的死亡、生理患病以及精神患病风险（Cobb，1976）。有部分人会经历持续而强烈的哀伤症状，不会随时间而缓解，这会是一个复杂哀伤或延长哀伤障碍的过程。

丧亲个体的情绪健康方面受到的影响还经常表现为抑郁和孤独感。在亲人去世的前两个月内，20%～40%的丧亲者都有明显的抑郁症状，并且一部分人的抑郁症状会持续很长时间。孤独感是个体在社会联结受到威胁时产生的情感与认知反应，也是丧亲者经常出现的情绪感受。丧亲事件使个体经历情绪健康的挑战，但同时也给个体带来了重新领悟人生和获得个人成长与发展的机会。创伤后成长是指经历挫折后个体会经历个人的、社会关系上的和灵性层面的积极变化，丧亲后的个体往往也有新的人生领悟与体会。本研究在丧亲适应的结果变量中，将选取以上几个典型的指标，包括负性情绪症状——复杂哀伤、抑郁、孤独感，以及正性指标——创伤后成长来展开研究。

丧亲适应是一个复杂的过程，需要一定的时间历程以及经历若干不同的心理阶段才能得以恢复与适应（Park et al.，1996）。因此，社会支持与丧亲适应结果的关系不一致也可能与时间历程有关。大量横向设计研究发现的结果存在矛盾。例如，有些研究发现，社会支持对复杂哀伤、创伤后应激障碍等存在负相关。但也有研究发现，社会支持对复杂哀伤具有正向预测作用。因此，横向研究的结果不稳定，既可能与研究所选取的人群特点存在差异有关，也可能与丧亲时间的长短等存在关联。几个有关社会支持的纵向研究结果给予我们启发，研究者使用纵向研究设计发现，社会支持对丧偶个体长期（2~3年）情绪孤独的下降起到了积极的作用。这些结果提示我们，在横向研究的基础上，有必要进一步考察社会支持与丧亲适应结果的纵向预测关系。

本研究旨在探索丧亲社会支持与适应结果的横向相关关系，以及对前者对后者的纵向预测关系方面进行深入的尝试；将进一步考察丧亲社会支持对适应结果的影响机制，即中介与调节作用机制。对二者关系的考察将进一步加深研究者对于影响哀伤适应结果的影响因素的理解。在实践中，本研究将尝试为哀伤人群的干预与治疗提供指导的理论依据。

二、方法

（一）对象

在前述研究中招募的 400 名被试中，丧亲时间一年以内者为 183 人，本研究的对象即为此部分首次参与调查时丧亲时间小于一年（T1）的被试，并对此对象进行纵向追踪。时间点设置为在第一次调查的半年后（T2）、一年后（T3）进行第二、三次问卷调查，即每两次调查时间间隔为半年。在首次参与调查的 183 名被试中，178 名被试继续参与了第二、三次问卷调查，流失比率为 2.73%。检查数据发现，有三条数据与其他数据完全重复，删除这三条无效数据后，有效数据为 175 个。

（二）工具

1. 丧亲社会支持

本研究采用研究二发展并验证后的丧亲社会支持量表，该量表具有良好的信效度。

2. 复杂哀伤

本研究采用复杂哀伤问卷（Inventory of Complicated Grief，ICG）。该量表是目前评估复杂哀伤方面应用最广泛的工具之一，具有良好的信效度。共 19 个题项，采用李克特五点计分，0～4 分别代表"从不"到"总是"，得分越高代表复杂哀伤症状出现的频率越高，症状越严重。本研究使用 Li（2012）对该量表的中文翻译版本。

3. 抑郁

本研究采用医院情绪量表（Hospital Anxiety and Depression Scale，HADS）中的抑郁分量表。共七个题项，该量表被广泛使用于不同人群的样本中，评估抑郁症状严重程度，具有良好的信效度。本研究使用 Li 对该量表的中文修订版本，并在粤语版基础上调整了个别措辞（如"间中"改为"偶尔"），使之适用于中国大陆的样本。

4. 孤独感

本研究采用 ULS-8 孤独感量表（the Short-Form of the UCLA Loneliness Scale）。该量表是在 UCLA-20（University of California Los Angeles Loneliness Scale）的基础上改编简化而成。ULS-8 孤独量表共八个题项，包括六个正序题项和两个反序题项。采用四级评分，1～4 代表"从不"到"一直"。反序题项采用反向计分，总分越高表示孤独感程度越高。

5. 创伤后成长

本研究采用创伤后成长问卷（Posttraumatic Growth Inventory，PTGI）。该量表是被广泛使用的评估个体经历创伤后成长水平的工具之一，具有良好的信效度。共 21 个题项，采用李克特六点计分，0～5 分别代表"完全没有"到"非常多"，得分越高，则推断具有越高的创伤后成长水平。

三、结果及分析

（一）描述性统计

本研究将年龄、婚姻状况、教育水平、宗教信仰、丧亲时间、死亡原因、有无准备以及亲密度等背景变量与丧亲社会支持、复杂哀伤、抑郁、孤独感及创伤后成长等变量作为控制变量。

丧亲社会支持（T1、T2、T3）与复杂哀伤（T1、T2、T3）在各个横向时间点上均呈现显著正相关（$p<0.01$，$p<0.05$，$p<0.01$），并且 T1 丧亲社会支

持与 T2 复杂哀伤也呈现显著正相关（p<0.05）。复杂哀伤问卷得分以 42 分为界，分为严重和不严重两种结果。将被试群体按照首次调查时的复杂哀伤分数分成两部分：一部分为低于 42 分的；另一部分则为高于 42 分的。低于 42 分的被试群体（N=137），丧亲社会支持（T1、T2、T3）与复杂哀伤（T1、T2、T3）在各个横向时间点上均呈现显著正相关（r=0.171，p<0.05；r=0.172，p<0.05；r=0.17，p<0.05），二者跨时间点的相关则都不显著。高于 42 分的群体（N=34），丧亲社会支持与复杂哀伤在各个时间点的相关均不显著。

丧亲社会支持与抑郁之间并未发现显著的相关。T1 丧亲社会支持与 T1 孤独感之间存在显著负相关，其余时间点二者的相关则不显著。丧亲社会支持（T1、T2、T3）与创伤后成长（T1、T2、T3）之间的横向正相关均显著（p<0.01，p<0.01，p<0.001），并且 T1 丧亲社会支持与 T2、T3 的创伤后成长均存在显著正相关（p<0.05，p<0.05），T2 丧亲社会支持与 T3 创伤后成长存在显著正相关（p<0.001）。

（二）路径分析

由于本研究要分析自变量与多个因变量之间的关系，而回归分析只能处理单个因变量，所以，考虑使用路径分析。路径分析是基于回归分析的技术同时解决多个因变量的有效方法。在控制了控制变量的基础上，自变量丧亲社会支持对三个时间点（T1、T2、T3）因变量复杂哀伤、抑郁、孤独感和创伤后成长的路径分析结果，以及各模型的解释效应值结果如表 7-11 所示。

表 7-11　丧亲社会支持对复杂哀伤、抑郁、孤独感、创伤后成长的路径分析

因变量	标准化路径系数	显著性水平	标准化效应
复杂哀伤 T1	0.158	0.025	0.185
复杂哀伤 T2	0.085	0.233	0.174
复杂哀伤 T3	0.003	0.968	0.114
抑郁 T1	-0.102	0.154	0.165
抑郁 T2	-0.175	0.008	0.284
抑郁 T3	-0.048	0.504	0.183
孤独感 T1	-0.201	0.005	0.098

续表

因变量	标准化路径系数	显著性水平	标准化效应
孤独感 T2	−0.069	0.359	0.060
孤独感 T3	−0.050	0.503	0.116
创伤后成长 T1	0.324	0.000	0.142
创伤后成长 T2	0.162	0.028	0.063
创伤后成长 T3	0.183	0.016	0.068

由表 7-11 可见，丧亲社会支持正向影响复杂哀伤（T1）、负向影响抑郁（T2）、负向影响孤独感（T1），以及正向影响创伤后成长（T1、T2、T3）的路径是显著的。

（三）回归分析结果

上述路径分析结果显示，六条路径模型显著，本研究进一步在控制了背景变量的基础上，运用层次回归分析，考察丧亲社会支持各个因子对结果变量复杂哀伤、抑郁、孤独感以及创伤后成长的预测效果。

1. 复杂哀伤

在控制了背景变量（年龄、婚姻状况、教育水平、宗教信仰、丧亲时间、有无准备以及亲密度）的基础上，考察因变量复杂哀伤（T1）对自变量丧亲社会支持各因子的回归。从结果可以发现，因子 2 "经济支持"正向预测了复杂哀伤（T1），如表 7-12 所示。

表 7-12 复杂哀伤（T1）对因子 2 "经济支持"及控制变量的层次回归分析

自变量	模型 1	模型 2
	β	β
年龄	0.015	0.004
婚姻状况	0.189*	0.156
教育水平	−0.049	−0.088
宗教信仰	−0.161*	−0.133
丧亲时间	−0.006	0.008

续表

自变量	模型 1	模型 2
	β	β
有无准备	-0.232**	-0.206**
亲密度	0.233**	0.214**
因子 2 "经济支持"		0.217**
R^2	0.198***	0.241**
ΔR^2		0.043**

注：因变量为复杂哀伤 T1；* $p<0.05$，** $p<0.01$，*** $p<0.001$。

2. 抑郁

在控制了背景变量（年龄、婚姻状况、教育水平、有无准备以及亲密度）的基础上，考察因变量抑郁（T2）对自变量丧亲社会支持各因子的回归分析效果。从结果可见，因子 1 "生活照顾"（T1）负向预测了抑郁（T2）（$p<0.05$）；因子 2 "经济支持"（T1）对抑郁（T2）的影响不显著；因子 3 "哀伤加工"（T1）与因子 4 "情绪恢复"（T1）分别负向预测了抑郁（T2）（$p<0.01$，$p<0.01$），如表 7-13 所示。

表 7-13 抑郁（T2）对因子 1 "生活照顾" 及控制变量的层次回归分析

自变量	模型 1	模型 2
	β	β
年龄	0.256**	0.242*
婚姻状况	0.224*	0.229**
教育水平	-0.027	-0.029
有无准备	-0.182**	-0.210**
亲密度	0.117	0.121
因子 1 "生活照顾"		-0.136*
R^2	0.254***	0.271*
ΔR^2		0.018*

注：因变量为抑郁（T2）；* $p<0.05$，** $p<0.01$，*** $p<0.001$。

3. 孤独感

在控制了背景变量（年龄、婚姻状况、丧亲时间以及死亡原因）的基础上，考察因变量孤独感（T1）对自变量丧亲社会支持各因子的回归。结果可见，因子1"生活照顾"（T1）与因子2"经济支持"（T1）对孤独感（T1）的影响不显著；因子3"哀伤加工"（T1）与因子4"情绪恢复"（T1）分别负向预测了孤独感（T1）（p<0.01，p<0.05），如表7-14、表7-15所示。

表7-14 孤独感（T1）对因子3"哀伤加工"及控制变量的层次回归分析

自变量	模型1	模型2
	β	β
年龄	0.080	0.039
婚姻状况	0.146	0.168
丧亲时间	−0.008	−0.065
死亡原因	−0.162*	−0.153*
因子3"哀伤加工"		−0.315**
R^2	0.071*	0.166**
ΔR^2		0.095**

注：因变量为孤独感（T1）；* p<0.05，** p<0.01，*** p<0.001。

表7-15 孤独感（T1）对因子4"情绪恢复"及控制变量的层次回归分析

自变量	模型1	模型2
	β	β
年龄	0.080	0.075
婚姻状况	0.146	0.168
丧亲时间	−0.008	−0.019
死亡原因	−0.162*	−0.159*
因子4"情绪恢复"		−0.165*
R^2	0.071*	0.098*
ΔR^2		0.027*

注：因变量为孤独感（T1）；* p<0.05，** p<0.01，*** p<0.001。

4. 创伤后成长

在控制了背景变量（年龄与教育水平）的基础上，考察因变量创伤后成长（T1）对自变量丧亲社会支持各因子的回归。结果可见，因子1"生活照顾"（T1）、因子2"经济支持"（T1）、因子3"哀伤加工"（T1）与因子4"情绪恢复"（T1）分别正向预测了创伤后成长（T1）（$p<0.01$，$p<0.01$，$p<0.001$，$p<0.001$）。表7-16所示是创伤后成长对"情绪恢复"及控制变量的层次回归分析结果。

表7-16 创伤后成长（T1）对因子4"情绪恢复"及控制变量的层次回归分析

自变量	模型1	模型2
	β	β
年龄	−0.094	−0.125
教育水平	0.126	0.101
因子4"情绪恢复"（T1）		0.305***
R^2	0.036*	0.129***
ΔR^2		0.092***

注：因变量为创伤后成长（T1）；* $p<0.05$，** $p<0.01$，*** $p<0.001$。

四、丧亲社会支持对适应结果的影响：纵向中介作用

本研究对丧亲社会支持中介作用机制的探索，将有助于研究者加深对社会支持不同成分如何相互作用的概念理解，以及个体意义整合在哀悼过程中如何发挥作用的理解。同时，本研究的结果对于如何帮助个体适应丧亲的实践也将具有指导意义。

（一）方法

1. 对象

同上述研究。

2. 工具

丧亲社会支持采用本研究自编并经研究二验证后的丧亲社会支持量表。

感知社会支持采用领悟社会支持问卷（Perceived Social Support Scale，

PSSS）。所编制的 PSSS 是被广泛使用的社会支持量表之一，侧重于个体对社会支持的自我理解与认知评估。原量表按照支持来源由三个分量表组成，分为家庭、朋友及其他支持来源，每个分量表含四个题项，共 12 个题项。采用李克特七点计分，1~7 分别代表"极不同意"到"极同意"。计总分，分数越高，代表感知到的社会支持程度越高。本研究使用曾晓强（2009）对《心理卫生评定量表手册》中该量表的中文修订版进行再次修订后的版本。由于本研究只聚焦于个体对潜在社会支持的感知和期待，并不强调支持来源不同带来的差异性，因此本研究在此版本基础上进行了维度合并，取消了支持来源分类，最终保留了七个题项。

意义整合采用压力生活经历整合量表简版（the Integration of Stressful Life Experiences Scale-Short Form，ISLES-SF）。Holland 等于 2010 年编制了适用于丧亲人群的 ISLES，共 16 个题项，采用五点计分，1~5 分别代表"非常同意"到"非常不同意"，具有良好的信效度。该量表主要评估经历压力生活经历（如丧亲）的个体，其意义获得的程度如何。Holland 等（2014）再次将其修订为简版 ISLES-SF，六个条目，并验证了其良好的信效度。本研究采用双盲翻译程序，将其译为中文版。探索性因素分析发现提取一个因子，方差解释量为 65.32%，因素负荷在 0.570~0.842。Cronbach α 系数为 0.892。

复杂哀伤、抑郁、孤独感及创伤后成长所采用的量表同研究三。

3. 统计方法

采用 SPSS 16.0 进行描述统计、相关分析等。采用 Mplus 6.0 进行结构方程建模。首先通过验证性因子分析检验各变量的聚合效度以及参数的跨时间不变性，接着采用相关分析检验研究的初始假设，最后构建纵向中介模型检验间接效应的显著性。

（二）结果及分析

为了保证测量参数与样本数比率符合 Bentler 和 Chou（1987）的建议比率（1∶5），本研究采用单因子法分别对丧亲支持、感知社会支持、意义整合、复杂哀伤、抑郁、孤独感和创伤后成长七个潜变量进行项目打包，最终使每个潜变量获得三个简洁的项目包作为测量指标。

1. 验证性因素分析结果

采用验证性因素分析构建测量模型，以检验研究变量的聚合效度和测量等值性。首先，构建两个中介变量（感知社会支持和意义整合）从 T1 到 T2 的测量模型（Model 1），在该模型中将所有潜变量设置为两两相关，并且将不同时间点的相同指标设置为相关。如表 7-17 所示，该模型拟合良好，表明中介变量拥有较好的聚合效度。接着，在 Model 1 的基础上构建一个限制模型（Model 2），即将 Model 1 中同一指标在不同时间点上的因子负荷设置相等。如果 Model 2 没有显著恶化模型拟合，则表明在不同时间点测量的潜变量结构相似，即满足测量跨时间不变性的假设。如表 7-17 所示，Model 2 拟合良好，其与 Model 1 的差异不显著，表明两个中介变量各指标的因子负荷满足跨时间不变性的要求。随后，分别检验四个因变量（复杂哀伤、抑郁、孤独感、创伤后成长）的测量模型，其与上述中介变量测量模型的检验过程相同，检验结果如表 7-17 所示，四个因变量均具有良好的聚合效度，唯有创伤后成长的 Model 1 显著优于 Model 2，表明创伤后成长各指标的因子负荷水平会随着时间发生变化。在后续分析中我们将基于感知社会支持、意义整合、复杂哀伤、抑郁、孤独感的 Model 2 以及创伤后成长的 Model 1 构建结构方程模型。

表 7-17　中介变量及结果变量的测量模型及模型比较

		χ^2	Df	CFI	TLI	RMESA	$\Delta\chi^2$ (df)
感知社会支持+意义整合	Model 1	80.40***	42	0.98	0.97	0.07	—
	Model 2	89.66***	46	0.98	0.97	0.07	9.26（4）
复杂哀伤	Model 1	39.80***	18	0.99	0.98	0.08	—
	Molde 2	47.75***	22	0.99	0.98	0.08	7.95（4）
抑郁	Model 1	32.79***	18	0.99	0.97	0.07	—
	Model 2	36.97***	22	0.99	0.98	0.06	4.18（4）
孤独感	Model 1	34.09***	18	0.98	0.96	0.03	—
	Model 2	38.12***	22	0.98	0.97	0.03	4.03（4）
创伤后成长	Model 1	18.02	18	1.00	1.00	0.00	—
	Model 2	36.97	22	0.99	0.98	0.06	18.95（4）***

注：*** p<0.001。

2. 结构模型图

获得的结构模型图如图 7-1 所示。

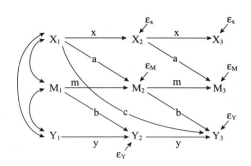

图 7-1　丧亲社会支持影响适应结果的纵向中介模型路径

在测量模型的基础上，为了检验感知社会支持和意义整合在丧亲社会支持与四个因变量（复杂哀伤、抑郁、孤独感、创伤后成长）之间的中介作用，我们分别以社会支持、意义整合为中介变量，哀伤、抑郁、孤独感、创伤后成长为因变量，构建纵向中介模型。中介模型考察的是中介变量在自变量与因变量之间起到的中介作用，而纵向中介模型则是一种用纵向研究设计的，考察在长时内自变量通过中介变量对因变量起到的作用。纵向中介模型对时间的控制较为严格，将 T1 的自变量水平、T1 与 T2 的中介变量发展，以及 T1 的因变量水平分别进行了控制，在严格控制时间点变量的基础上，考察随着时间的推移，中介变量的发展，在长时间内中介变量是否仍然在自变量与因变量之间起到中介作用。结果显示，以孤独感为因变量的结构模型显著，其余因变量不显著。

3. 社会支持纵向中介模型

丧亲后的六个月以内为情绪反应的急性期，个体的愤怒、焦虑及抑郁等各种情绪表现均会无规律地表达，个体难以进入情绪的稳定状态。ICD-11 对延长哀伤障碍的病程诊断标准也设定为六个月，可见以丧亲后的六个月为界，前后的情绪表现状态存在一定差别。因此，本研究从被试总体考察假设模型，也将首次调查时丧亲时间 0~6 个月（N＝93），以及 7~12 个月（N＝82）两个群体分开，分别考察其社会支持纵向中介模型。

从被试总体考察，以丧亲社会支持为自变量，感知社会支持为中介变量，孤独感为因变量的纵向中介模型分析结果如下：

（1）在控制控制变量和孤独（T1）的情况下，丧亲社会支持（T1）未能显著预测孤独感（T3），β=0.07，p>0.05。

（2）在控制控制变量以及感知社会支持（T1）的情况下，丧亲支持（T1）正向预测感知社会支持（T2），β=0.19，p<0.05。

（3）在控制控制变量、丧亲社会支持（T1）和感知社会支持（T1）的情况下，感知社会支持（T2）负向预测孤独感（T3），β=-0.31，p<0.01。

（4）在排除控制变量以及控制孤独感（T1）和感知社会支持（T1）的情况下，将丧亲支持（T1）和感知社会支持（T2）同时预测孤独感（T3），结果显示，丧亲社会支持（T1）对孤独感（T3）的预测作用不显著，β=0.13，p>0.05，感知社会支持（T2）对孤独感（T3）的负向预测作用显著，β=-0.29，p<0.01。对中介效应进行2000次Bootstrap以构建中介效应的样本分布并获得置信区间，结果显示，中介效应为a×b=-0.04，置信区间[-0.109，-0.004]，不包含零。

由以上结果可见，自变量对因变量的预测不显著，但自变量到中介变量、中介变量到因变量的路径系数显著，并且中介效应显著。此结果可以得出的结论是，丧亲社会支持（T1）通过感知社会支持（T1、T2）为中介变量影响孤独感（T3）的纵向中介效应显著。以孤独感为因变量的纵向中介模型与数据拟合良好：χ^2（337）=510.62，CFI=0.95，TLI=0.94，RMSEA=0.05（90% CI [0.04，0.06]）。

将首次调查时丧亲时间0~6个月，以及7~12个月两个群体分开对以感知社会支持为中介变量的模型检验未见显著。对被试总体以及首次调查时丧亲时间0~6个月的被试群体进行考察，以意义整合为中介变量、孤独感为因变量的纵向中介模型未见显著。对首次调查时丧亲7~12个月的被试数据（N=82）进行以意义整合为中介变量的纵向中介模型检验，结果显示显著。

4. 因变量孤独感的测量模型

由于样本量改变需再次采用验证性因素分析构建测量模型以检验研究变量的聚合效度和测量等值性，构建中介变量意义整合从T1到T2的测量模型（Model 1），在该模型中将所有潜变量设置为两两相关，并且将不同时间点的相同指标设置为相关。如表7-18所示，该模型拟合良好，表明中介变量拥有较好的聚合效度。接着，在Model 1的基础上构建一个限制模型（Model 2），即将 Model 1 中同一指标在不同时间点上的因子负荷设置相等。如果 Model 2 没有显著恶化模型拟合，则表明在不同时间点测量的潜变量结构相似，即满足测量跨时间不变性的假设。如表 7-18 所示，Model 2 拟合良好，其与 Model 1 的差异不显著，表明两个中介变量各指标的因子负荷满足跨时间不变性的要求。随后，检验因变量孤独感的测量模型，其与上述中介变量测量模型的检验过程相同，检验结果如表 7-18 所示，孤独感具有良好的聚合效度。以下将基于意义整合和孤独感的 Model 2 构建结构方程模型。

表 7-18　样本量改变后中介变量及结果变量的测量模型及模型比较

		χ^2	df	CFI	TLI	RMESA	$\Delta\chi^2$（df）
意义整合	Model 1	4.73	5	1.00	1.00	0.00	—
	Model 2	5.10	7	1.00	1.01	0.00	0.73（2）
孤独感	Model 1	35.41[**]	18	0.96	0.92	0.11	—
	Model 2	41.16[***]	22	0.96	0.93	0.10	5.75（4）

注：** $p<0.01$，*** $p<0.001$。

结构模型的具体结果如下：

（1）在控制控制变量和孤独感（T1）的情况下，丧亲社会支持（T1）未能显著预测孤独感（T3），$\beta=-0.06$，$p>0.05$。

（2）在控制控制变量以及意义整合（T1）的情况下，丧亲支持（T1）正向预测意义整合（T2），$\beta=0.28$，$p<0.05$。

（3）在控制控制变量、丧亲社会支持（T1）和意义整合（T1）的情况下，意义整合（T2）负向预测孤独感（T3），$\beta=-0.33$，$p<0.05$。

（4）在排除控制变量以及控制孤独感（T1）和意义整合（T1）的情况下，将丧亲支持（T1）和意义整合（T2）同时预测孤独感（T3），结果显示，丧亲社会支持（T1）对孤独感（T3）的预测作用不显著，$\beta=0.02$，$p>0.05$，意义整合（T2）对孤独感（T3）的预测作用显著，$\beta=-0.33$，$p<0.05$。对中介效应进行 2000 次 Bootstrap 以构建中介效应的样本分布并获得置信区间，结果显示，中介效应为 a×b=0.046，置信区间 [−0.156，−0.004]，不包含零。

由以上结果可见，自变量对因变量的预测不显著，但自变量到中介变量、中介变量到因变量的路径系数显著，并且中介效应显著。同上可以得出结论，即丧亲社会支持（T1）通过意义整合（T1、T2）为中介变量影响孤独感（T3）的纵向中介效应显著。模型与数据拟合良好：孤独感为因变量的纵向中介模型 $\chi^2(333) = 494.93$，$CFI = 0.911$，$TLI = 0.895$，$RMSEA = 0.077$（90% CI $[0.06, 0.09]$）。

五、本子研究的讨论与结论

（一）讨论

首先，哀伤是丧亲人群的核心情绪体验，而哀伤的严重程度和持续时间达到一定程度则成为病理性哀伤，即复杂哀伤或延长哀伤。虽然社会支持一直被研究者期待着能够有利于丧亲者复杂哀伤症状的恢复，然而，本子研究并未发现这一结果。结果显示，丧亲支持与复杂哀伤存在横向显著正相关，且在 T1 水平上前者总分以及因子 2 "经济支持"正向预测了后者。将被试按照首次复杂哀伤得分分为两个群体之后，发现丧亲支持与复杂哀伤的正相关关系主要体现在症状不严重的被试群体中。而对复杂哀伤症状严重的群体，二者的相关并不显著。也就是说，对于复杂哀伤症状较严重的群体，丧亲支持与其症状的发展几乎没有任何关系，既不会加重也不会缓解之。对于相对正常的群体，二者横向正相关显著，因此，存在这种可能性，即个体承受的哀伤越痛苦，则会吸引越多社会支持的到来。个体接受了更多的支持与帮助，并未影响和改变其哀伤情绪体验的发展变化。

其次，对于丧亲个体普遍存在的抑郁情绪，社会支持呈现出一定的积极作用。T1 的丧亲支持负向预测了 T2 的抑郁水平。具体考察丧亲支持各个因子的作用，发现生活上的照顾、情绪上的陪伴能够帮助个体抑郁情绪的缓解，而经济支持则对个体抑郁缓解的影响不明显。社会支持与抑郁的横向关系不显著，但是前者对后者半年后的症状缓解有所助益，结果提示我们，丧亲者实际接受到的社会支持对抑郁在长期内才能有一定的保护作用。

再次，亲密对象的丧失、现实情感联结的割断往往使个体体验到孤独感，本研究结果发现，社会支持与丧亲个体的孤独感之间呈现出显著的负相关，并且前者对后者的横向预测结果显著，纵向预测结果并不显著。高社会支持与个体的低孤独感相关联，但从长期来看，前者对后者的直接影响关系并不明显。具体看丧亲支持的各个因子，生活照顾、经济支持这两类工具性支持对孤独感的预测结果不显著，而哀伤加工和情绪恢复这两类情感性支持负向预测了孤独感。也就是说,情感上的帮助能够使个体的孤独感下降,有助于个体面对和处理哀伤情绪,同时,帮助他们从哀伤中抽离,去接触日常生活,这有利于个体孤独感的下降。而工具性的帮助难以触及其孤独的内心情感。

最后,本研究结果显示,在丧亲适应各个结果变量中,社会支持对正性指标——创伤后成长的影响最为稳定。社会支持与创伤后成长在三个时间点上以及跨时间点的正相关均显著,并且前者对后者的横向预测、半年后以及一年后的预测均呈现出正性显著的结果。

综上,丧亲社会支持总体上在哀伤适应中发挥着积极的促进作用,不仅有利于个体抑郁情绪和孤独感的缓解,同时促进了个体对自身态度和世界观的积极改变。但是,社会支持无法影响哀伤症状发展与恢复的节奏。社会支持并不是个体从负性情绪中恢复的充分条件,而是为个体营造出一个接纳的、肯定的氛围,接受个体哀伤适应中的情绪和行为表现,不评价、不批判,并适当给予其生活上的照顾,协助个体保持与正常生活的接触。在这种支持的背景下,个体能够更为良好地缓解情绪,调整认知,逐步接受亲人已逝的现实,并对人生产生更为积极的态度。

(二)结论

本研究以纵向研究设计的方式,考察丧亲社会支持对适应结果的中介机制。结果显示:

第一,以感知社会支持为中介变量,以孤独感为因变量的纵向中介结构模型显著,对于首次调查时丧亲 7~12 个月的样本,以意义整合为中介变量,以孤独感为因变量的纵向中介结构模型显著。

第二,感知社会支持是对潜在支持可得性的认知期待,也是广义社会支持中的重要成分之一。实际社会支持不仅能够对丧亲适应产生直接影响,也能够通过感知社会支持对适应结果中的孤独感产生间接影响。Sarason(1991)认为,个体对社会支持的感知受到实际支持互动行为的影响,本研究结果支持了该观点。由此可见,社会支持不同的成分相互作用,共同对丧亲者的哀伤适应产生积极影响。

第三,孤独感是丧亲者的主要情绪感受之一,影响到个体情绪的健康以及生活的质量。丧亲实际社会支持提供改变个体对支持的主观认知,长期内降低了个体的孤独感,提升了个体的情绪健康。但纵向中介模型对个体的复杂哀伤、抑郁等未见显著，可见实际社会支持在长期内难以对丧亲者的哀伤症状和抑郁情绪产生间接的影响。

第四，Neimeyer（2005）认为，作为正常哀伤反应的一部分，个体总是不断尝试将自己对亲密关系丧失与改变的意义理解传递给他人，他人通过在场、陪伴、倾听、接纳痛苦、提供不同的视角和观点等方式使个体感受到安慰，帮助个体面对与处理痛苦，促进个体的意义重建。Hogan（1987）的哀伤与个人成长模型也强调了这一点，当丧亲个体能够开放、坦诚地与他人谈论和分享自己的想法与感受时，这种支持性的互动能够促进个体的意义重建。本研究结果支持了以上观点。

第五节　社会支持对适应结果的影响机制：依恋风格的调节作用

一、引言

Stroebe（2006）总结梳理了影响丧亲适应的风险因素框架，社会支持属于该框架中人际间的风险因素之一，而另一部分重要的风险因素是个体内部因素，包括人格特征、依恋风格、自尊水平等。社会支持作为人际之间因素，在影响丧亲适应的过程中很可能会受到个体内部因素的影响，即不同人格特点的丧亲个体受到社会支持的影响可能存在差异，而依恋风格即为重要的个体内部因素之一。依恋理论是早期哀伤领域研究的主要基础理论，依恋风格对哀伤结果的影响也得到了广泛的研究。Bowlby（1988）的依恋理论为人们提供了理解个体对依恋和分离反应的行为学视角。依恋是与某个亲密对象的情感联结，表现为接近、寻找、亲密对象在场时感觉到安全感，并且抗议与此依恋对象的分离。

个体在婴儿时期形成了不同的依恋风格，如果早年照料者的养育行为不一致，个体只能通过过度唤起的情绪、夸张的表达来唤起照料者的回应，形成焦虑依恋。而如果照料者无回应或不当回应，当个体遇到压力时就会降低情绪唤起，避免与依恋对象的接触，形成了回避依恋。这些个体会过度强化自主应对压力和挑战，表现出强迫性自我依赖的行为。依恋风格在个体的一生中是相对稳定的，并且会影响到个体成年后人际关系的发展、保持与结束（如死亡丧失时）。

Bowlby（1988）认为，与照料者建立安全依恋的困难提高了个体成年后对心理病理的易感性，即依恋风格的不安全性是个体心理病理的易感因素。尤其当与依恋对象分离时，高焦虑依恋风格个体表现出情感调节方面的困难，因此，可能会延长无助感与哀伤的行为表现。实证研究也发现，依恋风格对哀伤反应有直接的影响，安全型依恋比不安全依恋个体能够更好地适应丧亲。对于环境提供的社会支持，不同依恋风格的个体对其的感知和利用度存在个体差异。相对于安全依恋的个体，依恋焦虑的个体可能更难以感知到他人安抚的温暖，难以感受到被支持的感觉，也难以对社会支持感觉到满意，因而，也就更难以在社会支持的帮助下适应哀伤。Moreira（2003）发现，在预测大学生心理症状时，依恋风格对感知社会支持与心理症状的关系起到了调节作用。因此，在丧亲领域研究社会支持对适应结果的影响时，依恋风格也是一个潜在的调节变量。

基于上述丧亲实际社会支持，通过感知社会支持的中介作用而对适应结果产生影响的假设，本研究假设依恋风格调节了感知社会支持的中介作用，即为被调节的中介变量。本研究将促进研究者对丧亲个体内部与外部因素相互作用的机制的认识，加深从依恋理论的视角对哀伤适应的理解，这对于丧亲人群的临床心理咨询与治疗实践有一定指导意义。

二、方法

（一）对象
同本章第四节的研究。

（二）工具
丧亲社会支持采用本研究自编并经研究二验证后的丧亲社会支持量表。

复杂哀伤、抑郁、孤独感及创伤后成长所采用的量表同研究三。

成人依恋采用亲密关系经历—关系结构问卷（The Experiences in Close Relationships-Relationship Structures Questionnaire，ECR-RS）。Brennan（1998）编制的亲密关系经历 ECR 问卷是对成人依恋变量的测量中应用最广泛的工具之一。但该问卷有两个限制：一是题项较多（36 题），容易加重丧亲被试的负担；二是 ECR 最初仅用于测量恋爱关系中的成人依恋。Fraley 等（2000）运用项目反应理论对 ECR 进行了修订，问卷 ECR-R（the Experiences in Close Relationships-Revised）的测量属性得到提升，但题项仍为 36 题。Fraley 于 2011 年在 ECR-R 的基础上针对关系结构修订出九题项的 ECR-RS，并使之适用于恋爱关系以外的普遍亲密关系。ECR-RS 的因素结构被证明与 ECR 相同，仍然是依恋焦虑与依恋回避两维度，具有良好的信效度。本研究将采用该版本，前 1~6 题是依恋回避维度，后 7~9 题是依恋焦虑维度。采用李克特七点计分，1~7 分别代表"根本不符合"到"非常符合"。第 1~4 题是反向计分题。本研究在李同归（2006）ECR 中文版量表中摘取了相应的八个题目，并根据英文版对措辞略作调整，第九题是 ECR-R 修订版新增的题目，故采用之。

我们采用主轴因子法进行探索性因素分析，发现 ECR-RS 中文修订版有三个因子的特征值大于 1。其中因子 1 为反向计分的 1~4 题，因子 2 为 5~6 题，因子 3 为 7~9 题。结果发现，因子 3 与原问卷的依恋焦虑因子相同。而原问卷中的依恋回避因子 1~6 题由于受到反向计分题的干扰，被拆分成了两个因子。本研究沿用原理论结构，仍然采用依恋回避（1~6 题）与依恋焦虑（7~9 题）两个因子，方差解释量为 77.67%，因素负荷在 0.665~0.906，Cronbach α 系数为 0.796。

三、结果及分析

本研究采用的变量包括：丧亲社会支持（T1）、依恋风格（T1）、感知社会支持（T2）、结果变量（T3）。假设模型如图 7-2 所示。

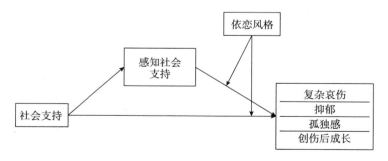

图 7-2　被调节的中介假设模型

（一）测量模型

本子研究使用单因子法进行项目打包，使每个因子包含三个项目包，构建更加间接的测量模型，以满足模型参数与样本数的建议比率。如表 7-19 所示，假设模型与观测数据的拟合良好，所有项目包到对应因子的负荷均达到显著水平（p<0.001），表明各量表具有良好的聚合效度。研究还构建了三个竞争模型（三因子模型、二因子模型、单因子模型），结果显示，三个竞争模型与数据的拟合度显著弱于假设模型，表明假设模型中的各量表具有良好的区分效度。

表 7-19　研究五测量模型拟合指数比较

	χ^2	df	RMESA	TLI	CFI	$\Delta\chi^2$（df）
假设模型	57.54	48	0.03	0.99	1.00	—
三因子模型	543.46[***]	51	0.23	0.67	0.74	485.92（3）[***]
二因子模型	1099.29[***]	53	0.33	0.32	0.45	1041.75（5）[***]
单因子模型	1304.05[***]	54	0.36	0.20	0.34	1246.51（6）[***]

注：假设模型包括丧亲社会支持、感知社会支持、创伤后成长、依恋风格。三因子模型合并丧亲社会支持和感知社会支持；二因子模型合并丧亲社会支持、感知社会支持和创伤后成长；单因子模型的所有条目负荷到一个因子结构上。*** p<0.001。

（二）结构模型检验

采用 Hayes（2013）开发的 PROCESS v2.16 SPSS 宏指令检验中介效应、调节效应和有调节的中介效应。依次将因变量（复杂哀伤、抑郁、孤独感及创伤后成长）、自变量（丧亲支持）、中介变量（感知社会支持）、控制变量和调节变量（依恋回避、依恋焦虑）放入 PROCESS 中，选择模型模板，并设定 5000 次 Bootstrap 抽样和 95% 偏差校正置信区间。结果显示，以创伤后成长为因变量的模型显著，复杂哀伤、抑郁、孤独感为因变量的模型不显著。以下只报告以创伤后成长为因变量的结果。

1. 中介效应

丧亲支持正向预测感知社会支持（β=0.25，p<0.01），同时用丧亲支持

和感知社会支持预测创伤后成长，丧亲支持（β=0.24，p<0.01）和感知社会支持（β=0.16，p<0.05）均显著，这提示我们，社会支持部分中介作用显著。对中介效应进行5000次Bootstrap分析，构建中介效应的样本分布并获得置信区间，结果显示，中介效应显著（a×b=0.04，p<0.05），置信区间[0.002，0.104]，不包含零，中介效应显著。

2. 调节效应

（1）依恋回避的调节作用。如表7-20所示，感知社会支持与依恋回避交互项（β=-0.15，p<0.05）负向预测创伤后成长，丧亲社会支持与依恋回避的交互项（β=0.16，p<0.05）正向预测创伤后成长，这表明，依恋回避负向调节感知社会支持与创伤后成长之间的关系，并且正向调节丧亲支持与创伤后成长之间的关系。为了更清晰地反映调节作用的实质，我们分别绘制了依恋水平取正负一个标准差时，感知社会支持与创伤后成长、丧亲支持与创伤后成长之间的简单效应分析图。如图7-3所示，当被试依恋回避较低时，感知社会支持与创伤后成长之间的呈正相关（Bsimple=0.31，t=2.81，p<0.01）；相反，当被试依恋回避较高时，感知社会支持与创伤后成长之间的关系不显著（Bsimple=0.07，t=0.60，p=n.s）。如图7-4所示，当被试依恋回避较低时，丧亲社会支持与创伤后成长之间的关系不显著（Bsimple=0.19，t=1.56，p=n.s）；相反，当被试依恋回避较高时，丧亲社会支持与创伤后成长之间的关系呈正相关（Bsimple=0.41，t=3.45，p<0.01）。

表7-20　有调节的中介效应分析（依恋回避为调节变量）

中介变量模型	感知社会支持			
	β	SE	t	95% BCa Bootstrap CI
常数	-0.43	0.78	-0.55	[-1.973，1.107]
丧亲社会支持	0.25	0.08	3.23**	[0.096，0.409]
结果变量模型	创伤后成长			
	β	SE	T	95% BCa Bootstrap CI
常数	0.52	0.77	0.67	[-1.014，2.051]
丧亲社会支持	0.24	0.08	2.91**	[0.076，0.398]
感知社会支持	0.16	0.08	1.99*	[0.001，0.310]

续表

中介变量模型	感知社会支持			
	β	SE	t	95% BCa Bootstrap CI
依恋回避	−0.02	0.08	−0.25	[−0.178, 0.138]
感知社会支持×依恋回避	−0.15	0.07	−2.06*	[−0.297, −0.006]
丧亲社会支持×依恋回避	0.16	0.07	2.19*	[0.016, 0.308]
有调节的中介效应（依恋回避）	Indirect Effect	SE	95% BCa Bootstrap CI	
−SD	0.08	0.04	[0.023, 0.171]	
M	0.04	0.03	[0.001, 0.105]	
+SD	0.00	0.03	[−0.054, 0.086]	

注：$N = 175$；表中均为标准化回归系数 β，表内回归系数均为控制人口统计学变量后的结果；Boot SE = Bootstrap 标准误差；BCa = Bias Corrected and Accelerated；CI = 置信区间；* $p < 0.05$；** $p < 0.01$，双尾检验。

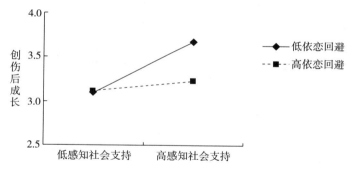

图 7-3　依恋回避在"感知社会支持→创伤后成长"的简单效应

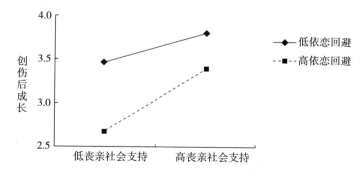

图 7-4　依恋回避在"丧亲社会支持→创伤后成长"的简单效应

（2）依恋焦虑的调节作用。如表 7-21 所示，感知社会支持和依恋焦虑的交互项（β=-0.17，p<0.05）负向预测创伤后成长，表明依恋焦虑负向调节感知社会支持与创伤后成长之间的关系。丧亲社会支持与依恋焦虑的交互项对创伤后成长的预测作用不显著（β=0.09，p=n.s）。为了更清晰地反映依恋焦虑调节作用的实质，分别绘制依恋水平取正负一个标准差时，感知社会支持与创伤后成长的简单效应分析图。如图 7-5 所示，当被试依恋焦虑水平较低时，感知社会支持与创伤后成长之间呈正相关（Bsimple=0.4，t=3.59，p<0.01）；相反，当被试依恋焦虑较高时，感知社会支持与创伤后成长之间的关系不显著（Bsimple=0.02，t=0.15，p=n.s）。

表 7-21　有调节的中介效应分析（依恋焦虑为调节变量）

中介变量模型	感知社会支持			
	β	SE	t	95% BCa Bootstrap CI
常数	-0.43	0.78	-0.55	[-1.973, 1.107]
丧亲社会支持	0.25	0.08	3.23**	[0.096, 0.409]
结果变量模型	创伤后成长			
	β	SE	T	95% BCa Bootstrap CI
常数	0.71	0.78	0.90	[-0.840, 2.251]
丧亲社会支持	0.22	0.08	2.82**	[0.067, 0.379]
感知社会支持	0.16	0.08	2.04*	[0.005, 0.312]
依恋焦虑	-0.08	0.08	-1.04	[-0.231, 0.071]
感知社会支持×依恋焦虑	-0.17	0.08	-2.22*	[-0.328, -0.019]
丧亲社会支持×依恋焦虑	0.09	0.08	1.15	[-0.06, 0.246]
有调节的中介效应（依恋焦虑）	Indirect Effect	SE	95% BCa Bootstrap CI	
-SD	0.08	0.04	[0.017, 0.192]	
M	0.04	0.03	[0.001, 0.105]	
+SD	-0.00	0.03	[-0.054, 0.064]	

注：N=175；表中均为标准化回归系数 β，表内回归系数均为控制人口统计学变量后的结果；Boot SE=Bootstrap 标准误差；BCa=Bias Corrected and Accelerated；CI=置信区间；* p<0.05；** p<0.01，双尾检验。

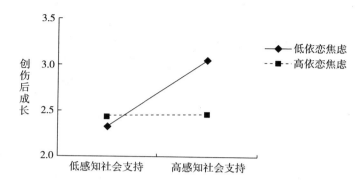

图7-5　依恋焦虑在"感知社会支持→创伤后成长"的简单效应

3. 有调节的中介效应

如表7-21所示，当依恋回避为负一个标准差和均值时，"丧亲社会支持—感知社会支持—创伤后成长"这一中介过程显著，并且随着依恋回避的增加，中介作用降低，当依恋回避增加为正一个标准差时中介效应不再显著。表明对于依恋回避较低的被试来说，丧亲支持通过感知社会支持影响创伤后成长的作用较强；而对于依恋回避较高的被试来说，丧亲支持通过感知社会支持影响创伤后成长的作用不显著。

当依恋焦虑为负一个标准差和均值时，"丧亲社会支持—感知社会支持—创伤后成长"这一中介过程显著，并且随着依恋焦虑的增加，中介效应降低，当依恋焦虑增加为正一个标准差时中介效应不再显著。表明对于依恋焦虑较低的被试来说，丧亲社会支持通过感知社会支持影响创伤后成长的作用较强；而对于依恋焦虑较高的被试来说，丧亲支持通过感知社会支持影响创伤后成长的作用不显著。

四、本子研究的讨论和结论

（一）讨论

第一，本子研究引入成人依恋风格作为调节变量，考察其对社会支持与适应结果的直接影响、以感知社会支持为中介变量的中介效应是否存在调节作用。结果显示，对于丧亲支持有直接影响，依恋风格的调节作用都显著，本研究结果进一步促进了从依恋视角对丧亲社会支持作用机制的理解。

第二，至爱亲人的丧失是一段亲密关系的分离与结束，个体在哀伤反应中感受到分离的痛苦，这种痛苦的意义在于帮助个体重置逝者与自己的内心表征，并将与依恋对象的情感联结内化，对没有逝者的新生活环境达到良好的适应（Fraley & Shaver，1999）。本研究的结果显示，不同依恋风格的个体，其对于能否利用社会支持促进哀伤适应，能否在社会支持的帮助下完成内心表征的重置和达成个人成长，结果存在显著的差异。

第三，依恋风格往往是通过感知社会支持而发挥实际作用的，安全依恋的个体在接受到实际社会支持行为之后，会通过促进对社会支持的感知与期待等认知改变，从而达到内心的成长。人们接受到的实际社会支持越多，个体对潜在社会支持可得性的信任越高，越能够从认知上产生对良好支持的期待，从而促进个体在内心完成对自身与人生的领悟，建立更为积极的人生态度。

（二）结论

第一，高依恋回避的个体往往通过对实际社会支持的利用而直接促进成长。由于早年照顾者的不回应或是回应不当，个体发展起以回避依恋对象为行为表现的防御机制，用以防止自己失望或是受到伤害。本子研究发现，具有依恋回避特征的个体往往很难从认知层面产生对于潜在支持可得性的信任与期待。

第二，一旦高依恋回避的个体接受到了实际社会支持，也就是在实际中与支持对象产生互动，从而得到了实际的情感或工具形式的支持，这些互动本身就能够促进他们重新思考自身的价值，产生更为积极的人生态度，促进自己内心的成长。

第三，高依恋焦虑的个体，既无法直接利用社会支持，也无法通过改变对社会支持的感知而促进成长。

（三）对策建议

对处于哀伤中的人群进行心理咨询时，要对不同依恋风格的个体使用不同的咨询思路与策略。对于安全依恋的个体，可以引导其从实际支持互动中增强对潜在支持的期待，从而良好地适应哀伤。对于高依恋回避的个体，需要引导其有效地利用实际的互动性支持，从中产生更积极的人生领悟。对于高依恋焦虑的个体，则很难从实际社会支持的角度帮助其达成丧亲适应，而是需要从更深层面帮助其对自身的依恋方式、亲密关系等方面加深理解，从而逐步接受分离，完成哀悼，更新内心的关系表征，适应已经改变的生活。

第六节　本章的总体讨论与结论

一、双程理论的验证与支持

通过质性研究对丧亲亲历者的社会支持体验进行挖掘，并通过定量研究对丧亲社会支持的内容与结构进行探索与验证，结果发现，丧亲社会支持包含四个因子："生活照顾""经济支持""哀伤加工"和"情绪恢复"。"哀伤加工"因子与已有文献中对丧亲社会支持的核心内容理解一致，即通过接纳、不评判的态度与丧亲者一同谈论哀伤、谈论死者生前的故事等，使丧亲者的哀伤情绪得以肯定和顺利表达，在此过程中完成哀悼任务。该因子典型地属于双程模型中丧失导向的内容，即以加工和处理哀伤为主。至于双程模型中恢复导向的内容，另外三个因子"生活照顾""经济支持"与"情绪恢复"则能够很好地体现之。丧亲者必须面对亲人不在，但仍要继续的生活，社会支持通过帮助其经济恢复、生活照顾和情绪恢复的方式，帮助丧亲者走出哀伤，主动接触正常的生活，逐步适应与恢复。

丧亲社会支持四个因子分别从丧失与恢复两个导向对个体的适应发挥积极促进作用。"生活照顾""哀伤加工"与"情绪恢复"能够负向预测半年后个体的抑郁水平，"哀伤加工"与"情绪恢复"两类情感性支持能负向预测个体的孤独感，并且能够正向预测半年以及一年后创伤后成长的水平。由此可见，丧亲个体逐步适应哀伤的过程，既需要直接面对与处理哀伤，解决丧失导向的问题，同时也需要适当地从哀伤中抽离出来，接触正常的生活，体验生活中愉悦的氛围和情绪。本研究结果从丧亲社会支持的内容及其发挥作用的过程两方面支持了双程理论模型。

二、新模型的验证与区分

本研究部分验证了 Li 等（2013）丧亲社会支持新模型的假设。质性研究结果发现，哀伤处理属于丧失导向的支持，而生活恢复帮助、经济与物资支持，以及情感支持中的哀伤抽离，则属于恢复导向的支持。哀伤处理与哀伤抽离属于情感性支持，丧葬事务、生活恢复帮助、经济与物资支持中的实际的、有形的帮助行为属于工具性支持。因此，研究结果在丧失与恢复导向、情感性与工具性支持分类方面支持了新模型。

同时，本研究与新模型假设存在不同点，主要在于对信息性支持的理解不同。新模型假设信息性支持与工具性、情感性支持一样是独立分类的。而本研究发现，在中国文化背景下，丧亲者接受到的社会支持中有信息性支持，内容包括告知传统习俗、为困难麻烦出主意等，该支持类型往往作为工具性支持的辅助形式，无法独立分类。对于信息性支持的内涵以及有效性，已有文献的观点不一。Li 等（2013）对信息性支持的定义是为丧亲者的行为和面临的困难提供评估和信息反馈。在质性研究中提到的信息性支持具体包括疾病知识共享、说教、给予建议等不同内容。把信息支持理解为疾病知识共享的研究认为，该支持对于理解丧失是有帮助的；而理解为说教性道理、不恰当建议内容的研究，则认为信息支持没有起到帮助作用，甚至有可能起到相反的作用，使丧亲者被激怒或感受到伤害。本研究发现的信息支持内容，为告知传统习俗、为生活麻烦出主意等，这些发现有利于个体应对丧亲后生活中的挑战与困难，但无法单独作为一个种类或主题。新模型是基于西方研究提出的假设，本研究结果与之的差异可能受到文化和地域差异的影响。

三、社会支持的不同成分的相互作用

通过概念分析可见，广义丧亲社会支持是指个体在丧亲经历中，从丧失导向和恢复导向两个方面与其他个体或团体发生支持性人际互动的过程。这一过程包含了三个部分，即客观互动行为、主观认知评估与情感感受过程。本研究聚焦于探索客观互动支持行为，即丧亲中实际社会支持所发挥的作用。从结果来看，实际社会支持既能够直接促进丧亲适应，也需要通过与感知社会支持相互作用，共同影响适应结果。感知社会支持是个体对潜在支持资源可得性的感知和信念，这种被关心、被支持的感知和信念被认为能够促进健康。近年来，在预测个体在应激生活事件后的身心健康适应方面，感知社会支持比实际社会支持更被研究者青睐。实际社会支持是个体之间的人际因素，是个体与他人的客观互动行为。这种支持性行为在促进丧亲适应的过程中，

需要通过个体对支持行为的主观认知评估的中介而发挥作用。也就是说，外在人际之间的因素通过个体内在因素而发挥作用，二者相辅相成，缺一不可。实际中产生的支持性互动会促进个体更为信任支持的可得性和可靠性，从而有助于情绪的稳定，降低内心的孤独感。本研究探索了实际支持行为与内在认知评估的关系，但尚未涉及社会支持的第三个成分——支持的情感感受。个体获得社会支持后，既会影响其内在对支持的认知评估，也会给个体带来一定的内心感受。支持的内心感受内容如何、其与另外两个支持成分如何相互作用，这是未来研究需要探索的方向。

四、从依恋视角对丧亲社会支持作用的理解

依恋理论是理解哀伤适应的基础理论。Mikulincer 和 Shaver（2007）认为，依恋理论是基于生物性和进化性决定的多模块行为系统。如果依恋关系受到威胁，比如出现了分离和丧失，那么，这个系统就会被激活，旨在与其他子系统共同协作，通过寻找和亲近依恋对象来降低压力、缓解紧张。亲密对象的丧失是最严重的分离，个体的依恋系统虽被激活，但却无法再通过寻找和亲近依恋对象来缓解压力。社会支持恰恰填补了这一空白，但其发挥作用的形式和过程却是复杂的。依恋对象本身的丧失使个体无法再趋近之，而家人和朋友等在此时提供了关键的情感与实际帮助。从研究三、研究四和研究五的结果来看，社会支持无法影响个体复杂哀伤症状的发展与变化，但却可以从长期促进抑郁和孤独感的降低方面，促进个人在经历丧亲后达成内心的成长。认知压力理论认为，社会支持能够补偿个体的丧失，帮助其缓解压力。但依恋理论认为，社会支持的提供者无法补偿亲密对象的丧失，而是以某种方式直接对丧亲的适应过程产生积极影响。本研究结果支持了后者。个体的哀伤有其自身的发现与变化过程，社会支持无法替代和补偿亲密对象丧失带来的哀伤症状。但是，社会支持提供了一个环境与氛围，帮助个体以被接纳、不被否定和不受伤害的方式顺利地进行哀悼，或谈论死者，或表达思念与伤痛的情绪。在此过程中，首先，个体的哀伤得以加工和处理，并且在交谈与互动的过程中重新整合记忆，更新和重构内部心理表征，逐步接受亲人已逝的现实。其次，社会支持提供了一个与现实生活保持接触的机会，帮助个体从哀伤的沉溺状态中抽离出来，避免了社会退缩与自我封闭，并促进积极情绪的产生。最后，社会支持帮助个体适应亲人丧失后已经改变的生活

状态，使个体在次级丧失方面得到支持。配偶、父母或是年轻子女的死亡往往使个体在生活中失去经济或照顾的来源，如失去了家庭中主要的经济来源，或是生病等日常生活中的困难无人帮助解决。社会支持恰恰能够提供这一生活恢复过程中的帮助，使个体更为顺利地完成对日常生活改变后的过渡与适应。

不同依恋风格的个体对社会支持的利用方式存在差异。依恋风格较为安全的个体在发生实际支持性人际互动之后，通过促进对社会支持的感知与期待等认知改变，而达成内心的成长。依恋回避的个体往往通过对实际社会支持的利用直接促进成长，而很难从认知层面产生对于潜在支持可得性的信任与期待。而依恋焦虑的个体，既难以直接利用社会支持，也无法通过改变对社会支持的感知而促进丧亲的哀伤适应。

（李梅、李洁、时勘）

第八章

健康型城区建设评价研究

　　作为本书的最后一章，我们将回到健康型城区建设的主题，就是社会心理服务体系的评价问题。大家知道，建设健康型城区的最终目的，就是要通过科学的评价手段，验证健康型城区的建设质量，真正落实社会心理服务体系的构建。本章将分为三部分来介绍健康型城区建设的评价理论依据和反馈方法，具体包括：①幸福企业的评价模型及其集成方法，介绍我们在全国范围所做的一项调查和评估工作；②公安系统健康型组织评价及分析，介绍在公安系统所做的一个行业评价工作；③管理熵理论应用于健康型组织评价，介绍如何把诸多健康型组织评价的结果整合起来，为健康型城区建设的整体反馈提供咨询和改进意见，推进健康型组织建设事业的发展，为实现中华民族伟大复兴的中国梦在社区的落地生根提供量化的依据。

第一节　幸福企业的评价模型及其集成方法

一、引言

（一）员工心理健康的切入点

　　在我国企业面临信仰缺失、道德沦陷、失业压力、家庭矛盾等社会问题情况下，从社会基本单元入手来提升员工的心理健康水平、建设健康型城区是一个新的切入点。这是因为，企业作为城区健康型组织建设不可分割的一部分，无论从企业主体行为、发生过程还是从产权关系上看，在城区建设中都有不可推卸的责任，而企业健康首先必须通过员工的心理行为来产生重要影响。近年来，企业员工离职率从平均 6%~8% 提高至 14%~20%，员工的组织承诺逐渐降低，提升员工的工作投入、工作满意度，已经成为各类企业持续发展的难题。建立幸福企业的动态评价模型用于健康度监测，进而开发一套能够及时发现企业幸福的阻碍因素，并针对暴露出的问题，及时予以干预的心理测评、反馈和培训系统，是提升我国企业幸福水平和员工心理健康的关键。

（二）幸福企业建设的内容

可以从个体、组织和社会三个层面来探索幸福企业建设的内容。在个体层面上，企业员工同时扮演公司职员、社区居民和家庭成员等多重角色，其在企业中的心理状态往往会渗透到企业之外，其工作压力、工作成就感、工作满意度等感受也会影响到其家庭生活，比如在主观幸福感、生活期望、生活满意度等方面都会产生直接或间接的影响。在组织层面上，企业不仅要为社区人员创造大量就业岗位，还应该履行社会责任，积极参与社区活动，如为失学儿童提供教育资源、完善医疗养老体系和丰富居民生活福利等，以此来支持社区发展。而在社会层面上，员工的心理资本和企业社会责任皆受到社会环境的影响，其企业文化也会受到周边社区文化的影响。因此，及时、动态地测评和打造良好的周边环境的影响，对于员工个人、企业组织和整个城区的心理健康都会产生积极的效用。不过，由于企业的经营业务的不同，形成的企业文化形态各异，在讨论社区文化和企业文化融合的过程中，既要有一个统一的推动企业文化健康发展的标准体系，也要尊重企业、社区的独特性。

总之，幸福企业就是以人为本，能够满足员工幸福需要的企业。考虑到员工的核心需要、企业可持续发展的需要以及企业应尽的社会责任，各行业企业管理者均应关注幸福企业的指标系统。通过构建完善的企业员工认可的机制来增强员工归属感、幸福感，打造有助于提升员工敬业度的幸福企业文化。

二、理论综述

（一）健康型组织

健康型组织概念可追溯至 20 世纪 20 年代兴起的 EAP，把心理健康从个体微观层面拓展到组织和社会的宏观层面，与组织行为学研究领域学者提出"组织健康"新概念存在密切的联系。这是因为，组织、社区和社会也有好坏之分，具有类似于人体健康程度的衡量标准（Hoy，1987）。关于组织健康标准的讨论于20世纪90年代末在业界人士中逐渐兴起，人们发现，健康型组织的文化、结构和管理流程有助于实现企业的高绩效，因而普遍认同健康是一种值得获取且可获取的状态（王兴琼和陈维政，2008）。该状态既有成功的财务绩效（如利润），也包括身体、心理健康的员工队伍，从而在较长时期内维持一种令人满意的组织文化和工作环境（McHugh，2000）。

在21世纪初期，国内首批专家学者展开了基于我国现状的组织健康性研究。笔者（2003）归纳出组织健康的标准，即"组织能正常运作，充分、有效应对环境变化，注重提升内部发展能力，合理变革与和谐发展"。进而笔者又从社会宏观角度，正式提出健康型组织概念，将其定义为"正常的心理状态、成功的胜任特征和创新的组织文化"三方面，认为可将健康型组织作为构建和谐社会的质量标准，并从人力资源管理、组织行为学和社会心理学等角度探索该标准度量问题。随后的研究趋于量化，在对健康型组织概念系统总结的基础上，从客位角度归纳出健康型组织基本特征，形成"身心灵"结构模型构思，进而从主位角度延伸出组织绩效、员工健康、动态能力、组织韧性、组织文化、社会责任六大类型的健康型组织表征，最终形成包含52个细目的健康型组织评估指标体系（邢雷、时勘和臧国军等，2012）。

在此基础上，围绕健康型组织建设开展的相关研究逐步深入，各学者致力于不同类别健康型组织的心理行为健康标准体系的构建，以及不同层次领导行为的影响、劳工冲突的心理行为机制、健康型组织文化形成机制、员工心理援助和压力管理等研究。研究之间相互交错、联系紧密，共同构成了和谐社会的健康型组织建设理论体系，在全国各地社区、企业、非营利机构等组织团体中试点，理论模型框架在实践中得到不断完善和广泛应用。

（二）工作投入

工作投入是一种与工作相关的完满、积极的情绪与认知状态，具有弥散性和持久性特点。早在组织行为学研究初始的霍桑实验中，研究者即发现正面强化、正性情绪等因素能对员工工作态度起到积极的引导作用。但传统的组织行为学研究更多地聚焦于组织及其成员的负性状态，诸如工作倦怠等的界定及量化已日趋成熟（Maslach，Schaufeli & Leiter，2001）。直到积极心理学和积极组织行为学的兴起，人的长处、积极心理能力等个体积极力量开始为人们普遍关注，并逐渐取代以往那些对缺陷及病理的研究，作为与工作倦怠对立的、具有积极导向的工作投入研究自此得到广泛开展。

初期工作投入的研究集中在工作投入概念的界定，即将其与工作倦怠、工作卷入及组织承诺做比较。研究结果表明，工作倦怠与工作投入在一般情况下呈中度负相关，组织承诺则与工作投入呈正相关；工作投入可被作为工作卷入的前因变量，即较高工作投入的个体往往更加认同自己的工作（Roberts 等，2002，2007；林琳等，2008）。此后，学者们陆续展开了针对员工工作投入影响因素的探索，现今主要将以往研究所涉及的工作投入影响因素分为三类：①个体特征因素，包括个体内的特质、状态和个体间渗溢与传递作用；②与工作相关的因素，包括个体对工作的态度和工作本身的性质；③与家庭相关的因素，目前这类因素的相关研究仍较少，但其对主观幸福感、个体心理资本等的影响不可忽视（李锐等，2007；林琳等，2008）。

上述几类影响因素是社区心理学对社区居民心理、家庭、工作等相关研究的核心内容。随着这些研究的系统化发展，工作投入的测量体系逐渐成形。自工作投入概念提出以来，学者们不断批判、完善前人观点，根据各自的定义从不同角度开发出工作投入测量工具，探讨工作投入与相关前因和结果变量之间的关系。Schaufeli 和时勘等（2014）将前期工作投入测评量表归整精炼，结合国际最新理论与实践研究成果整理出一套适用于当下新型企业组织的评价量表，通过 15 个项目组成一个总体量表用于测量工作投入，这些项目均匀地反映了活力、奉献和专注三方面的内容。后文幸福企业评价集成系统中涉及的工作投入后期跟踪回访测评，主要采用的就是该量表。

（三）企业型社区

到了 20 世纪 90 年代，社会主义市场经济建设在我国全面铺开，政府、企业、社区三者的职能和角色发生了显著变化。自 2000 年中央办公厅 23 号文件《民政部关于在全国推进城市社区建设的意见》颁发后，我国社区从较为封闭的"孤岛型"状态逐步向企业化转型，其典型特征表现为：企业加大对社区资源的投入，企业员工占社区居民比重增大，居民同时以邻里关系和职业关系构成社会互动，在所在的地域空间内形成共同的文化和心理认同。

在个体层面，由于企业的职工同时属于社区中的居民，因而企业职工的心理状态与社区公众的思想观念相互沟通、互相影响。在集体层面，企业制度与社区制度需保持一致，在卫生、绿化、环保等方面，企业需按社区规矩办事。在此过程中，整体心理文化是指导组织运行的重要影响因素，因而，企业文化不断向社区拓展，社区心理则向企业渗透，两种文化相互交融、共同促进。由于社区心理是一定地区范围内全部社区成员共同的心理表征，要实现社区健康心理促进的质变，必须通过积累社区成员个体心理资本提升的量变来实现。企业作为社区与居民之间的中等规模集体之一，在企业范围内实现了个体心理健康建设。企业借助幸福企业建设这一通道，对社区心理健康建设也可以发挥促进作用。

三、管理实践探索

（一）对平衡计分卡的反思

幸福企业的理念起始于国内企业管理者对平衡计分卡（BSC）的反思。若从投资者立场上理解，原始的平衡记分卡是从财务、客户、内部流程、学习与成长四个角度，将组织战略落实为可操作的衡量指标及目标值的一种常规绩效管理体系。设计平衡计分卡的目的就是要建立起"实现战略指导"的绩效管理系统，以保证企业战略得到有效的执行。传统的管理常以平衡计分卡、MBO、KPI等多种工具来进行员工的绩效管理，希望通过此类规则和绩效制度的制定，来促成员工绩效的达成。但这种约束式的管理模式往往得不到当下企业中员工的认同，从而阻碍了企业经营目标的实现。加之现今中国企业多以"顾客是上帝""顾客满意"为导向，而往往忽略掉企业内部的客户——员工，因而员工的组织承诺不高、工作卷入的程度较低、工作倦怠性较强，从而工作投入处于较低层次。

基于上述问题，我们将平衡计分卡的四项基本内容顺序加以调整，转换成以关爱员工为切入点，通过对员工予以物质、精神和职业发展等方面的关爱和激励，促使员工提供高质量服务来优化企业内部流程。有了优化的企业内部流程将能提升客户满意度，进而为企业吸引更多的客户，为企业带来更多、更大的业绩，最终为企业创造更多的价值。当企业财务绩效提高后，更多的资源将得以用于对员工更高层次的关爱，从而在企业运营过程中形成了良性循环，最后，就能实现幸福企业的发展目标，如图8-1所示。

健康型城区建设模式研究

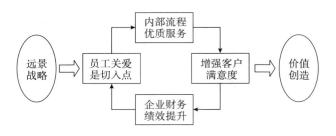

图 8-1　调整后的平衡计分卡

（二）E-STAR 的理论构想

E-STAR 是企业明星服务模型的简称。当幸福企业的整体思路提出后，需在组织运行的各环节中落实其各项措施，对员工、管理者等不同层次人员实施激励，以达到企业的全员幸福的目标。在此基础上，本研究提出了构建幸福企业建设的 E-STAR 的构想，即把网络沟通作为面对员工沟通的切入点，在网络平台通过不断赞扬员工的正面、积极的行为，塑造企业良好的氛围，从而形成高效的内部流程来服务客户（包括内部客户和外部客户），使客户获得更高的满意度，最后，达到提升企业财务绩效的目的，这就是 E-STAR。具体的程序如图 8-2 所示。

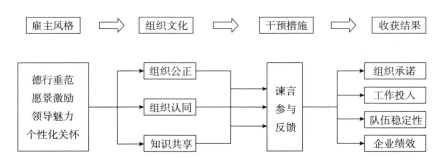

图 8-2　幸福企业建设方案的理论模型

第一步，雇主风格，即领导者要倡导变革型领导的管理风格，具体体现是：首先，领导者要有良好的道德诚信，起到模范带头作用；其次，要给员工以信心，生动地展示美好的企业发展愿景；再次，领导者自身要有较高的

— 316 —

业务水平，且有带领大家前进的魅力；最后，领导者要关心每一位员工的成长，特别要注意到员工的个性差异。

第二步，组织文化，就是形成良好的组织文化氛围，包括倡导组织公平、形成员工的组织认同和组织共享的组织文化。

第三步，干预措施，有具体的建设幸福企业的对策措施，对于员工的谏言、参与给予积极的鼓励，能够针对企业员工的情况及时反馈。

第四步，收获结果，在幸福企业建设中取得了成效，员工和领导形成了很好的组织承诺，大家在工作中积极投入，职工队伍变得更加稳定，组织绩效得到明显的提高，从而把我们的企业最终建设成一个健康型组织。

E-STAR 是一套既科学又实际可行的模型，通过建设幸福企业，提升员工敬业度和幸福指数，激励正面行为，推动企业文化落地，从而带来组织绩效提升。这一模型以工作投入的活力、专注、奉献三维度为核心理念，通过对领导层的领导风格，包括领导者自身行为和对员工的领导模式两方面内容的考量，对员工层工作行为，包括员工主观工作态度和员工所获支持两方面内容的测评，进而针对性地对问题所在点通过全员参与、员工谏言、信息反馈等途径进行促进性干预，最终实现员工敬业度的提升。当然，不同企业因经营方向的差别，建立的组织文化各异。但无论企业建立何种组织文化和管理体系，目标都是企业经营业绩的达成，而这皆能通过员工工作投入的增加和队伍的稳定性增强来实现。

（三）平台的建设依据

幸福企业概念源于健康型组织理论，其应用是健康型组织理论与实践相结合的典型例证之一。将健康型组织的研究对象聚焦到企业层面，但又保留有对企业与非营利组织、社区、社会间的关系研究，因而，是由一般到特殊的焦点研究。为此，本章介绍的幸福企业建设的理论模型则以工作投入的活力、专注、奉献三维度为核心理念，通过对工作投入影响因素的测量、干预，实现员工敬业度的提升，最终，将通过信息共享的信息网络系统，加强对员工积极行为的宣传和激励，从而通过幸福企业建设来提高员工的工作投入度（敬业度），最后达到提升企业绩效的目的。幸福企业建设（E-STAR）方案的理论模型更多地研究了企业的组织文化和目标达成之间如何保证较高程度的员工参与，因而，既适用于普通企业，也适用于具有特殊经营方向的不同企业。

四、幸福企业评价的集成系统

（一）平台的主要功能

在对工作投入的心理奥秘的研究中发现，员工在公开的平台上更能畅所欲言，充分表达个人意见，从而产生更高的积极性和幸福感。目前，幸福企业建设方案已在计算机网络平台中落实，形成了员工心理行为反馈—评估系统的数据集成平台。主要作用对象为企业员工，通过 PC 端和 APP 端提供应用，具备社交实现、企业关怀、企业文化建设、知识分享等主要功能。为避免信息误导的产生，将 E-STAR 系统作为企业的真正门户，已经把企业中OA、HR 等其他系统集成到 E-STAR 平台，实现了信息的跨平台传递。

为保证幸福企业评价结果的科学性和客观性，结合 360 度评估思想，将评价系统分为外部评价和内部评价两个系统。外部评价系统主要通过客户网络评价、德尔菲专家评价、呼叫中心访谈三类评价途径实现；内部评价系统主要包括人员测评、反馈干预、跟踪重测三步流程，最终实现内外系统的对接，帮助企业实现系统集成。

1. 企业外部评价

此模块中，客户及专家网络评价标准以健康型组织理论为出发点，结合幸福企业概念定义设计幸福企业评价量表，幸福企业的评选维度包括组织文化、社会责任、组织绩效、劳动关系、压力应对、职业发展、行为健康和心理感受八个维度，在每个维度下又设立细分因素，便于对企业进行评价。该系统通过网络将幸福企业评价量表发至受评企业相关客户及幸福企业评价专家组，在消除时空障碍的情况下，形成对受评企业的多测度评价结果。

同时，呼叫中心评价则以上述八大维度指标体系为理论依托，借助系统终端呼叫中心技术，从身、心、灵三个方面对受评企业客户进行电话访问，访谈内容侧重于员工关爱、社会责任和奉献发展三大主题，以获取企业客户对该企业幸福指数的客观评价。

2. 企业内部评价

企业内部自评属于一级集成系统下的二级子集成系统，除使用量表进行企业内部人员心理测评外，还对测评结果予以反馈干预，实现测评—培训—跟踪的完整系统流程。具体系统结构如下：将心理学相关量表纳入幸福企业评价集成系统之中，构建图8-3所示的集成系统框架。前期通过对企业中管理者、员工及组织文化的现状调查，发现组织运行过程中存在的阻碍幸福企业发展的问题。中期通过学习和反馈措施，针对性地对存在的问题实施干预。后期对干预结果采取跟踪回访测度，观察干预效果，从而指导幸福企业建设的进一步工作设计。

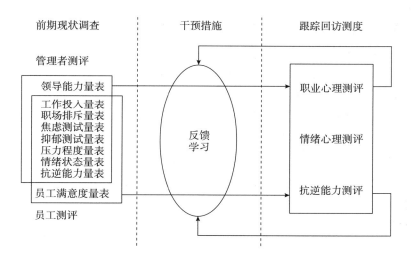

图8-3　幸福企业评价集成系统框架

（二）集成系统的主要内容

幸福企业集成系统包括三方面的内容：

1. 心理测量模块

此模块采用多项心理测评量表对企业中隐藏的脆弱性因素进行检测，分为管理者测评体系和员工测评体系两类。其中，管理者测评体系单独使用领导能力量表来考量管理者领导风格和对员工的管理能力；员工测评体系单独使用员工满意度量表来考量员工个体的工作情绪状况。两项测评体系共用的量表包括工作投入量表、职场排斥量表、焦虑测试量表、抑郁测试量表、压力程度量表、情绪状态量表、抗逆能力量表，用于考量作为企业成员在共同面对的外部环境下所呈现出的心理表现。测试人员完成单项测试后，系统即刻生成个人测评结果报告并反馈给测试者，待测试者完成全部脆弱性分析测试，系统将汇总所有测试生成综合测评结果报告并反馈给测试者，供测试者充分了解自身心理状况。同时，系统还将单项及综合报告整理至后台进行归档，供企业人力资源管理部门或相关研究人员对全体员工测评数据做统计分析，掌握公司整体心理动态，对脆弱性因素进行及时监测。

2. 培训学习模块

此模块是幸福企业评价集成系统人机对话过程中最为动态性的部分，其运行依据既与前一模块测评结果直接相关联，又与测试者在本模块学习过程中的表现相结合。

干预方案采取卓越心智七步培训法（时勘，2014），按照目标定向、情境体验、心理疏导、规程对标、心智重塑、现场践行、综合评审七步，根据测评者个人不同情况情况对不同步骤设置特定的培训时间和培训重点，并设计个性化培训方案。培训形式主要包括：

（1）在线交流。一方面，测评者通过互联网在线与其直接管理人员或心理辅导人员就其反映出的心理问题做一对一的交流沟通；另一方面，测评者直接与计算机实现人机对话，寻找针对性措施对其心理问题采取疏导或学习等干预措施。该培训模式适用于目标定向、心理疏导和综合评审环节。

（2）案例学习。针对测评者前期诊断出的心理问题系统自动生成相关案例，通过对案例中的问题做专业性的分析与解答，提出对策建议，使员工能够结合案例中的情境自主形成自身心理问题解决方案。如针对无法平衡家庭与工作之间角色冲突的测评者，系统生成相关的家庭—工作冲突案例，分析冲突产生缘由及可解决途径，并在不同方面提供缓解冲突的方案，供测评者结合自身情况选择性采纳。该培训模式适用于情境体验、规程对标和心智重塑环节。

（3）活动设计。针对测评者前期诊断出的心理问题系统自动生成相关活动方案，指导测试者通过活动提高认识，并有意识地纠正自身问题。活动方案主要分为面向测评者个人的心理活动设计，如指导测评者主动想象积极情境、提供缓解压力的方式供测评者践行等；以及面向人力资源部门等相关心理培训人员，如心理团队辅导、心理拓展等活动设计。该培训模式适用于现场践行、规程对标、心智重塑、心理疏导和综合评审环节。

（4）视频学习。针对测评者前期诊断出的心理问题系统自动生成相关图片、影像、音频材料，将测评者置入影音资料反映的特定情境之中，使其在情境的情绪唤醒下，将问题解决思路映射到自身，从而形成问题解决方案。如通过心理学影片《当幸福来敲门》引导测评者积极思考，缓解其消极悲观情绪和工作压力感。该培训模式适用于情境体验、规程对标、心理疏导和心智重塑缓解。

3. 跟踪反馈模块

此模块运作形式与脆弱性分析测评模块相同。以工作投入、组织承诺等项典型性幸福企业评价指标为测度量表进行测试，测试完成后结果以个人报告和后台归档两种形式进行反馈。不同之处在于，此模块运行目的在于对前一干预学习模块效果进行测评，而非问题监测。在七项综合体系测评结束后，对测评得分仍不达标的项目做出警示标记，表示测评者经干预学习仍未解决前期测评中暴露出的心理问题，从而督促测评者及其领导人员采取针对性更强或强度更大的手段进行干预。如此循环，直至该问题得分达到幸福企业预期标准。

五、初步的评价实践及社会反响

（一）评价实践

幸福企业评价模型形成之后，我们联合来自美国、荷兰、新加坡、中国香港地区的专家学者，邀请中国科学院、北京大学、清华大学和中国人民大学等的数十位著名学者以及来自国内外知名咨询机构的专家，历时八个月，对全国32个省份，包含金融、建筑、通信、医疗等12个行业4300多家企业，按照提供的幸福企业建设的实践材料进行了初评，产生了前100强企业。在此基础上，采用了问卷调查、网络信息评价和电话访谈等多测度相结合的方式，进行了幸福企业评价。然后，组委会再次邀请专家评审委员会成员审议了每一个获选企业的综合评价报告，在100家"2014年度幸福企业建设优秀单位"的基础上评出了10家"2014年度十佳中国幸福企业"。

（二）社会反响

在此基础上，获得"2014年度幸福企业建设优秀单位"和"2014年度十佳中国幸福企业"称号的单位于2014年12月28~29日，在北京人民日报大厅举办了为期两天的"2014年度中国幸福企业建设成就展"。一方面，获奖单位展出其在幸福企业建设方面的突出成绩与社会贡献，也为国内外同人提供一个分享幸福企业建设经验、传播幸福企业发展理念的平台；另一方面，也征求各参展单位对于课题组提出的幸福企业的评价模型的意见，特别是针对 E-STAR 集成系统提出改进和完善的意见。由于成就展倡导企业组织健康、关注关爱员工、提升敬业度和社会责任感、构建和谐社会的平台，这一公益性活动得到了社会各界的普遍认同，取得了良好的社会效益。

六、研究结论与未来设想

（一）研究结论

第一，在理论创新方面，幸福企业评价模型及其系统集成方法是本项目组根据健康型组织建设提出的针对企业的社会心理促进方案，应该是心理学理论研究成果和企业应用实践的较好结合的范例。在理论研究方面，提出的 E-STAR 模型，以提升员工工作投入度（敬业度）为目标，通过信息公正等关键要素，实现了幸福企业建设的全面信息化，这在工作投入理论研究方面具有一定的创新性。

第二，在研究方法方面，本研究的突出特点之一，就是幸福企业评价系统实现了对相关心理学量表、干预培训内容的集成，将零散的心理学研究成果汇总整合出一套体系化应用工具，其在测评、监控、干预、培训、反馈等方面形成的合力远大于各自功能的单独发挥。集成系统的普及应用能在很大程度上促进心理学企业调研的实施，消除企业调研的隐私性障碍，弥补问卷调查、BEI、专访等的低效问题，在较短的时间获取包括前测和跟踪回访在内的详尽一手数据。就长期而言，可将集成系统在范围、内容等层面进行全方位扩展，实现心理学研究成果在更大程度上的集成，形成更大合力，同时在更大样本中获取更加完善的数据供心理学研究的大面积深入开展。

第三，在应用实践方面，通过对于 BSC 的结构调整，将关爱员工作为平衡的切入点，通过关爱员工—流程再造—服务客户—提升绩效的新途径，以动态信息反馈方法，发现企业在组织文化、领导风格和员工行为中存在的不足，针对性地激发员工的正面行为，改善领导风格，增强员工工作投入度，最终实现组织绩效的提升。这也是心理科学成果在信息管理、员工关爱方面的成功应用，具有一定的应用价值。

（二）未来设想

在未来的研究中，我们希望通过不同地区、不同行业的调研，不断完善幸福企业评价模型，在 E-STAR 的系统集成方法方面，要重点解决大数据背景下，如何将心理学研究获得的因果模型关系用于问卷调查结果的分析与呈现上。此外，将零散的心理学研究成果汇总整合出一套体系化应用工具，其在测评、监控、干预、培训、反馈等方面形成的合力远大于各自功能的单独发挥，其实这也是一个未来务必探索的难点问题，需要在更大样本中获取数据来支持我们的干预模式的改善。

第二节　健康型组织评价的案例研究

一、引言

（一）评价背景

中共中央总书记习近平同志提出了实现中华民族伟大复兴的中国梦的伟大构想，其基本内涵包括了"国家富强、民族振兴、人民幸福"，而其中的"人民幸福"，需要我们企事业单位的组织健康来共同实现。因此，从某种意义上讲，要想实现人民幸福的战略目标，加强企事业单位组织建设，尤其是健康型组织建设乃是重中之重。同时，加强健康型组织建设也可以为民众创造良好的工作环境、为组织创建和谐的劳动关系，进而为员工的心理健康和能力发展服务，为提升组织效率做出重要的贡献。在前期幸福企业评价的基础上，我们将组织评价提升到健康型组织评价的层面，以便和健康型城区相匹配。目前，在健康型城区建设的各个领域，在实验开展之前，均要接受健康型组织的评价工作，以便找准问题，有针对性地开展下一步的工作。

（二）理论依据和评价工具

如前所述（第一章第二节　健康型组织的结构探索）我们已经在论述健康型组织建设的理论基础上，提出要把企事业单位系统建设成一个健康型组织，应包括三个方面的维度：身心健康（组织肌体层面的健康，包括职工福利、劳资关系、组织绩效等多方面)、胜任发展(能力是健康发展的重要基础,建立基于胜任特征模型的人力资源开发模式,包括领导行为、职业培训和抗逆能力等方面)和变革创新(建立适应变革的创新文化,以提高组织的核心竞争力,这里强调适应变革的组织文化、企业的社会责任和组织创新能力等方面)。

在此基础上,我们采用实证研究的方式,在对企业管理人员进行结构化访谈的基础上,通过探索性因素分析(EFA)和验证性因素分析(CFA)的方式,最终形成九大类健康型组织的指标,初步确立了健康型组织评价的三维度九因素模型,对每个因素的评价均通过标准化心理学评价量表进行。不论从理论结构上,还是从实践咨询上,该模型都较好地囊括了健康型组织建设的内涵,对健康型组织建设的评价提供了坚实的基础。

本调查选用的健康型组织评估量表由笔者课题组整体设计,选取国内外相应的成熟心理学量表组合而成,在该系列量表中,压力应对、领导风格、团体抗逆力、组织文化等量表均由笔者课题组开发,经过实证研究和信效度检验(有关评价量表的具体说明仍然参见第一章表1-1)。

(三)施测概况

这里,我们采取网络信息平台与纸质问卷结合的方式,面向某公安局的案例分析的实例,来说明如何进行健康型组织评价,并且如何根据获得的结果,向这些部门进行反馈工作。此次我们向某公安系统共发放问卷750份,回收问卷700份。对原始数据进行统一筛选后,获得有效问卷700份,有效问卷回收率达到93.3%。参与本次调研的被试主要来自某市公安局支队与分局、大队与科所队民警,以及中队等单位的人员。调研岗位覆盖了公安系统的全部警种。具体样本的信息统计如表8-1所示。

表 8-1　有效样本信息统计

变量	类别	人数（人）	所占百分比（%）	变量	类别	人数（人）	所占百分比（%）
性别	男	618	88.29	工作来源	警察院校毕业	237	33.86
	女	82	11.71		社会招考	374	53.43
年龄	25 岁及以下	3	0.43		部队转业	70	10.00
	26~35 岁	216	30.86		其他	19	2.71
	36~45 岁	405	57.86	工作年限	5 年以下	31	4.43
	46~55 岁	76	10.86		5~15 年	332	47.43
民族	汉族	682	97.43		16~30 年	320	45.71
	少数民族	16	2.29		30 年以上	17	2.43
	其他	2	0.29	从事本行业年限	5 年以下	69	9.86
婚姻情况	未婚	54	7.71		5~15 年	381	54.43
	已婚	613	87.57		16~30 年	243	34.71
	离异或丧偶	33	4.71		30 年以上	7	1.00
教育程度	高中/中专及以下	3	0.43	职务	科员及以下	152	21.71
	大专	98	14.00		副科级	284	40.57
	大学本科	551	78.71		科级	250	35.71
	硕士	48	6.86		副处级	14	2.00
岗位	综合	160	22.86	是否为领导职务	是	201	28.71
	侦查	257	36.71		否	499	71.29
	治安	168	24.00	单位层级	支队与分局	232	33.14
	交巡	6	0.86		大队与科所队	395	56.43
	监察	37	5.29		中队	37	5.29
	特警	11	1.57		其他	36	5.14
	其他	61	8.71				

二、调查结果及分析

评价问卷采用李克特五点量表进行计分，从1"非常不符合"到5"非常符合"。针对问卷调查的结果，采用SPSS 22.0进行统计分析。为便于比较，将题项分值按统一标准转化为百分制呈现。

（一）健康型组织的评价总分

专家团队使用以层次分析法（Analytic Hierarchy Process，AHP）为主的赋权方式对健康型组织建设九大维度指标赋予分值权重，分别为：职工福利（13%）、心理感受（10%）、组织绩效（12%）、领导风格（11%）、能力发展（12%）、抗逆能力（10%）、组织文化（11%）、社会责任（9%）、管理创新（12%）。数据分析为获取的700份有效问卷测评结果。

（二）三维度情况的比较结果

首先将该市公安局在健康三维度上的累积综合得分，与国内的铁路行业、高校、民营及小微企业等组织获得的评价数据相比较，结果如图8-4所示。

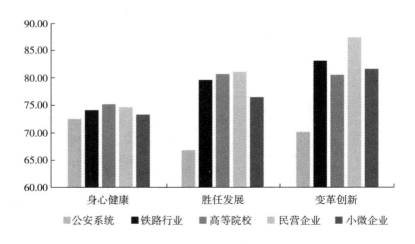

图8-4　不同行业之间健康三维度情况比较分析

由图8-4可见，接受调查的公安局职工（N=700）在健康型组织建设评价三大维度上的综合得分整体处于中分特征组（70~80分），与国内其他行业单位评分相比，呈现出一定的差距，表现在各维度上均低于其他行业单位综合得分，其中，身心健康维度得分与其他行业差距不大，但在胜任发展、变革创新维度得分较其他行业存在一定的距离。这可能与公安系统不以营利为目的，工作性质具有高压、高危等特点有关。对于这种比较结果，我们访问了公安系统的负责同志，他们都表示接受，认为符合目前的情况。此外，他们还指出，由于是特殊行业，组织的内部福利、工作绩效、行业地位、社会责任等方面，均处于较低分的位置，所以，建议做需要细化的分析和比较工作。

（三）九因素得分的比较分析

健康型组织的评价九因素是身心健康（包括压力应对、人际和谐、绩效管理）、胜任发展（包括领导风格、能力发展、抗逆能力）和变革创新（包括组织文化、责任意识、创新管理）。横向比较发现的分数的雷达图如图8-5所示。

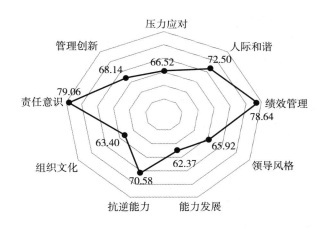

图8-5 健康型组织评价九因素得分雷达图

注：使用最小值为50、最大值为80的坐标轴边界以更直观地呈现分值比较差异。

图8-5显示，该单位在责任意识（79.06）和绩效管理（78.64）这两个因素上的分值接近大圆，在人际和谐（72.50）和抗逆能力（70.58）两个因素上的分值位于中分特征组，说明组织内部在责任意识、绩效管理、人际和谐和抗逆能力方面处于较好的状态，这些评价结果处于可接受的范围。管理

创新（68.14）、压力应对（66.52）、领导风格（65.92）、组织文化（63.40）、能力发展（62.37）这些因素的得分也在可接受范围，但存在较大的优化空间。所以，需要进行进一步的细化分析。

（四）评价指标的细化分析

本研究采用最为常用的同质信度检验方法，以测算 Cronbachs α 系数为测量信度的判断指标，使用 SPSS 22.0 软件对获得的数据进行信度分析，得到九因素 121 题量表，整体 Cronbachs α 系数为 0.974，说明问卷具有可靠的信度。选取九因素中压力应对、能力发展、组织文化和管理创新等维度进行问题指标细化分析，并制作分值条形图，每因素中各指标题的分值差异比较分析如下：

1．压力应对因素

压力应对是个体进行压力管理的重要环节，是个体在压力情况下的生理、心理唤起，对维持职工的工作健康具有相当重要的作用。

由图 8-6 可见，该因素在各指标上的得分普遍低于 80 分，出现问题分值特征（<60 分），小题之间得分差异明显，这说明，高强度的工作使民警感到非常大的工作压力，产生了工作疲惫和心力交瘁现象，出现了一定的情绪衰竭的特征，从而导致对工作热情的渐失。但个人成就感相关的指标得分较高，如大部分人能够自信、高效地完成工作任务，以为单位做出贡献而感到自豪，完成高强度工作之后，有充分的成就感。

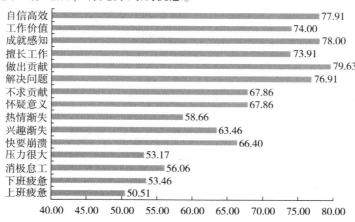

图 8-6　健康型组织评价压力应对因素得分

注：使用最小值为 40、最大值为 80 的坐标轴边界以更直观地呈现分值比较差异。

图 8-7 显示，在情绪衰竭指标中，处于不同岗位的民警，其评分存在差异：处于综合、侦查、监察、特警等类岗位的民警，普遍表现为有较大的情绪压力；而处于治安岗位的职工可能由于长期处于城市治安管理一线，多数工作时间需处理各类繁杂的秩序维护、治安案件、灾害事故和治安巡逻等工作，相较于其他警种，更多表现为衰竭性情绪疲惫；而交巡岗位相较于其他警种，表现出的压力情绪问题就要小得多。

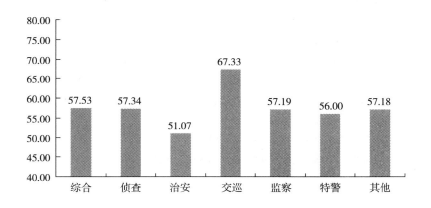

图 8-7　不同岗位警种的情绪衰竭评分差异

注：使用最小值为 40、最大值为 80 的坐标轴边界以更直观地呈现分值比较差异。

2. 能力发展因素

能力发展是指结合岗位需要及个人潜质，促进自身素质和知识技能提高的过程。能力发展因素由多方面能力发展指标组成。由图 8-8 可见，得分在 60 分以下的指标主要反映的问题为：①在"分类培训"和"阶段提升"方面，缺乏具有针对性的培训、工作程序及方法；②在"熟练工作"和"培训计划"方面，新民警入职后没有很快被赋予工作责任，需要帮助新民警快速熟悉工作环境并上手业务。关注职工能力发展对提升职工组织忠诚度、降低离职率亦起着关键作用。警队培训体系的建立与落实可在细化的工作分析基础上，采取内、外部培训结合的多样化形式进行。值得肯定的是，该因素内的"同事帮带"小题得分相对较高（74.51 分），新老职工帮带机制已形成规模化。

3. 组织文化因素

组织文化是由一套价值观、信念、仪式、符号、处事方式等组成的特有

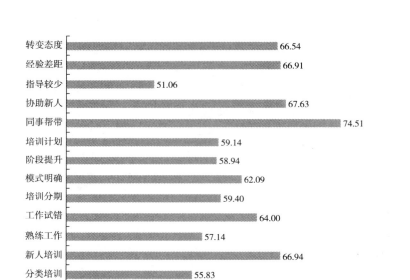

图 8-8　健康型组织评价能力发展因素得分

注：使用最小值为 40、最大值为 80 的坐标轴边界以更直观地呈现分值比较差异。

的文化形象，构成组织的核心体。由图 8-9 可见，①在"调研需求"和"理解诉求"方面，单位开展工作对象调研较少，无法深入理解工作对象的诉求，这也是职工对单位"积极变革"方面感知比较少的原因之一；②在"环保举措"方面，民警对单位环保举措的感知稍低，应进一步加强环保力度，激发职工的环保意识；③在"价值体系"方面，有待形成一套清晰、稳定的价值体系来引领组织运转，且该体系需得到基层民警的充分理解和认可，方能发挥其影响作用；④在"舍小为大"方面，对于警队集体意识的培养方面评分稍低，可在日常训练过程中强化集体主义价值观的贯彻和引导，使组织归属感达到较高水平。

4. 管理创新因素

管理创新是指组织形成创新性思想并将其转换为有用的产品、服务或作业方法的过程，创新性的组织管理能够不断地将创造性思维转变为某种有用的结果。

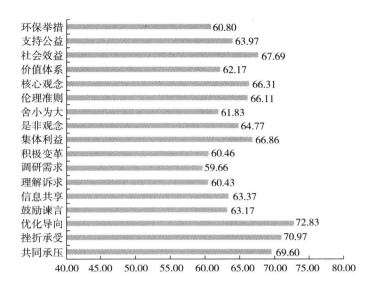

图 8-9 健康型组织评价组织文化因素得分

注：使用最小值为 40、最大值为 80 的坐标轴边界以更直观地呈现分值比较差异。

图 8-10 显示，管理创新因素得分在"交换意见"和"信息分享"方面得分较高，说明警队内部在民警之间能够互通有无，团队之间也形成了良好的互通氛围；但在"心理归属"和"互相批评"方面得分较低，调查发现，

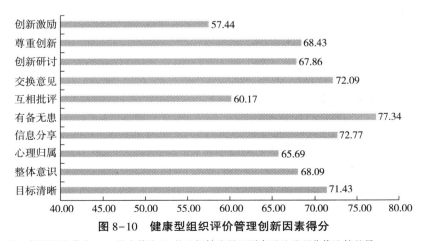

图 8-10 健康型组织评价管理创新因素得分

注：使用最小值为 40、最大值为 80 的坐标轴边界以更直观地呈现分值比较差异。

民警很少对于同事身上暴露出的缺点和问题提出改进意见，使一些细节问题影响团队整体工作效率；此外，在"创新激励"方面得分最低，说明组织对于基层民警的创新行为、创新想法和创新成果未予以充分重视，应该设置专门的奖励机制来鼓励和引导创新，此方面物质激励也要加强，以促进职工的创新精神，以便产生变革性突破。

统计结果显示，不同职务的民警，其互相批评情况的评分呈现明显差异。由图 8-11 可知，科级、科员及以下的职工，其互相批评做得较差，尤其在副科级层面呈现的分值特征低于 60 分，同事之间未能形成开放、平等的互通氛围，而这方面副处级干部具备相对较高的批评意识，在同职级、上下级之间应该加强工作互评、意见交换等互助性的工作。

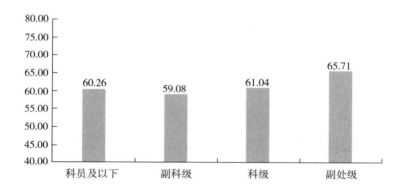

图 8-11　不同职务民警的互相批评情况评分差异

注：使用最小值为 40、最大值为 80 的坐标轴边界以更直观地呈现分值比较差异。

（五）分类指标对比分析

为考察公安系统内部不同类型人群在性别、年龄、民族、婚姻情况、文化程度、单位层级、岗位类型、工作来源、职务、领导属性等指标上的分类比较情况，采用 Pearson 相关分析、单因素方差分析等统计学方式，将各指标与健康型组织九维度总分值进行相关性与差异性检验，以判断各指标得分是否存在差异。关于相关分析系数、方差分析的显著性水平统计结果如表 8-2 所示。

表 8-2　分类指标相关与差异性检验

	性别	年龄	民族	婚姻情况	文化程度	工作年限	单位层级	岗位类型	工作来源	职务	领导属性
相关分析	0.036	-0.012	0.060	-0.090	0.097	-0.005	0.018	0.002	-0.109 *	-0.011	-0.212 *
方差分析	0.000 *	0.125	0.233	0.944	0.257	0.446	0.906	0.877	0.713	0.960	0.009 *

注：*代表相关性相对较强或差异显著。

综合表 8-2 各统计检验结果可见，在性别、领导属性等指标上，存在内部差异，其中领导属性在各项检验中均表现出较高的相关性（差异显著性）。对上述分类指标的具体对比分析如下：

1. 性别差异

图 8-12 显示，男性得分略低于女性。男性职工在压力应对、领导风格、组织文化、管理创新上的感知低于女性，说明组织内男性民警承担的工作带来更大的压力感受，单位上级的领导风格对女性民警的影响程度大于男性，创新型管理模式对女性民警产生更大的主观效用；但女性职工在人际和谐、绩效管理上的感知低于男性，说明组织内男性民警团体相对女性，更能营造和谐工作氛围，女性民警较男性更认可警队的工作成绩。

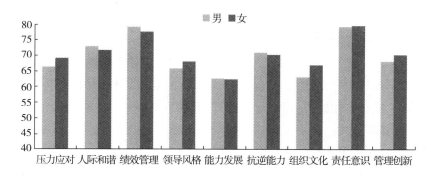

图 8-12　不同性别评分差异

注：使用最小值为 40、最大值为 80 的坐标轴边界以更直观地呈现分值比较差异。

2. 领导属性差异

统计结果显示，具有领导职务的职工其总体得分为 72.19，非领导职务的职工总得分为 68.27，领导干部在健康型组织评价的总体得分普遍高于普通群众，如图 8-13 所示。

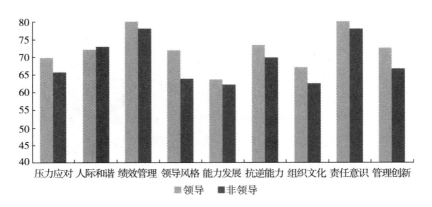

图 8-13　不同领导属性评分差异

注：使用最小值为 40、最大值为 80 的坐标轴边界以更直观地呈现分值比较差异。

由图 8-13 可见，群众仅在人际和谐上得分高于领导干部，说明普通群众相对于领导干部更能感受到人际关系融洽的氛围。而领导干部在压力应对、领导风格、组织文化、管理创新上的感知均明显高于普通群众。由此可见，领导干部对健康型组织的各项工作的重视程度要高于普通群众。

（六）影响机制的路径分析

我们发现，该市公安局在领导风格、组织文化、管理创新等维度的得分在内、外部比较中相对靠后，对该部分需进行影响机制的路径分析，考察因素之间的关系和作用路径，为开展针对性干预提供参考。

1. 研究假设

H1：领导风格正向作用于抗逆能力，领导风格与变革型领导特征越接近，职工的抗逆能力越高。

H2：组织文化、管理创新与责任意识在领导风格对抗逆能力的影响过程中具有中介作用，即变革性领导风格通过提升组织文化、管理创新水平、职工责任意识，可以对警员的抗逆能力产生正向作用（见图 8-14）。

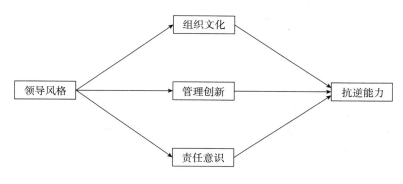

图 8-14　中介作用模型

2. 统计分析工具

本研究采用 SPSS 22.0 和 Mplus 7.0 统计软件进行统计分析，具体包括：①采用可靠性分析和因子分析考察所使用问卷的信度和效度；②采用分层回归分析考察领导风格对抗逆能力的影响，以及组织文化、管理创新、责任意识在此过程中的中介作用。

3. 描述性统计结果

表 8-3 所示为本研究模型纳入的所有变量的均值、标准差和变量间的相关系数矩阵。调研中人口统计学变量包括性别、年龄、学历、民族、婚姻、工作时间、职务等，经过统计，仅学历与主要测量变量（领导风格、责任意识、抗逆能力）有显著相关关系，因此，只将学历变量纳入控制变量。研究结果表明：

第一，领导风格和抗逆能力显著正相关，领导风格和组织文化、管理创新、责任意识显著正相关；

第二，组织文化、管理创新、责任意识和抗逆能力显著正相关，各测量变量之间的相关关系均显著，为进一步中介分析提供了可能。

表 8-3　研究变量的描述性统计分析结果（N=700）

	M	SD	1	2	3	4	5	6
1. 学历	2.92	0.47	1			—		
2. 领导风格	3.30	0.86	0.08*	1			—	

续表

	M	SD	1	2	3	4	5	6
3. 组织文化	3.17	0.73	0.02	0.66 **	1		—	
4. 管理创新	3.41	0.68	0.04	0.65 **	0.81 **	1		
5. 责任意识	3.95	0.54	0.94 *	0.27 **	0.37 **	0.47 **	1	
6. 抗逆能力	3.52	0.66	0.12 **	0.47 **	0.56 **	0.60 **	0.50 **	1

注：* p<0.05，** p<0.01。

4. 模型检验

采用分层回归分析，验证领导风格对抗逆能力的影响，以及组织文化、管理创新、责任意识在此过程中的中介作用。由于领导风格、组织文化、管理创新、责任意识、抗逆能力五项考察指标两两之间具有显著相关性，为了考察回归分析中的多重共线性影响，增加了 VIF 诊断。结果表明，所有模型的自变量 VIF 值在 1.07~374，远小于临界值 10，这表明，回归模型不存在多重共线性问题。

此外，本研究所测量的领导风格、组织文化、管理创新、责任意识以及抗逆能力的每份样本数据，都来自同一职工的调查问卷，为了避免产生同源误差或共同方法变异，本研究进行 HARMAN 单因子检验，即同时对所有变量的项目进行未旋转的主成分因子分析。如果只得到一个因子，或者第一个因子解释的变异量超过 40%，则表明存在严重的共同方法变异问题；反之，表明共同方法变异问题并不严重。未旋转的主成分因子分析结果表明，共有 10 个因子的特征根值大于 1，且第一个因子解释的变异量为 38.52%，因此，可以认为，本研究的共同方法变异问题不大。

验证研究假设前采用 Mplus 7.0 统计分析软件和极大似然估计，通过 CFA 来检验领导风格、人际和谐、社会责任和能力发展这四个变量的构念效度。模型 A 是本研究假设的（领导风格、组织文化、管理创新、责任意识及抗逆能力）五因素模型，由表 8-4 可知，该五因素模型较好地拟合了调查数据。

表8-4　测量模型的验证性因子分析结果（N=700）

测量模型	χ^2	df	CFI	TLI	SRMR	RMSEA
模型A：五因素模型	1.374	1	0.999	0.994	0.012	0.024
模型B：单因素模型	24.682	2	0.94	0.821	0.039	0.13

　　在表8-4中，模型B（把五个因素视为一个因素）的拟合指数显示，单因素模型与调查数据拟合较差。以上结果验证了本研究五个变量测量结果的效度良好。

　　5. 假设检验

　　本研究采用多层次路径分析模型进行假设检验，结果如表8-5所示。

表8-5　中介作用分析结果

变量	组织文化	管理创新	责任意识	抗逆能力		
				模型1	模型2	模型3
控制变量						
教育水平	-0.05	-0.02*	0.08*	0.11*	0.10*	0.10*
自变量						
领导风格	0.56**	0.51**	0.16**	0.36**		0.08*
中介变量						
组织文化					0.21**	0.18**
管理创新					0.28**	0.24**
责任意识					0.34**	0.34**
R^2	0.43	0.42	0.08	0.22	0.44	0.45
F	264.19	252.09	29.262	99.75	147.35	194.09
ΔR^2					0.22**	0.23**

　　注：*$p<0.05$，**$p<0.01$。

　　由表8-5可知，在自变量对因变量的回归方程中（模型1），领导风格对抗逆能力具有显著的正向影响（$\beta=0.466$，$p<0.05$），领导风格可以解释能力

发展的程度为 21.7%。由此假设 1 得到了支持。

在中介变量对自变量的回归方程中，领导风格对组织文化、管理创新、责任意识有显著正向作用（B = 0.56，0.51，0.16，p<0.05），而在因变量对中介变量的回归方程中，组织文化、管理创新、责任意识对抗逆能力有显著正向作用（B = 0.18，0.24，0.34，p<0.05）。参数重新抽样法（Bootstrap samples = 2000）分析结果显示，组织文化、管理创新、责任意识的中介作用为 B = 0.1，0.12，0.06（SE = 0.03，0.04，0.01），95% 置信区间为 [0.03，0.16]，[0.05，0.19]，[0.03，0.09]，不包括零，即组织文化、管理创新、责任意识的中介作用显著。综上，假设 2 得到验证。

三、讨论和结论

第一，在本次健康型组织建设评估工作中，总体健康得分为 69.55 分。组织在该程度健康水平线上能够维持基本工作流程的正常运转，各类管理指标未体现出明显功能性障碍。但部分组织健康指标上表现出亚健康征兆，反映出组织在运行和管理过程中存在需改进的流程和机制，若不加干预则存在向非健康状态转化的趋势，可通过行业对标管理和定向干预进行优化。

第二，来自工作的高强度压力使民警抗逆能力和压力应对处于紧张状况，务必通过多维的压力管理训练提升其应对高压环境和处理事件的能力，这与警队一贯严谨的军事化管理模式不无关联，可通过借鉴标杆单位的管理模式，尝试在沟通机制、谏言通道和激励措施等方面进行优化管理，并推进组织的和谐氛围的营造。

第三，组织文化和能力发展处于问题层面，管理者需重点关注提高民警，特别是新民警的素质培训问题。此外，对于警队的整体价值观念和愿景规划也需要加强培训，还应注重将文化理念与民警日常工作相结合，确保文化落地能被警队成员所感知和认同；警队需在提供基本工作技能培训外，加大培养青年民警的综合能力，根据不同岗位需要，提供差异化培训方式；在增强民警的组织认同感与忠诚度的同时，帮助民警建立清晰的成长通道。

第三节　管理熵理论在健康型组织评价中的应用

健康性组织（Organizational Health）的概念指出，一个组织、社区和社会，如同人体健康一样，也有好坏之分。其衡量标准是：能正常地运作，注重内部发展能力的提升，有效、充分地应对环境变化，合理地变革与和谐发展。此外，在组织行为学界，针对企业、社区，甚至社会也提出了一系列的有关组织健康的标准，如关注目标、权利平等、资源利用、独立创新能力、适应力、解决问题、士气、凝聚力和充分交流九项指标（时勘，2014）。

对健康型组织的评价应该综合考虑上述各项指标，建立评价模型。本研究基于对管理熵理论的迁移，采用管理系统激励熵与激励耗散模型，建立健康型组织指标体系，并量化组织健康熵值得分，以细化分析各层面健康指标协同作用强度和方向，综合衡量组织的健康效能，实现对健康型组织的实时监控。在本研究中，将尝试把健康型组织评价同管理熵联系起来。

一、管理熵理论

（一）熵与耗散模型

管理熵理论来源于德国科学家 Clausius 于 1865 年随热力学第二定律一同提出的熵思想，以及比利时统计物理学家 Prigogine（1978）在一个世纪后提出的耗散结构理论。国内也有学者提出了管理熵理论，把企业设定在一个相对封闭的系统中。由于企业本身运作机制复杂，受到组织内部制度、资金、人才等的影响，各组织层级和业务部门之间紧密联系，并相互作用；同时，作为社会这个复杂巨系统中的一部分，企业组织在运行过程中又受到外部社会经济、政策和文化等的影响。在如此条件下的企业管理充满了不确定性，从长期的视角来看，表现为有效能量递减、无效能量递增的不可逆过程。组织系统随不确定性的增加，从有序到无序，最终衰亡，这也是管理效率递减规律在组织结构中的表现所在（任佩瑜等，2001）。

不过，现实中的组织非但没有灭亡，反而不断走向强大，这可由管理耗散来解释。它主要阐述了复杂企业组织处于一种远离平衡的状态，不断地与周围环境进行物质、能量和信息的交换，在内部机制的相互作用下，负熵增加使组织有序度的增量要大于无序度的增量，从而产生新的能量，并不断形成新的有序组织结构的过程。

熵理论模型原理在于，正熵的增加代表系统向混乱无序的方向发展，是系统退化的标志；而负熵的增加代表系统向有序的方向发展，是系统进化的标志。基于该理论衍生出的管理熵理论，就是借助耗散模型的一般观点来描述管理方面的不确定性，进而寻找途径来促成有序的方法。

（二）熵在各领域的拓展应用

熵在 1948 年被信息论创始人 Shannon 引入信息论，用以测量某随机事件的不确定性程度。信息熵的提出标志着熵理论的普及与兴盛，证明任何随机事件的集合所包含的不确定性及无序度都可以用熵这项统一的指标来描述。目前，熵理论在国际上多应用于通信工程、金融市场指数等非线性复杂系统量化方面，集中在对决策的信息获取与传递效率等核心领域问题的研究（Skachkov et al., 2015）。但除在物理、化学等熵理论的原生一级学科内存在跨领域交叉应用外，多数研究仅在二级以下学科独立衍生，未形成领域之间的通道式发展。

国内的任佩瑜等学者率先将熵理论应用于管理科学，提出一个全新的管理评价方法，构建出基于管理熵的组织评价理论体系。管理熵的提出有效地弥补了一般效能评价方法的定性、定量指标协同困难、计量结果复杂、过度依靠数值数据等缺陷，是进行组织管理效率评价研究的有效工具。随后，研究者逐渐认可将组织定义为具有耗散结构的复杂系统的理论思想，并陆续从熵的视角展开对非线性的管理工作方面的研究。进展初期，国内学者对管理熵的主要研究对象为西北企业，后逐渐转向对经济发达地区及大中型企业的研究。目前，管理熵在管理学分支学科的研究中都有所渗透，如工程项目管理、企业组织绩效评价、人力资源管理和多目标协同决策等，但多为对决策行为的研究，局限于从理论迁移角度对熵与耗散关系在具体工作中的应用，未从本质上使用熵理论数理模型对管理系统进行量化，故对研究对象的效能评估在数据挖掘与模型运用方面缺乏系统的方向性研究。近期虽不断有学者提出通过建立总管理熵模型来评估组织管理效用、构建指标体系来衡量组织系统熵值大小等量化实施方案，在一定程度上推进了管理熵模型的应用，但仍缺乏在现实组织管理运行中的现场研究，管理熵理论还有待获得实证领域的验证和演绎推广。

二、管理系统的激励熵

综观国内外激励效果的考评，不论是对传统内容型、过程型、行为修正型的激励理论的直接定性评价，还是综合各项理论建立回归、因子模型等做量化测量，仅仅是就激励手段本身进行评估，而在测评复杂激励系统的协同效果和发展态势等方面的考量处于空缺状态，因此，在评估工具运用、指标体系设计及评估对象选择上存在难以规避的问题（Martin et al.，2015）。激励体系作为复杂组织管理体系下的一个子系统，具有开放、不均衡、非线性的复杂系统特征，同样也满足了熵增与管理耗散规律。我们认为，使用管理熵和耗散模型恰能克服传统工具的缺陷，激励熵则能够全面、动态、协同地实现对激励效果的综合评价。

前人关于激励熵的研究主要依附于人力资源管理效能评价下的激励模块。作为整体人力资源管理熵模型下的子指标系统进行熵值评估，应侧重分析整体管理系统高熵的改良和低熵的增进方法。本研究将管理熵进一步聚焦到组织管理中的激励机制评价，创新之处在于：一方面，将熵理论应用于人力资源管理效能的事后评价当中，这在一定程度上会丰富熵理论在整个组织行为闭环中的实用价值；另一方面，将激励工具协同建立评价范围广、拓展适用能力强的综合性激励熵指标体系，利用不同层级指标的熵值情况，去发现各层面造成激励体系无序的问题所在，进而提出针对性的减熵建议。同时，信托企业掌控了巨额信息流和资本流，本身达到复杂组织系统标准，且置身货币和资本市场这一经济领域的复杂系统，属于管理熵理论研究的典型应用对象，高度契合本研究的实证目的。

三、熵模型的构建

（一）激励的指标体系设置

由于知识型员工存在多层次的需求差异，激励手段需在内容上和结构上形成体系化框架。前人将企业组织中散乱却常用的激励因素通过因子分析整合为成长激励、工作激励、外部激励、周边激励四大维度，构建出信效度较高的激励机制模型（张术霞等，2011）。本研究根据现代行业特点，加入了前人体系未包含、却能够有效激励知识型员工的激励因子，并从保证激励协同的角度出发，在原有激励模型基础上对各维度具体指标进行微调，构建出包含 20 个因素的激励指标体系，体系框架及指标说明如表 8-6 所示。

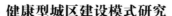

表8-6 激励指标体系及指标说明

一级指标	二级指标	指标说明
外部激励	培训学习	公司为员工建立了多种培训渠道（如内部培训、送外培训等）
	公司前景	管理层清楚地告诉员工公司的发展目标、经营宗旨和社会职责
	领导风格	管理层重视与员工一起讨论工作的进展情况
	薪酬标准	公司的薪酬标准在本地区具备对人才的吸引力
	福利制度	公司福利形式多样（各种有薪假期、住房、外部学习、交通等）
工作激励	工作期望	在公司我有自豪感，预见自己在此能有所发展
	工作责任	各个岗位的职责、权限清晰明了
	工作自主	公司会主动依据员工的实际情况进行工作调配
	工作反馈	管理层经常就绩效评估结果与每位员工进行沟通反馈
	工作挑战	公司建立了薪酬晋升的标准和程序，以鼓励业绩、能力优秀的员工
成长激励	生涯规划	结合任职资格，公司建立明确的员工职业生涯规划
	职位晋升	员工在公司的晋升、调配等有明确的程序与规定，并得到很好执行
	工作辅导	新到职的员工都能得到上级和同事的帮助和指导
	成就回报	公司对绩效考核结果在薪酬、培训、奖励、调配等方面进行运用
	培训效果	培训对员工的能力发挥有明显的效果
周边激励	人际关系	公司各部门合作良好，不同级别的人都能平等、开放地沟通
	公平环境	在奖惩执行中，对所有员工都能做到一视同仁
	精神奖励	精神和物资奖励在公司内部得到同样的重视
	沟通交流	为完成共同的工作任务，员工之间能顺利地进行沟通
	团队合作	公司提倡员工协作和团队精神，并会为此给予鼓励

建立指标体系后，使用李克特五分赋值法为各指标陈述赋以"完全不同意""不太同意""说不清楚""同意""完全同意"（根据语境"同意"可由"满意""了解"等状态代替）五种回答，分别记1、2、3、4、5分。如此赋值使访谈结果由只能进行定性分析的列名数据转化为可定量的数值数据，为后续熵视角下的激励协同效果量化研究奠定了基础。

（二）激励熵模型构建

1. 激励熵及激励耗散的计量公式

由管理熵的概念导出激励熵，假设相对封闭的人员激励系统运动于一定过程中，其所处的能量状态和发展呈有序程度状态。激励熵流值指一个非线性的复杂激励系统，在一定时期内在其激励熵的作用下产生正熵增，激励体系之间的内部协同效应不断减小，在激励耗散作用下产生负熵增，激励体系的协同效果递增。在二者共同作用下，一级系统激励熵总值发生变化，即激励耗散模型中第二级激励指标体系的熵流值是各三级子指标熵流值的加权平均。在激励耗散模型中，某类三级子指标激励熵流值的计量公式为：

$$D = \sum_{i=1}^{n} k_i ds_i \qquad (8-1)$$

式中，i 为该目标激励体系中影响熵值的各项激励指标，D 为体系所产生的熵值，k_i 为特定阶段下模型评价对象各项指标的权重，权重以其激励效果对体系整体的贡献率为依据，采用熵权法取得，指标赋权公式为：

$$k_i = \frac{(1 + ds_i)}{\sum_{i=1}^{n}(1 + ds_i)} \qquad (8-2)$$

式（8-1）与式（8-2）中 ds_i 为各激励指标所产生的激励熵流值，计算公式为：

$$ds_i = -K_B X_i LnX_i \qquad (8-3)$$

式中，X_i 为各项指标实际值与设定标准值的比值；K_B 是激励熵系数，计算公式为 $K_B = 1/LnN$，其中 N 为二级激励体系内三级子指标个数。激励耗散模型通过激励熵系数表达出下述观点：复杂激励系统每增加一项评价指标，其综合效果熵流值 D 增加一个单位，追加的边际成本同时相应增加；系统越复杂，某项子指标熵值的变动对系统整体熵流值的影响越小。但熵系数的使用具有相对性，当把每个二级激励体系作为独立系统计算分析时，需考虑每个体系内部综合运转的边际成本差异，而把各指标体系置于对激励协同效应的整体考察时，各体系本身又相对成为简单的要素，此时要对边际成本的不同予以剔除。

2. 激励耗散模型中激励熵计量模型的建立

（1）建立指标体系矩阵 A：

$$A = (a_1, a_2, a_3, a_4)$$

式中，a_i 为评价对象在某一时刻某个具体三级体系的激励熵值，$i=1, 2, 3, 4$，分别代表前述四大类激励指标体系的熵流值。

（2）构造各影响因素间的相互作用矩阵 B：

$$B = (b_{ij})_{4 \times 4}$$

式中，b_{ij}（$i, j=1, 2, 3, 4$）为建立的激励协同效果评价体系中，四个二级体系内部子指标的相互作用力大小的矩阵。

（3）构造影响因素权重矩阵 C：

$$C = (c_i) T_{1 \times 4}$$

式中，c（$i=1, 2, 3, 4$）分别代表四项二级激励指标体系熵流值在整体激励系统熵流值中的权重。

（4）激励熵流值的最终得出：

$$S = A \times B \times C$$

式中，S 是整个激励体系的总熵，它由指标体系矩阵 A、各影响因素之间的相互作用矩阵 B 和因素权重矩阵 C 相乘而得。S>0，则代表企业激励体系处于无序混乱状态，各激励手段之间的协同效率递减，激励效果低下；S<0，则代表企业激励管理体系内外部信息传递畅通，处于协同上升发展阶段，激励效果良好。

四、激励熵理论应用效果的实证分析

（一）受访企业简介

选取 H 省处于成长期、组织管理比较规范，并具有行业代表性特征的 HT 信托投资公司及旗下各办事处为目标对象做实证分析。该公司成立时间较长（30 年），拥有员工 181 人，其中男性占 53.72%，女性占 46.28%，性别比例较为均衡。员工平均年龄 35 岁，具备本科以上学历员工占 82.64%，说明该公司出于金融业务对知识、技术的需要，员工多由年轻型高素质人才构成。在公司激励管理的薪酬福利方面，公司将岗位工资与业绩工资结合，附加奖金、带薪休假及人身财产保险等福利，薪酬支出约占总经营成本的 30%；在绩效管理方面，由人力资源部门制定考核制度，使用 KPI、平衡计分卡等工具，针对员工绩效进行年度考核，考核结果告知被考核者，并主要用于薪酬激励；在培训开发方面，公司具备正式的培训制度，依据公司战略、年度工作重点及对行业发展的预测来设计年度培训计划，多针对高管、技术及销售人员采取内部培训，也接受社会研修班等形式培训，并为其量身定做职业生涯规划。总体而言，该公司人力资源管理各模块职能清晰，用以支持激励实施的资金、人员条件相对充裕，管理流程较为完备。

我们面向企业主营信托业务岗位的全体知识型员工发放问卷共 150 份，回收有效问卷 140 份，问卷有效率为 93.33%。问卷总体的 Cronbachs α 系数为 0.935，各因子载荷均高于 0.9，问卷信度良好。

（二）企业员工满意度概况

为从多角度考评企业员工激励现状，通过测量公司的员工满意度，从雇员主观角度分析公司对员工的激励情况。我们采用成熟的满意度分析法，从工作背景、工作回报、工作群体、企业管理和企业经营五方面设置了 50 个测量指标，并结合国内外满意度研究实例，根据各维度对员工心理感知产生的影响作用大小，使用 AHP 法，将五维度分别赋以 0.12、0.345、0.2、0.19、0.145 的权重，采用与激励指标项相同形式的李克特五分量表，测得公司员工满意度情况如图 8-15 所示。

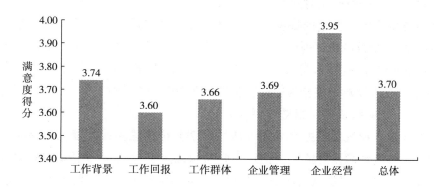

图 8-15 HT 信托投资公司员工满意度情况

由图 8-15 可知，员工对企业经营满意度最高，对公司盈利能力和未来发展态度较为乐观；而对工作回报的满意度相对较低，反映出员工在薪酬、培训、晋升等方面仍持有较高的期待。总体而言，公司员工满意度处在较高水平（3.7），且各方面满意度均高于 3 分的标准值，这说明，该企业员工对公司运营各方面较为满意，人力资源管理工作较为合理。管理活动中各因素对激励效能的具体影响情况，将在下文运用激励熵模型时详细介绍。

（三）员工激励效果的测度

综合前述式（8-1）、式（8-2）和式（8-3），得出各级激励指标系统熵值权重，以此为基础，得出各级激励效果指标系统的熵值结果，如表 8-7 所示。

本研究以中间分组的分值数量作为指标的水平标准值，该指标的现实得分既不对整体系统产生消极作用，也不产生积极作用。在李克特五分量表算法下，指标水平标准值 D^* 均为 3。

1. 构造指标水平矩阵 A

根据表 8-7，在计算出各二级体系激励熵流值的基础上，构造出总熵值各项影响指标的水平矩阵 A：

$$A = (a_1, a_2, a_3, a_4) = (-0.1571, -0.1029, -0.0820, -0.1986)$$

2. 构造各影响因素权重矩阵 C

$$C_i = \frac{\sum_{i=1}^{4}(1 + ds_i) \times e^{K_{B_i}}}{\sum_{i=1}^{4}\sum_{i=1}^{4}(1 + ds_i) \times e^{K_{B_i}}} \quad\quad (8-4)$$

即各二级指标体系得出的激励效果和消去各自体系的激励熵系数（即各自体系提高效果的边际成本）的非线性作用后得到的标准化激励效果。其在相对总激励效用中的份额，由式（8-4）得出权重矩阵 C 如下：

$$C = \begin{bmatrix} c_1 \\ c_2 \\ c_3 \\ c_4 \end{bmatrix} = \begin{bmatrix} 0.2440 \\ 0.2589 \\ 0.2646 \\ 0.2325 \end{bmatrix}$$

表 8-7　激励效果指标系统熵流值计算

指标	指标得分 D_i	得分标准值 D^*	得分比较值 $X_i = D_i / D^*$	熵流值 $ds_i = -K_B X_i LnX_i$	权数 $F_i = (1 + ds_i) / \sum (1 + ds_i)$	加权得分
一、外部激励						
培训学习	3.7698	3	1.2566	-0.1783	0.1955	-0.0349
公司前景	3.7714	3	1.2571	-0.1787	0.1954	-0.0349
领导风格	3.7203	3	1.2401	-0.1658	0.1985	-0.0329
薪酬标准	3.3444	3	1.1148	-0.0753	0.2200	-0.0166
福利制度	3.8478	3	1.2826	-0.1984	0.1907	-0.0378
二级体系熵流值合计：-0.1571						
二、工作激励						
工作期望	3.5816	3	1.1939	-0.1315	0.1947	-0.0256
工作责任	3.8553	3	1.2851	-0.2003	0.1793	-0.0359
工作自主	3.3644	3	1.1215	-0.0799	0.2063	-0.0165
工作反馈	2.9815	3	0.9938	0.0038	0.2251	0.0009
工作挑战	3.5847	3	1.1949	-0.1322	0.1946	-0.0257
二级体系熵流值合计：-0.1029						
三、成长激励						
生涯规划	2.8585	3	0.9528	0.0286	0.2257	0.0065

指标	指标得分 D_i	得分标准值 D^*	得分比较值 $X_i=D_i/D^*$	熵流值 $ds_i=-K_B X_i LnX_i$	权数 $F_i=(1+ds_i)/\sum(1+ds_i)$	加权得分
职位晋升	3.3537	3	1.1179	-0.0774	0.2024	-0.0157
工作辅导	3.8947	3	1.2982	-0.2105	0.1732	-0.0365
成就回报	3.3444	3	1.1148	-0.0753	0.2029	-0.0153
培训效果	3.4815	3	1.1605	-0.1073	0.1958	-0.0210
二级体系熵流值合计：-0.0820						
四、周边激励						
人际关系	3.8623	3	1.2874	-0.2021	0.1992	-0.0403
公平环境	3.7414	3	1.2471	-0.1711	0.2069	-0.0354
精神奖励	3.9348	3	1.3116	-0.2210	0.1945	-0.0430
沟通交流	3.8373	3	1.2791	-0.1956	0.2008	-0.0393
团队合作	3.8714	3	1.2905	-0.2045	0.1986	-0.0406
二级体系熵流值合计：-0.1986						

3. 构造各影响因素相互关系矩阵 B

激励耗散模型的关系矩阵 B 和权重矩阵 C 都用以解释四大激励指标体系的分熵流值对一级激励系统总熵的影响情况，即各第二级系统的效果对于总激励协同效果施加影响的作用力。用熵权法确定权重矩阵 C 时，关系矩阵 B 的数值可通过权重矩阵 C 用如下方式确定：

$$b_{ij} = \begin{cases} 1, & i=j \\ a_j/a_i, & i \neq j \end{cases}$$

代入权重矩阵 C 的具体数值计算出关系矩阵 B 取值：

$$B = \begin{bmatrix} 1.0000 & 0.9425 & 0.9222 & 1.0494 \\ 1.0610 & 1.0000 & 0.9785 & 1.1134 \\ 1.0844 & 1.0220 & 1.0000 & 1.1379 \\ 0.9529 & 0.8981 & 0.8788 & 1.0000 \end{bmatrix}$$

4. 熵流值的计算

根据激励熵模型设定，激励协同效果总熵流值为：

$$S = A \times B \times C = -0.5312$$

（四）实证结果分析

1. 整体的激励效果尚好

根据模型评价结果，该企业激励协同效果指标体系总激励熵为 $-0.5312 < 0$，说明公司激励体系的整体效果较强。公司长期与专业培训人员、咨询公司及高校院所合作，定期更新激励机制、提升中高层管理水平，在目标管理和员工谏言的管理模式下，员工对组织管理和工作状况的满意度较高，组织氛围积极向上。因此，激励熵流呈现出有序、稳定、上升的负熵值。二级体系各激励指标熵值均为负，且熵流绝对值远大于 0.01，说明各类激励机制的实施对公司降低总激励熵值的作用均是积极的。其中，周边激励的负熵绝对值最大（-0.1986），外部激励次之（-0.1571），反映出公司激励机制多依靠激励主体对激励客体的外部刺激，通过给予式的激励施加，使员工在物质上、精神上获得相应的满足。同时，营造出适宜工作的氛围，建立了良好的交流机制，实现了对员工的隐性激励。

2. 成长激励方式待提高

成长激励的负熵绝对值（-0.082）低于0.1水平，明显地小于其他系统。在对员工满意度测评结果中，"工作回报"的较低得分表现一致，说明公司对员工的成长与素质提升关注度较低，工作对个人发展层面的回报这一激励因子的激励效果未得到充分发挥。工作激励的负熵绝对值次低（-0.1029），这表明公司各岗位工作本身对员工并不具备吸引性，管理者对工作的组织、协调和奖惩等机制，还未能有效地激发员工的工作热情。员工满意度访谈结果亦表明，公司在人员与组织管理制度上理念较为滞后，员工对创新管理模式存在较大期望，因而表现为"企业管理"维度的满意度得分低于平均水平。由此看出，公司并未采取合理方式从激励客体主观层面提供由内而外的激励，公司整体激励体系向由外而内的激励手段倾斜。虽然公司目前各项激励指标的运转现状相对良好，但体系的协同效应欠佳，内部激励模块出现扰乱系统稳定的因子，若不加干预，易导致系统总熵值上升，诱导系统朝无序、混乱的方向发展。

3. 管理层沟通方式待改进

从三级体系各项激励指标熵值具体观测公司激励效果的情况发现，管理层绩效沟通反馈（0.0009）、员工职业生涯规划（0.0065）两指标熵值为正，对企业激励体系产生了不利的影响，从而拉低了工作激励、成长激励两大体系的激励效果。

首先，绩效反馈方法。绩效管理过程要求管理层定期根据员工绩效考评结果做沟通反馈，但访谈发现，公司在年度绩效考核机制下，考评结果多作为奖金或工资发放的依据，绩效反馈仍处于考评结果通告的层次（该点也可通过"成就回报"负熵绝对值较低反映，其熵值为-0.0153，居熵值为负的指标中效果最差的位次）。而以年为单位的考核周期较长，员工难以通过实时、动态的绩效反馈来获取上级对自身的评价。当良好的工作付出未能及时得到工作认可时，低劣的工作绩效也得不到当即的责罚，显然违背激励强化理论的要义，在激励迟延效应影响下，绩效管理层面的激励效果显著低下。

其次，职业生涯规划。职业生涯规划是在管理层对员工职业选择的主客观因素做出分析和测定后，为员工树立奋斗目标并提供条件助其目标达成的过程。访谈调查结果显示，该公司管理计划中虽列出了职业生涯管理条目，但未设置专人或部门负责此项工作，且关注点局限于公司中高层管理人员的职业发展，一般员工难以获得系统性的职业发展规划，同时，公司高层管理者对基层员工职业管理不加重视。在金融企业业务部门知识型员工占比较大、员工较为关注自身成长和提升的情况下，不加规划的职业管理导致成长因素对提升员工满意度、改善工作绩效和降低流动率等的激励效果难以呈现。

此外，薪酬距离问题。熵值为负而绝对值偏小的激励指标代表了一定程度的激励低效。除上文提及的工作成就指标外，薪酬吸引力、工作自主性和晋升严谨度的熵值绝对值均处于 0.01 水平。实证调查结果表明，该信托投资公司员工薪酬水平虽较高，但公司内部最高工资报酬是最低层次的 16 倍以上，巨大的薪酬鸿沟使员工在工作群体之间的比较过程中产生因工作回报失衡带来的心理落差，降低了其薪资激励在行业内的吸引力，导致了激励效果负熵绝对值减少。

4. 员工晋升和发展问题

公司内部实施自上而下的约束式工作管理，对员工的职位选择和工作流动性具有强硬的管理规定，如弹性工时、岗位轮换等工作自主类激励因素在此环境下难以产生效果。伴随职业生涯规划缺陷而产生的职位晋升问题，反映在晋升、调配等程序与规定不明晰，晋升工作得不到规范执行，抑制了员工因职业发展预期而带来的工作动力。

五、建议与总结

（一）激励与协同发展

激励管理是企业人力资源管理的重中之重，从激励的整体观出发权衡各微观激励层面的协同，发现并改正企业激励体系这一复杂系统中产生无序和混乱的因素，以提升激励协同效能，进而提升员工工作绩效，是企业管理者需重视并及时跟进的工作。实证测度分析结果表明，HT 信托公司员工激励的整体效果较好，但各激励维度的协同存在缺陷，表现为成长激励和工作激励的力度不足，问题根源主要集中在较为陈旧的管理理念导致激励工具的多方面效能未得到充分发挥。为增加负熵流入以维持组织内部低熵，形成激励耗散系统，提高激励效能及协同性，我们认为，可从如下方面进行改进：

第一，建立绩效沟通反馈机制。绩效管理是激励体系的核心环节，不仅是一种确定激励强度的考评手段，更是一种在企业与员工间信息传递的渠道，是及时发现存在问题、提升员工能力和业绩的重要工具。对于表现出良好工作绩效的员工，应及时传递正强化信息，实施加薪、晋升、表彰等方面的综合激励，促使其维持高绩效；对于存在低劣绩效的员工，在实施必要的惩戒措施之前，管理人员应根据个体情况，从员工角度出发予以负强化的绩效反馈，以协助者的身份提出针对性的改进意见并提供支持。及时采用邮件、面谈等反馈途径并跟进员工表现是充分利用绩效工具进行激励的必要举措。

第二，扩展职业生涯规划体系。众多激励因素的根源均指向职业发展，尤其是为知识型员工所关注的工作需求。职业生涯规划是吸引、留住、管理人才的有效工具，是全员激励体系的重要组成部分，其实施对象不能局限于高层管理者。企业应以业务部门为单位，掌握各部门员工与岗位职责匹配的知识结构、业务技能、人格特质和发展潜力，通过持续的沟通制定出人岗匹配的职业规划，提供尝试新职位、发展新技能的机会以激发员工的高工作投入。同时，应根据不同岗位的技术含量和职位要求实行匹配度评估制度，及时调离职位匹配度持续较低的员工，以避免徒劳的生涯规划激励，保证激励内容与员工素质有效契合。

第三，加大内部激励增进协同。激励总效能最大化的实现并非要求单项激励措施发挥极大效用，而需保持体系内各层面的激励平衡。单项激励措施的过度使用易导致该激励因素的边际效益降低，各项激励措施的激励盲区需在不同激励手段的共同作用下相互弥补，以最优化激励组合的效果。该企业应在保持外部激励高效作用的基础上，强化内部激励机制。具体可通过工作分析完善工作流程和制度、优化工作条件、提升工作满意度，以增强工作层面激励效能；通过规范职位晋升程序、加强员工帮扶和培训指导，以增强成长层面的激励效能。同时，建立各项激励指标的监控机制，实时调控激励系统各层面水平值，维持激励因素的持续协同。

（二）总结与展望

本研究基于西方传统激励理论，将现代企业应用较广的激励机制整合后，构建出具有协同效应的综合激励体系，为后续进一步开发激励强度测评量表指明了方向。在熵视角下将管理熵与耗散理论应用于企业激励效果的计量，是一次大胆的尝试，它丰富了熵理论在整个组织行为闭环中的应用实践。在界定企业激励熵值概念后，本研究借助综合激励体系，利用熵值评价法测度了各指标层级激励正熵和负熵，通过实证分析，验证了激励熵模型，并用以测评激励效果与协同程度的有效性和实用性，较好地说明了激励手段、途径、方向和力度等变化对总体激励效果的影响，同时，揭示出企业激励水平的协同变化趋势。研究发现，激励机制的改良可以通过降低激励系统正熵和增加激励负熵以调降总激励熵，以做出激励机制的最优化设计。针对 HT 企业提出的减熵建议，后续研究将对该企业做定期回访测度，通过熵流值对比考察公司对知识型员工激励效果的改进度，以进一步验证模型应用结果的商业价值。

当然，管理熵的应用不仅仅在于企业健康型组织的评价，在整个健康型城区的建设中，我们也会进行多种方法的评价，把诸多测评因素及结果整合起来。管理熵的理论和方法应该有更为广泛的应用前景，这也是我们未来研究所期待的。

（时勘、朱厚强、薛倚明、韩莹、邱孝一）

参考文献

[1] 陈蓓丽、徐永祥：《外来女工的精神健康与抗逆力——基于上海 226 名外来女工的实证研究》，《华东理工大学学报（社会统计与信息论坛科学版）》2013 年第 1 期。

[2] 陈栩茜、张积家、朱云霞：《言语产生老化中的抑制损伤：来自不同任务的证据》，《心理学报》2015 年第 3 期，第 329-343 页。

[3] 崔勇、杨文英、翁永振：《社会技能训练对慢性精神分裂症疗效的对照研究》，《中国心理卫生杂志》2004 年第 11 期，第 799-798 页。

[4] 董晓梅、王声、王弈鸣、李平、池桂波、陈青山：《广州市民对临终关怀服务的认知、态度和需求的调查》，《中华老年医学杂志》2004 年第 3 期，第 196-198 页。

[5] 高茂龙、王静、王进堂、杨颖娜、白旭晶、宋岳涛：《北京市社区老年人临终关怀知晓率及其影响因素研究》，《中国全科医学》2014 年第 19 期，第 2262-2264 页。

[6] 高云、林永强：《职业治疗对慢性精神分裂症患者康复的影响》，《广东医学》2006 年第 4 期，第 532-533 页。

[7] 龚会、时勘、卢嘉辉：《电信服务业员工的情绪劳动与生活满意度——心理解脱的调节作用》，《软科学》2012 年第 8 期，第 98-103 页。

[8] 龚耀先：《艾森克个性问卷手册》湖南医学院 1986 年，第 11-16 页。

[9] 郝帅、江南、时勘：《公务员抗逆力的干预策略实证研究》，《中国人力资源开发》2013 年第 9 期。

[10] 刘丹丹：《梅州市临终关怀现状调查及相关因素分析》，暨南大学硕士学位论文，2011 年。

[11] 李德明、陈天勇：《认知年老化和老年心理健康》，《心理科学进展》2006 年第 4 期，第 560-564 页。

[12] 李超平、时勘：《变革型领导与领导有效性之间关系的研究》，《心理科学》2003 年第 26 期，第 115-117 页。

　　［13］李鲁、王红妹、沈毅：《SF-36 健康调查量表中文版的研制及其性能测试》，《中华预防医学杂志》2002 年第 2 期。

　　［14］李凌江、杨德森、胡治平等：《脑卒中患者生活质量及其影响因素对照研究》，《中国心理卫生杂志》1998 年第 1 期，第 31-33 页。

　　［15］李同归、加藤和生：《成人依恋的测量：亲密关系经历量表（ECR）（中文版）》，《心理学报》2006 年第 3 期，第 399-406 页。

　　［16］李旭培、时雨、王桢：《抗逆力对工作投入的影响：积极应对和积极情绪的中介作用》，《管理评论》2013 年第 1 期，第 114-119 页。

　　［17］李锐、凌文辁：《工作投入研究的现状》，《心理科学进展》2007 年第 2 期，第 336-372 页。

　　［18］李悠、李欢欢：《大学生自杀榜样效应认同度量表的编制和信效度检验》，《中国临床心理学杂志》2011 年第 1 期，第 23-26 页。

　　［19］林琳、时勘、萧爱铃：《工作投入研究现状与展望》，《管理评论》2008 年第 3 期，第 8-15 页。

　　［20］梁丽婵、李欢欢：《大学生应激性生活事件与自杀意念的关系：归因方式和心理求助的调节效应?》，《中国临床心理学杂志》2011 年第 5 期，第 625-627 页。

　　［21］梁社红、时勘、刘晓倩、高鹏：《危机救援人员的抗逆力结构及测量》，《人类工效学》2014 年第 1 期。

　　［22］雷建华、杨旭、贺达仁：《从医疗技术层面分析"乙肝歧视"的原因》，《中国现代医学杂志》2005 年第 1 期。

　　［23］苗元江：《心理学视野中的幸福——幸福感理论与测评研究》，南京师范大学硕士学位论文，2003 年。

　　［24］卿前龙：《西方休闲研究的一般性考察》，《自然辩证法研究》2005 年第 1 期，第 90-92 页。

　　［25］姜乾金、刘小青、吴根富：《癌症病人发病史中心理社会因素的临床对照调查分析》，《中国心理卫生杂志》1987 年第 1 期，第 38-42 页。

　　［26］皮湘林：《老年闲暇的伦理关怀》，《伦理学研究》2010 年第 5 期，第 104-109 页。

　　［27］任佩瑜、张莉、宋勇：《基于复杂性科学的管理熵、管理耗散结构理论及其在企业组织与决策中的作用》，《管理世界》2001 年第 6 期，第 108-117 页。

　　［28］时勘：《健康型组织的评价模型构建及研究展望》，《科研管理杂志专刊》2016 年第 S1 期。

　　［29］时勘：《卓越心智培训教程》，中国劳动和社会保障出版社 2014 年版。

　　［30］时勘：《健康型组织建设的思考》，《首都经济贸易大学学报》2007 年第 49 期。

[31] 时勘、江新会、王桢:《震后都江堰市高三学生的心理健康状况及抗逆力研究》,《管理评论》2008 年第 12 期。

[32] 唐鲁、张玲、李玉香、周玲君、崔静、孟宪丽、赵继军:《(中文版)死亡态度描绘量表用于护士群体的信效度分析》,《护理学杂志》2014 年第 14 期。

[33] 屠丽君、宋玲、麻丽萍:《精神分裂症病人社会功能缺陷及护理对策》,《中华护理杂志》1997 年第 8 期,第 441 页。

[34] 孙承志:《休闲哲学观思辩》,《社会科学家》1999 年第 4 期,第 38-42 页。

[35] 王小曼、董凤齐、郑瑞双:《肿瘤医院护士对待死亡及临终关怀态度的调查研究》,《中国实用护理杂志》2013 年第 25 期,第 73-76 页。

[36] 王兴琼、陈维政:《员工健康与组织健康关系探讨》,《商业研究》2008 年第 10 期,第 79-82 页。

[37] 王星明:《西方主要国家临终关怀的特点及启示》,《医学与哲学》2014 年第 1A 期,第 40-42 页。

[38] 王雅林:《城市休闲》,社会科学文献出版社 2003 年版。

[39] 王宇、黄莉:《澳大利亚慢性病患者临终关怀政策研究》,《医学与哲学》2015 年第 36 期。

[40] 翁永振、向应强、陈学诗等:《精神分裂症院内康复措施及其疗效的一年随访》,《中华精神科杂志》2002 年第 1 期,第 32-35 页。

[41] 温忠麟、张雷、侯杰泰:《中介效应检验程序及其应用》,《心理学报》2004 年第 5 期,第 614-620 页。

[42] 杨群、张清芳:《口语产生中词频效应、音节频率效应和语音促进效应的认知年老化》,《心理科学》2015 年第 38 期,第 1303-1310 页。

[43] 杨国枢:《华人本土心理学》,重庆大学出版社 2008 年版。

[44] 肖水源、杨德森:《社会支持对身心健康的影响》,《中国心理卫生杂志》1987 年第 4 期,第 183-187 页。

[45] 邢雷、时勘、臧国军等:《健康型组织相关问题研究》,《中国人力资源开发》2012 年第 5 期,第 15-21 页。

[46] 邢占军:《主观幸福感研究:对幸福的实证探索》,《理论导刊》2002 年第 5 期,第 57-60 页。

[47] 邢占军:《中国城市居民主观幸福感量表简本的编制》,《中华行为医学与脑科学杂志》2003 年第 6 期,第 703-705 页。

[48] 徐云、秦伟、霍大同:《临终关怀中的心理支持系统的现状与问题》,《医学与哲学(人文社会医学版)》2006 年第 12 期,第 41-42 页。

[49] 薛静、胡杰、马丽:《高龄患者的临终关怀护理》,《中国实用护理杂志》2008

年第 24 期，第 61-63 页。

[50] 马汀·奇达夫：《社会网络与组织》，蔡文彬、土凤彬、宋超威译，中国人民大学出版社 2007 年版。

[51] 马惠娣：《西方老年休闲学研究述评——兼及中国老龄化社会进程中的休闲问题》，《洛阳师范学院学报》2011 年第 3 期，第 1-7 页。

[52] 马惠娣：《文化精神之域的休闲理论初探》，《齐鲁学刊》1998 年第 3 期，第 98-106 页。

[53] 薛静、胡杰、马丽：《高龄患者的临终关怀护理》，《中国实用护理杂志》2008 年第 24 期，第 61-63 页。

[54] 姚忠倩、张军委、李明：《基于管理熵视角的人力资源管理效能评价》，《经济与管理》2010 年第 5 期，第 56-59 页。

[55] 佚名：《全民健身计划纲要》，《广西政报》1995 年第 9 期，第 4-6 页。

[56] 岳源、张清芳：《汉语口语产生中音节和音段的促进和抑制效应》，《心理学报》2015 年第 47 期，第 319-328 页。

[57] 张阔、张雯惠、杨珂等：《企业管理者心理弹性、积极情绪与工作倦怠的关系》，《心理学探新》2015 年第 1 期，第 45-49 页。

[58] 张鹊、施永兴：《京、津、沪三地社区老年人健康状况及临终关怀服务需求的调查》，《中国全科医学》2010 年第 7 期，第 719-721 页。

[59] 张文新、赵景欣、王益文、张粤萍：《3～6 岁儿童二级错误信念认知的发展》，《心理学报》2004 年第 3 期，第 327-334 页。

[60] 张献强、王启源、高云等：《职业治疗对慢性精神分裂症患者生活能力和社会功能的影响》，《中华临床康复》2004 年第 18 期，第 3466-3467 页。

[61] 张智勇、袁慧娟：《社会支配取向量表在中国的信度和效度研究》，《西南大学学报（人文社会科学版）》2006 年第 2 期。

[62] 张秋霞：《临终关怀中的心理问题》，《中国老年学杂志》2005 年第 25 期，第 104-106 页。

[63] 张术霞、范琳洁、王冰：《我国企业知识型员工激励因素的实证研究》，《科学学与科学技术管理》2011 年第 5 期，第 144-149 页。

[64] 郑悦平、李映兰、王耀辉、曾小燕、周阳：《医护人员对死亡和临终关怀照护的态度及影响因素》，《中国老年学杂志》2011 年第 24 期，第 4879-4881 页。

[65] 曾晓强：《大学生父母依恋及其对学校适应的影响》，西南大学博士学位论文，2009 年。

[66] Schaufeli Wilmar、时勘、Dijkstra Pieternel：《工作投入的心理奥秘》，机械工业出版社 2014 年版。

［67］Veblen、Thorstein、蔡受百：《有闲阶级论：关于制度的经济研究》，商务印书馆1964 年版。

［68］AbadÃa-Barrero, C. S. E., & Castro, A. (2006). Experiences of Stigma and Access to HAART in Children and Adolescents Living with HIV/AIDS in Brazil. Social Science & Medicine, 62 (5), 1219-1228.

［69］Abramson, L. Y., Alloy, L. B., & Hankin, B. L. (2002). Cognitive Vulnerability-Stress Models of Depression in a Self-regulatory and Psychobiological Context. In I. H. Gotlib & C. L. Hammen (Eds.), Handbook of Depression New York：Guilford Press, 268-294.

［70］Adams, R. B., Rule, N. O., & Franklin, R. G. (2009). Cross-cultural Reading the Mind in the Eyes：An fMRI Investigation. Journal of Cognitive Neuroscience, 22 (1), 97-108.

［71］Aday R. H., Kehoe G. C., Farney L. A. Impact of Senior Center Friendships on Aging Women Who Live Alone. Journal of Women and Aging, 2006 (1).

［72］Aguilar, E. J., Garcia-Marti, G., Marti-Bonmati, L., Lull, J. J., Moratal, D., Escarti, M. J., & Sanjuan, J. (2008). Left Orbitofrontal and Superior Temporal Gyrus Structural Changes Associated to Suicidal Behavior in Patients with Schizophrenia. Progress in. Neuropsychopharmacology and Biological Psychiatry, 32 (7), 1673-1676.

［73］Allport, G. W. (1954). The nature of prejudice. Oxford, England：Addison-Wesley.

［74］Anas, A. (2006). Occupational Psychiatry Has Evolved Over Time. Psychiatric Annals, 36 (11), 784-785.

［75］Antonucci T. C. Social Relations：An Examination of Social Networks, Social Support, and Sense of Control, Birren J. E. Handbook of the Psychology of Aging (5th edition ed.). San Diego, CA：Academic Press, 2001.

［76］Antonucci R. R. J., Ulvestad J. S. (1985). Extended Radio Emission and the Nature of Blazars. Astrophysical Journal, 294 (294), 158-182.

［77］Arbuckle, T. Y., Nohara-Le Clair, M., & Gold, D. (2000). Effect of Off-target Verbosity on Communication Efficiency in a Referential Communication Task. Psychology and Aging, 15, 65-77.

［78］Arbuckle, T. Y., & Gold, D. P. (1993). Aging, Inhibition, and Verbosity. Journal of Gerontology：Psychological Sciences, 48, 225-232.

［79］Atique, B., Erb, M., Gharabaghi, A., Grodd, W., & Anders, S. (2011). Task-specific Activity and Connectivity within the Mentalizing Network during Emotion and Intention Mentalizing. Neuroimage, 55 (4), 1899-1911. doi：10. 1016/j. neuroimage, 2010. 12. 36.

［80］Authony W. A., Howell J., Danley K. S. (1984). Vocational Rehabilitation of the

Psychiatrically Disabled. In: M Mirabi (ed.), The Chronically Mentally Ill: Research and Services. New York: Spectrum Publications, 215-237.

[81] Bailey, A., Sharma, M., & Jubin, M. (2013). The Mediating Role of Social Support, Cognitive Appraisal, and Quality Health Care in Black Mothers' Stress-Resilience Process Following Loss to Gun Violence. Violence and Victims, 28 (2), 233-247.

[82] Baron-Cohen, S., Wheelwright, S., Hill, J., Raste, Y., & Plumb, I. (2001). The "Reading the Mind in the Eyes" Test Revised Version: A Study with Normal Adults, and Adults with Asperger Syndrome or High-functioning Autism. Journal of Child Psychology and Psychiatry and Allied Disciplines, 42 (2), 241-251.

[83] Baron-Cohen, S., Ring, H. A., Wheelwright, S., Bullmore, E. T., Brammer, M. J., Simmons, A., & Williams, S. C. R. (1999). Social Intelligence in the Normal and Autistic Brain: An fMRI study. European Journal of Neuroscience, 11 (6), 1891-1898.

[84] Bartholomew, K., & Horowitz, L. M. (1991). Attachment Styles among Young Adults: A Test of a Four-category Model. Journal of Personality and Social Psychology, 61 (2), 226-244. doi: 10. 1037/0022-3514. 61. 2. 226.

[85] Becker D. R., Drake R. E., Bond G. R., Xie, H. (1998). Job Terminationsb among Persons with Severe Mental Illness Participating in Supported Eemployment. Community Mental Health Journal, 34 (1), 71-82.

[86] Bentler P. M., Chou C. P. (1987). Practical Issues in Structural Modeling. Sociological Methods & Research, 16 (1), 78-117.

[87] Block J. (1996). IQ and Ego resiliency: Conceptual and Empirical Connections and Separateness. Journal of Personality and Social Psychology, 70 (2).

[88] Bond G. R. (2004). Supported Employment: Evidence for an Evidence-Based Practice, Psychiatric Rehabilitation Journal, 27 (4), 345-359.

[89] Boerner, K., & Heckhausen, J. (2003). To Have and Have Not: Adaptive Bereavement by Transforming Mental ties to the Deceased. Death Studies, 27 (3), 199-226.

[90] Bonanno, G. A., & Kaltman, S. (2001). The Varieties of Grief Experience. Clinical Psychology Review, 21 (5), 705-734.

[91] Bond G., Resnick S., Drake R. E. (2001). Does Competitive Employment Improve Nonvocational Outcomes for People with Severe Mental Illness? Journal of Consulting and Clinical Psychology, 69: 489-501.

[92] Bond G. R., Drake R. E., Becker D. R. (1997). The Role of Socialfunctioning in Vocational Rehabilitation. In: Mueser K. T., Tarrier N (Eds.), Handbook of Social Functioning, 1998.

[93] Bond G. R., Drake R. E., Mueser K. T., Becker D. R. An Update on Supported Em-

ployment for People with Severe Mental. Illness. Psychiatric Service, 48（3）, 335-346.

［94］Bowles, N. L.（1994）. Age and Rate of Activation in Semantic Memory. Psychology and Aging, 9（3）, 414-429.

［95］Bowlby, J.（1988）. A Secure Base: Parent-child Attachment and Healthy Human Development. New York, NY: Basic Books.

［96］Bradburn N. M.（1969）. The Structure of Psychological Well-being. Social Service Review,（3）.

［97］Braitman A., Counts P., Davenport R., et al.（1995）. Comparison of Barriers to Employment for Unemployed and Employed Clients in a Case - management Programs - an exploratory Study. Psychiatric Rehabilitation Journal, 19（1）, 3-8.

［98］Brennan, K. A., Clark, C. L., & Shaver, P. R.（1998）. Self-report Measurement of Adult Attachment: An Integrative Overview. In J. A. Simpson & W. S. Rholes（Eds.）, Attachment Theory and Close Relationships（pp. 46-76）. New York, NY: Guilford Press.

［99］Brown, L., Macintyre, K., & Trujillo, L.（2003）. Interventions to Reduce HIV/AIDs Stigma: What Have We Learned? AIDS Education and Prevention, 15（1）, 49-69.

［100］Brown, R., & McNeill, D.（1998）. The "tip of the tongue" Phenomenon., Journal of Verbal Learning and Verbal Behavior, 1966, 5（4）, 325-337.

［101］Brunet, E., Sarfati, Y., Hardy-Bayle, M. C., & Decety, J.（2000）. A PET Investigation of the Attribution of Intentions with a Nonverbal Task. Neuroimage, 11（2）, 157-166.

［102］Brunstein J. C., Schultheiss O. C., Grässman R.（1998）. Personal Goals and Emotional Well-being: The Moderating Role of Motive Dispositions. J Pers Soc Psychol, 75（2）, 494-508.

［103］Buckley, T., Bartrop, R., McKinley, S., Ward, C., Bramwell, M., Roche, D., Tofler, G.（2009）. Prospective Study of Early Bereavement on Psychological and Behavioural Cardiac Risk Factors. Internal Medicine Journal, 39（6）, 370- 378. doi: 10. 1111/ j. 1445-5994. 2008. 01879. x.

［104］Burke, D. M.（1997）. Language, Aging, And Inhibitory Deficits: Evaluation of a Theory. Journal of Gerontology: Psychological Sciences, 52B, 254-264.

［105］Burke, D. M., MacKay, D. G., Worthley, J. S., & Wade, E.（1991）. On the Tip of the Tongue: What Causes Word Finding Failures in Young and Older Adults?. Journal of Memory and Language, 30（5）, 542-579.

［106］Burke, R. J., Koyuncu, M., & Fiksenbaum, L.（2009）. Benefits of Recovery after Work among Turkish Manufacturing Managers and Professionals. Education, Business and Society: Contemporary Middle Eastern Issues, 2, 109-122.

［107］Buysse D. J. , Monk T. H. , Berman S. R. , et al. （1989）. The Pittsburgh Sleep Quality Index: A New Instrument for Psychiatric Practice and Research. Psychiatry Research, 28 （2）, 193-213.

［108］Campbell C. M. , Idler D. R. （1976）. Hormonal Control of Vitellogenesis in Hypophy- sectomized Winter Flounder （Pseudopleuronectes American Walbaum）. General & Comparative Endo- crinology, 28 （2）, 143-150.

［109］Campbell, R. , Heywood, C. A. , Cowey, A. , Regard, M. , & Landis, T. （1990）. Sensitivity to Eye Gaze in Prosopagnosic Patients and Monkeys with Super Iortemporal Sulcus Ablation. Neuropsychologia, 28, 1123-1142.

［110］Carstensen, L. L. , & Mikels, J. A. （2005）. At the Intersection of Emotion and Cogni- tion: Aging and the Positivity Effect. Current Directions in Psychological Science, 14, 117-121.

［111］Castroa, N. , & James, L. E. （2013）. Differences between Young and Older Adults' Spoken Language Production in Descriptions of Negative Versus Neutral Pictures. Aging, Neuropsychology, and Cognition: A Journal on Normal and Dysfunctional Development, 21 （2）, 222-238.

［112］Catarina M. , Andreas W. （2013）. Finding Academic Experts on A Multisensor Approach Using Shannon's Entropy. Expert Systems with Applications, 14 （40）, 5740-5754.

［113］Charisiou J. , Jackson H. J. , Boyle G. J. （1989）. Which Employment Interview skills best predict the employability of schizophrenic patients. Psychological Reports, 64 （3）, 683-694.

［114］Cheng S. T. , Lee C. K. L. , Chan A. C. M. , Leung E. M. F. , Lee, J. J. （2009）. Social Network Types and Subjective Well-Being in Chinese Older Adults . Journal of Gerontology: Psychological Sciences, （6）.

［115］Christiansen, D. M. , Elklit, A. , & Olff, M. （2013）. Parents Bereaved by Infant Death: PTSD Symptoms up to 18 Years after the Loss. General Hospital Psychiatry, 35 （6）, 605-611. doi: http: //dx. doi. org/10. 1016/j. genhosppsych. 2013. 6. 6.

［116］Cobb, S. （1976）. Presidential Address-1976. Social Support as a Moderator of Life Stress. Psychosomatic Medicine, 38 （5）, 300-314.

［117］Cohen S. , Janicki-Deverts D. （2009）. Can We Improve Our Physical Health by Altering Our Social Networks? . Perspectives on Psychological Science, （4）.

［118］Cohen S. （2004）. Social Relationships and Health . American Psychologist, （8）.

［119］Cohen, S. , & Wills, T. A. （1985）. Stress, Social Support, and the Buffering Hypothesis. Psychological Bulletin, 98 （2）, 310-357. doi: 10. 1037//0033-2909. 98. 2. 310.

［120］Commons, M. L. , & Wolfsont, C. A. （2002）. A Complete Theory of Empathy

Must Consider Stage Changes. Behavioral & Brain Sciences, 25 (1), 30-31.

[121] Cook J. A., Razzano L. (2000). Vocational Rehabilitation for Personsn with Schizo-phrenia: Recent Research and Implications for Practice. Schizophrenia Bulletin, 26 (1), 87-103.

[122] Cook J. A. (1992). Job Ending among Youth and Adults with Severe Mental Illness. The Journal of Mental Health Administration, 19, 158-169.

[123] Cornwell E. Y., Waite L. J. (2009). Social Disconnectedness, Perceived Isolation, and Health among Older Adults. Journal of Health and Social Behavior, (1).

[124] Corrigan, P. W., & Penn, D. L. (1999). Lessons from Social Psychology on Discrediting Psychiatric Stigma. American Psychologist, 54 (9), 765-776.

[125] Corrigan, P. W., & Watson, A. C. (2002). The Paradox of Self-Stigma and Mental Illness. Clinical Psychology: Science and Practice, 9 (1), 35.

[126] Corrigan, P. W., Watson, A. C., Heyrman, M. L., Warpinski, A., Gracia, G., & Slopen, N., et al. (2005). Structural Stigma in State Legislation. Psychiatric Services, 56 (5), 557-563.

[127] Costa, A., Torriero, S., Oliveri, M., & Caltagirone, C. (2008). Prefrontal and Temporo-parietal Involvement in Taking Others' Perspective: TMS evidence. Behavioural Neurology, 19 (1-2), 71-74.

[128] Cotler, S. J., Cotler, S., Xie, H., Luc, B. J., Layden, T. J., & Wong, S. S. (2012). Characterizing Hepatitis B Stigma in Chinese Immigrants. Journal of Viral Hepatitis, 19 (2).

[129] Cramer, K. M., Ofosu, H. B., & Barry, J. E. (2000). An Abbreviated Form of the Social and Emotional Loneliness Scale for Adults (SELSA). Personality and Individual Differences, 28 (6), 1125-1131.

[130] Crocker, J., Voelkl, K., Testa, M., & Major, B. (1991). Social Stigma: The Affective Consequences of Attributional Ambiguity. Journal of Personality and Social Psychology, 60 (2), 218-228.

[131] Crowther R., Marshall M., Bond G. (2001). Helping People with Severe Mental Illness to Obtain Work: Systematic Review, BMJ, 322 (27), 204-208.

[132] Dan Corbett. (2004). Excellence in Canada: Healthy Organizations—Achieve Results by Acting Responsibly. Jounal of Business Ethics, 55 (2).

[133] Diaz, M. T., Johnson, M. A., Burke, D. M., & Madden, D. J. (2014). Age-related Differences in the Neural Bases of Phonological and Semantic Processes. Journal of Cognitive Neuroscience, 26 (12), 2798-2811.

[134] Diener E. (1984). Subjective Well-being. Psychological Bulletin, 95 (3), 542.

［135］Drabant, E. M. , Mcrae, K. , Manuck, S. B. , Hariri, A. R. , & Gross, J. J. (2009). Individual Differences in Typical Reappraisal Use Predict Amygdala and Prefrontal Responses. BiologicaL Psychiatry, 65 (5), 367-73.

［136］Drake R. E. , Becker D. R. , Clark R. E. , Mueser, K. T. (1999). Research on the Individual Placement and Support Model of Supported Employment. Psychiatric Quarterly, 70 (4), 289-301.

［137］Drake R. E. , Becker D. R. , Biesanz J. C. (1994). Rehabilitative Day Treatment vs Supported Employment: Vocational Outcomes. Community Mental Health Journal, 30 (5), 519-532.

［138］Dupertuis L. L. , Aldwin C. M. , Bosse R. (2001). Does the Source of Support Matter for Different Health Outcomes? Findings from the Normative Aging Study. Journal of Aging and Health, 2001, (4).

［139］Eden, D. (2001). Vacations and Other Respites: Studying Stress on and off the Job. International Review of Industrial and Organizational Psychology, 16, 121-146.

［140］Edwards, A. , Pang, N. , Shiu, V. , Chan, C. (2010). The Understanding of Spirituality and the Potential Role of Spiritual Care in end-of-life and Palliative Care: A Meta-study of Qualitative Research. Palliative Medicine, 2 (7), 1-18.

［141］Elliott, G. C. , Ziegler, H. L. , Altman, B. M. , & Scott, D. R. (1982). Understanding Stigma: Dimensions of Deviance and Coping. Deviant Behavior, 3, 275-300.

［142］Elloy D. F. , Terpening W. , Kohls J. (2001). A Causal Model of Burnout among Self-managed Work Team Members. The Journal of Psychology, 3, 321-334

［143］Emirbayer M. , Goodwin J. (1994). Network Analysis, Culture, and the Problem of Agency. American Journal of Sociology, (6).

［144］Etzion D. (1998). Relief from Job Stressors and Burnout: Reserve Service as a Respite. Journal of Applied Psychology, 83, 577-585.

［145］Farrell, M. T. , & Abrams, L. (2011). Tip-of-the-tongue States Reveal Age Differences in the Syllable Frequency Effect. Journal of Experimental Psychology: Learning, Memory, and Cognition, 37 (1), 277-285.

［146］Fazio R. H. , Zanna M. P. , Cooper J. (1977). Dissonance and Self-perception: An Integrative View of Each Theory's Proper Domain of Application. Journal of Experimental Social Psychology, 13 (5), 464-479.

［147］Fiori K. L. , Antonucci T. C. , Cortina K. S. (2006). Social Network Typologies and Mental Health among Older Adults. Journal of Gerontology, (1).

［148］Fiori K. L. , Jager J. (2012). The Impact of Social Support Networks on Mental and Physical Health in the Transition to Older Adulthood: A Longitudinal, Pattern-Centered Approach . International Journal of Behavioral Development, (36) .

［149］ Fraley, R. C. , & Shaver, P. R. (1999) . Loss and Bereavement: Attachment Theory and Recent Controversies Concerning "Grief Work" and the Nature of Detachment. In J. E. S. Cassidy, Phillip R. (Ed.), Handbook of Attachment: Theory, Research, and Clinical Applications (pp. 735－759) . New York, NY, US: Guilford Press.

［150］ Fraley, R. C. , Waller, N. G. , & Brennan, K. A. (2000) . An Item Response Theory Analysis of Self－report Measures of Adult Attachment. Journal of Personality and Social Psychology, 78 (2) , 350.

［151］ Frankenhaeuser, M. (1981) . Coping with Stress at Work. International Journal of Health Services, 11, 491－510.

［152］ Ganster, D. C. , Fox, M. L. , & Dwyer, D. J. (2001) . Explaining Employees' Health Care Costs: A Prospective Examination of Stressful Job Demands, Personal Control, and Physiological Reactivity" . Journal of Applied Psychology, 86, 954－964.

［153］ Gardner, D. G. (1988) . Activation Theory and Job Design－Review and Reconceptualization. Research in Organizational Behavior, (10) , 81－122.

［154］ Gersten R. , Crowell F. , Bellamy T. (1986) . Spillover Effect － impact of Vocational Training on the Lives of Severely Mentally Retarded Clients. American Journal of Mental Deficiency, 90 (5) , 501－506.

［155］ Goffman, E. (1963) . Stigma: Notes on the Management of Spoiled Identity. Englewood Cliffs, N. J. : Prentice－Hall.

［156］ Gollan, T. H. , Ferreira, V. S. , Cera, C. , & Flett, S. (2014) . Translation－priming Effects on tip－of－the－tongue States. Language, Cognition and Neuroscience, 29 (3) , 274－288.

［157］ Greenwald, A. G. , & Nosek, B. A. (2001) . Health of the Implicit Association Test at Age 3. Zeitschrift für Experimentelle Psychologie, 48 (2) , 85－93.

［158］ Gross, J. J. (2009) . Individual Differences in Typical Reappraisal Use Predict Amygdala and Prefrontal Responses, 2, 127－185.

［159］ Gross, J. J. (1998) . The Emerging Field of Emotion Regulation: An Integrative Review. Review of General Psychology, 2, 271－299.

［160］ Gross, J.J. , Carstensen, L. L. , Pasupathi, M. , Tsai, J. , Skorpen, C. G. , & Hsu, A. Y. C. (1997) . Emotion and Aging: Experience, Expression, and Control. Psychology and Aging, 12, 590－599.

［161］ Halbesleben, J. R. B. , & Bowler, W. M. (2007) . Emotional Exhaustion and Job Performance: The Mediating Role of Motivation. Journal of Applied Psychology, 92, 93－106.

［162］Harley, T. A. , & Bown, H. E. (1998) . What Causes a Tip-of-the-tongue State? Evidence for Lexical Neighbourhood Effects in Speech Production. British Journal of Psychology, 89 (1) , 151-174.

［163］Hayes A. F. (2013) . Introduction to Mediation, Moderation, and Conditional Process Analysis: A Regression-based Approach. New York, NY: Guilford Press.

［164］Heijnders, M. , & Van Der Meij, S. (2006) . The Fight against Stigma: An Overview of Stigma-reduction Strategies and Interventions. Psychology, Health & Medicine, 11 (3) , 353-363.

［165］Henry A. D. , Berreira P. , Banks S. , et al. (2001) . A Retrospective Study of Clubhouse-based Transitional Employment. Psychiatric Rehabilitation Journal, 24 (4) , 344-354.

［166］Herek, G. M. , & Capitanio, J. P. (1997) . AIDS Stigma and Contact with Persons with AIDS: Effects of Direct and Vicarious Contact. Journal of Applied Social Psychology, 27 (1) , 1-36.

［167］Hobfoll, S. E. , & Wells, J. D. (1998) . Conservation of Resources, Stress, and Aging: Why Do Some Slide and Some Spring?, In J. Lomranz (Ed.) , Handbook of Aging and Mental Health: An Integrative Approach (pp. 121-134) .

［168］Hobfoll, S. E. (1989) . Conservation of Resources. A New Attempt at Conceptualizing stress. American Psychologist, 44 (3) , 513-524.

［169］Hodgson, C. , & Ellis, A. W. (1998) . Last in, First to go: Age of Acquisition and Naming in the Elderly. Brain and Language, 64 (1) , 146-163.

［170］Hogan, N. S. , & Schmidt, L. A. (2002) . Testing the Grief to Personal Growth Model Using Structural Equation Modeling. Death Studies, 26 (8) , 615 - 634. doi: 10. 1080/07481180290088338.

［171］Hogan, N. S. (1987) . An Investigation of Adolescent Sibling Bereavement and Adaptation. Unpublished Doctoral Dissertation, Loyola University, Chicago, IL.

［172］Holland, J. M. , Currier, J. M. , & Neimeyer, R. A. (2014) . Validation of the Integration of Stressful Life Experiences Scale-Short Form in a Bereaved Sample. Death Studies, 38 (4) , 234-238.

［173］Holland, J. M. , Currier, J. M. , Coleman, R. A. , & Neimeyer, R. A. (2010) . The Integration of Stressful Life Experiences Scale (ISLES): Development and Initial Validation of a New Measure. International Journal of Stress Management, 17 (4) , 325.

［174］Hornby, A. S. , Turnbull, J. , Lea, D. , Parkinson, D. , Phllips, P. , & Ashby, M. (2010) . Oxford Advanced Learner's Dictionary of Current English (New 8th ed.) . Oxford: Oxford University Press.

[175] Hoshi, E., Sawamura, H., & Tanji, J. (2005), Neurons in the Rostral Cingulate Motor Area Monitor Multiple Phases of Visuomotor Behavior with Modest Parametric Selectivity. Journal of Neurophysiology, 94 (1), 640-656.

[176] Hoy W. K., Feldman J. (1987). Organizational Health: The Concept and Its Measure, Journal of Research and Development in Education, 20, 30-38.

[177] Hsiao-Ting Chang, Ming-Hwai Lin, Chun-Ku Chen, Shinn-Jang Hwang, I-Hsuan Hwang, Hutchinson D., Anthony W., Massaro J. Evaluation of a Combined Supported Computer Education and Employment Training Program for Persons with Psychiatric Disabilities.

[178] Iacovides, A., Fountoulakis, K. N., Kaprinis, S., & Kaprinis, G. (2003). The Relationship between Job Stress, Burnout and Clinical Depression. Journal of Affect Disorder, 75 (3), 209-221.

[179] Jackson, D. C., Mueller, C. J., Dolski, I., Dalton, K. M., Nitschke, J. B., Urry, H. L., Davidson, R. J. (2003). Now You Feel It, Now You Don't. Psychological Science, 14, 612-617.

[180] Jackson, P. L., Rainville, P., & Decety, J. (2006). To What Extent Do We Share the Pain of Others? Insight from the Neural Bases of Pain Empathy. Pain, 125 (1-2), 5-9.

[181] Jacoby, A., Gorry, J., Gamble, C., & Baker, G. A. (2004). Public Knowledge, Private Grief: A Study of Public Attitudes to Epilepsy in the United Kingdom and Implications for Stigma. Epilepsia (Series 4), 45 (11), 1405-1415.

[182] Jaffe D. (1995). The Healthy Company: Research Paradigms for Personal and Organizational Health. American Psychological Association, Washington, (5).

[183] James, L. E., & Burke, D. M. (2000). Phonological Priming Effects on Word Retrieval and Tip-of-the-tongue Experiences in Young and Older Adults. Journal of Experimental Psychology: Learning, Memory, and Cognition, 26 (6), 1378-1391.

[184] Janoff-Bulman, R. (1992). Shattered Assumptions: Towards a New Psychology of Trauma. New York: Free Press.

[185] Jescheniak, J. D., & Levelt, W. J. M. (1994). Word Frequency Effects in Speech Production: Retrieval of Syntactic in Formation and of Phonological Form. Journal of Experimental Psychology: Learning, Memory and Cognition, 20, 824-843.

[186] Jones, E. E., Farina, A., Hastorf, A. H., Markus, H., Miller, D. T., & Scott, R. A. (1984). Social Stigma: The Psychology of Marked Relationships. New York: Freeman.

[187] Jones, G. V., & Langford, S. (1987). Phonological Blocking in the Tip of the Tongue State. Cognition, 26 (2), 115-122.

［188］José A. H., Constantino M. B., Luis C., & Miguel A. P. （2010）. Emotion Modulates Language Production during Covert Picture Naming. Neuropsychologia, 48, 1725-1734.

［189］Kahn R. L., Antonucci T. C. （1980）. Convoys over the Life Course: Attachment, Roles and Social Support, Baltes P. B., Brim J. O. G. Life-Span Development and Behavior. New York: Academic Press.

［190］Kahn, W. A. （1990）. Psychological Conditions of Personal Engagement and Disengagement at Work. Academy of Management Journal, 33 （4）, 692-724.

［191］Kawachi I., Berkman L. F. （2001）. Social Ties and Mental Health Journal of Urban Health, （3）.

［192］Kim G., Jang Y., Chiriboga D. A. （2012）. Personal Views about Aging among Korean American Older Adults: The Role of Physical Health, Social Network, and Acculturation. Journal of Cross-Cultural Gerontology, （27）.

［193］Kozma A., Stones M. J. （1980）. The Measurement of Happiness: Development of the Memorial University of Newfoundland Scale of Happiness （MUNSH）. Journal of Gerontology, 35 （6）, 906.

［194］Kreiner, H., & Degani, T. （2015）. Tip-of-the-tongue in a Second Language: The Effects of Brief First-language Exposure and Long-term Use. Cognition, 137, 106-114.

［195］Kristof, S., Albert, C., Guillaume, T. （2010）. Tracking Lexical Access in Speech Production: Electrophysiological Correlates of Word Frequency and Cognate Effects. Cerebral Cortex, 20 （4）, 912-928.

［196］Kurzban, R., & Leary, M. R. （2001）. Evolutionary Origins of Stigmatization: The Functions of Social Exclusion. Psychological Bulletin, 127 （2）, 187-208.

［197］Laganaro, M., & Alario, F. X. （2006）. On the Locus of the Syllable Frequency Eeffect in Speech Production. Journal of Memory and Language, 55, 178-196.

［198］Langelaan, S., Bakker, A. B., Van Doornen, L. J. P., and Schaufeli, W. B. （2006）. Burnout and Work Engagement: Do Individual Differences Make a Difference? Personality and Individual Differences, 40, 521-532.

［199］Latimer E. （2001）. Economic Impact of Supported Employment for Persons with Severe Mental Illness. Canadian Journal of Psychiatry, 46 （6）, 496-504.

［200］Lawton A. R., Wu L. Y., Cooper M. D. （1975）. A Spectrum of B-cell Differentiation defects. Birth Defects Original Article, 11 （1）, 28.

［201］Lazarus, R. S., & Folkman, S. （1984）. Stress, Appraisal and the Coping Process. New York: Springer.

［202］Lehman A. F., Goldberg R., Dixon L. A. （2002）. Improving Employment Outcomes for Persons with Severe Mental Illness. Archive of General Psychiatry, 59, 165-172.

[203] Lehman A. F. (1995). Vocational Rehabilitation in Schizophrenia. Schizophrenia Bulletin, 21, 645-656.

[204] Leung K. , Brew F. P. , Zhang Z. X. & Zhang Y. (2011). Harmony and Conflict: A Cross Cultural Investigation in China and Australia. Journal of Cross Cultural Psychology, 42 (5), 795-618.

[205] Levelt, W. J. M. , Roelofs, A. , & Meyer, A. S. (1999). A Theory of Lexical Access in Speech Production. Behavioral and Brain Sciences, 22, 1-75.

[206] Li, H. H. , Xie, W. Z. , Luo, X. W. , Fu, R. , Shi, C. , Ying, X. Y. , & Wang, X. (2013). Clarifying the Role of Psychological Pain in the Risks of Suicidal Ideation and Suicidal Acts among Patients with Major Depressive Episodes. Suicide and Life-threatening Behavior, DOI: 10. 1111/sltb. 12056.

[207] Li, J. , & Chen, S. (2016). A New Model of Social Support in Bereavement (SSB): An Empirical Investigation with a Chinese Sample. Death Studies, 40 (4), 223-228. doi: 10. 1080/07481187. 2015. 1127296.

[208] Li, J. , Chow, A. Y. , Shi, Z. , & Chan, C. L. (2015). Prevalence and Risk Factors of Complicated Grief among Sichuan Earthquake Survivors. Journal of Affective Disorders, 175, 218-223.

[209] Li, J. , Sha, W. , & Chow, A. Y. M. (2013). Social Support for Bereaved People: A Reflection in Chinese Society. In S. Chen (Eds.), Social Support and Health : Theory, Research, and Practice with Diverse Populations. New York: Nova Science Publishers.

[210] Li, J. (2012). Bereavement Guilt in Chinese Adult Children: The Conceptualization, Measurement, Risk Factors and Association with Grief Outcomes. The University of Hong Kong (Pokfulam, Hong Kong).

[211] Li, L. , Wu, Z. , Wu, S. , Jia, M. , Lieber, E. , & Lu, Y. (2008). Impacts of HIV/AIDS Stigma on Family Identity and Interactions in China. , 26 (4), 431-442.

[212] Litwin H. (2001). Social Network Type and Morale in Old Age . The Gerontologist, (4).

[213] Lu L. , Chang C. J. (1997). Social Support, Health and Satisfaction among the Elderly with Chronic Conditions in Taiwan. Journal of Health Psychology, (4).

[214] Lubben J. E. (1988). Assessing Social Network among Elderly Populations. Family & Community Health, (3).

[215] Macey, W. H. & Schneider, B. (2008). The Meaning of Employee Engagement. Industrial and Organizational Psychology, 1 (1), 3-30.

［216］ MacKay, D. G. , & James, L. E. （2004）. Sequencing, Speech Production, and Selective Effects of Aging on Phonological and Morphological Speech Errors. Psychology and Aging, 19 （1）, 93-107.

［217］ MacKay, D. G. , & Burke, D. M. （1990）. Chapter Five Cognition and aging: A Theory of New Learning and the Use of Old Connections. Advances in Psychology, 71, 213-263.

［218］ Mackie, D. M. , & Worth, L. T. （1989）. Cognitive Deficits and the Mediation of Positive Affect in Persuation. Journal of Personality and Social Psychology, 57, 27-40.

［219］ Mak, W. W. S. , Mo, P. K. H. , Cheung, R. Y. M. , Woo, J. , Cheung, F. M. , & Lee, D. （2006）. Comparative stigma of HIV/AIDS, SARS, and Tuberculosis in Hong Kong. , 63 （7）, 1912-1922.

［220］ Mann, J, J. , Waternaux, C. , Gretchen, H. L. & Malone, K. （1999）. Toward a Clinical Model of Suicidal Behavior in Psychiatric Patients. American Journal of Psychiatry, 156: 181-189.

［221］ Martin A. J. , Yu K. , Papworth B. , et al. （2015）. Motivation and Engagement in the United States, Canada, United Kingdom, Australia, and China: Testing a Multi - Dimensional Framework. Journal of Psychoeducational Assessment, 2 （33）, 103-114.

［222］ Maslach C. , W. B. Schaufeli, M. P. Leiter. （2001）. Job Burnout, Annual Review of Psychology, 52, 397-422.

［223］ Massel H. K. , Liberman R. P. , Mintz J. （1990）. Evaluating the Capacity to Work of the Mentally Ill. Psychiatry, 53, 31-43.

［224］ Mauss, I. B. , Bunge, S. A. , & Gross, J. J. （2007）. Automatic Emotion Regulation. Social and Personality Psychology Compass, 1, 146-167.

［225］ Mauss, I. B. , Evers, C. , Wilhelm, F. H. , & Gross, J. J. （2006）. How to Bite Your Tongue without Blowing Your Top: Implicit Evaluation of Emotion Regulation Predicts Affective Responding to Anger Provocation. Personality and Social Psychology Bulletin, 32, 589-602.

［226］ McEwen B. S. （1998）. Stress, Adaptation, and Disease: Allostasis and Allostatic Load. Ann NY Acad Sci, 840, 33-44.

［227］ McGurk S. R. , Mueser K. T. , Pascaris A. （2005）. Cognitive Training and Supported Employment for Persons with Severe Mental Illness: One-year Results from a Randomized Controlled Trial. Schizophrenia Bulletin, 31 （4）, 898-909.

［228］ Mchugh J. E. , Lawlor B. A. （2001）. Exercise and Social Support are Associated with Psychological Distress Outcomes in a Population of Community-Dwelling Older Adults . Journal of Health Psychology, （6）.

［229］McHugh M. Brotherton, J. (2000). Health is Wealth: Organizational Utopia or Myopia, Journal of Managerial Psychology, 1, 744-770.

［230］Mee, S., Bunney, B. G., Bunney, W. E., Hetrick, S. G., & Reist, C. (2011). Assessment of Psychological Pain in Major Depressive Episodes. Journal of Psychiatric Research, 45 (11), 1504-1510.

［231］Meijman, T. F., & Mulder, G. (1998). Psychological Aspects of Workload. In P. J. D. Drenth, & H. Thierry (Eds.), Handbook of work and organizational, (2): Work psychology (2nd ed., pp. 5 - 33). Hove, England: Psychology Press/Erlbaum (UK) Taylor & Francis.

［232］Meijman, T. F., Mulder, G., & van Dormolen, M. (1992). Workload of Driving Examiners: A Psychophysiological Field Study. In H. Kragt (Ed.), Enhancing Industrial Performances (pp. 245 - 260). London: Taylor & Francis.

［233］Mikulincer, M., & Shaver, P. R. (2007). Attachment in Adulthood: Structure, Dynamics, and Change. New York, NY: Guilford Press.

［234］Mortensen, L., Meyer, A. S., & Humphreys, G. W. (2006). Age - Related Effects on Speech Production: A Review. Language & Cognitive Processes, 21, 238-290.

［235］Mueser K. T., Aalto S., Becker D. R., et al. (2005). The Effectiveness Ofbskills Training for Improving Outcomes in Supported Employment. Psychiatric Services, 56 (10), 1254-1260.

［236］Neimeyer, R. A. (2005). Defining the New Abnormal: Scientific and Social Construction of Complicated Grief. Omega: Journal of Death And Dying, 52, 95-97.

［237］Neimeyer, R. A., Prigerson, H. G., & Davies, B. (2002). Mourning and Meaning. American Behavioral Scientist, 46 (2), 235-251.

［238］Nock, M. K., Park, J. M., Finn, C. T., Deliberto, T. L., Dour, H. J., & Banaji, M. R. (2010). Measuring the Suicidal Mind: Implicit Cognition Predicts Suicidal Behavior. Psychological Science, 21 (4), 511-517.

［239］O' Seaghdha, P. G., Chen, J-Y., & Chen, T-M. (2012). Proximate Units in Word Production: Phonological Encoding Begins with Syllables in Mandarin Chinese but with Segments in English. Cognition, 115 (2), 282-302.

［240］Oldman J., Thomson L., Calsaferri K., et al. (2005). A Case Report of the Conversion of Sheltered Employment to Evidence - based Supported Employment in Canada. Psychiatric Services, 56 (11), 1436-1440.

［241］Padilla, M., Castellanos, D., Guilamo - Ramos, V., Reyes, A. M., Sánchez Marte, L. E., & Soriano, M. A. (2008). Stigma, Social Inequality, and HIV Risk Disclosure among Dominican Male Sex Workers, 67 (3), 380-388.

［242］Park, C. L., Cohen, L. H., & Murch, R. L. (1996). Assessment and Prediction of Stress－related Growth. Journal of Personality, 64 (1), 71－105. doi: 10. 1111/ j. 1467－6494. 1996. tb00815. x.

［243］Park, D. C., & Reuter－Lorenz, P. (2009). The Adaptive Brain: Aging and Neurocognitive Scaffolding. Annual Review of Psychology, 60, 173-196.

［244］Park, Y. A. (2011). Relationships between Work－home Segmentation and Psycho-logical Detachment from Work: The Role of Communication Technology Use at Home. Journal of Occupational Health Psychology, 16 (4), 457-467.

［245］Parker, D. F., & DeCotiis, T. A. (1983). Organizational Determinants of Job Stress. Organizational Behaviour and Human Performance, 32, 160-177.

［246］Parker, R., & Aggleton, P. (2003). HIV and AIDS－Related Stigma and Dis-crimination: A Conceptual Framework and Implications for Action. Social Science & Medicine, 57 (1), 13-24.

［247］Patterson, A. (2010). Psychache and Self－harming Behaviour among Men Who Are homeless: A Test of Shneidman's Model. Master of Science Queen's University, Kingston, Ontario, Canada.

［248］Phillips, D. P., & Carstensen, L. L. (1986). Clustering of Teenage Suicides after Television News Stories about Suicide. The New England Journal of Medicine, 315 (11), 685-689.

［249］Phillips, D. P., Lesyna, K., Paight, D. J., Maris, R. W., Berman, A. L., Maltsberger, J. T., et al. (1992). Suicide and the Media. In Assessment and Prediction of Sui-cide. (pp. 499-519). New York, NY US: Guilford Press.

［250］Phillips, M. R., Li, X., & Zhang, Y. (2002). Suicide Rates in China, 1995-1999. The Lancet, 359 (9309), 835-840.

［251］Pirkis, J. E., Burgess, P. M., Francis, C., Blood, R. W., & Jolley, D. J. (2006). The Relationship between Media Reporting of Suicide and Actual Suicide in Australia. Social Science & Medicine, 62 (11), 2874-2886.

［252］Pratt C. W. (1999). Out of Shadows: Confronting America's Mental Illness Cri-sis. Psychiatric Rehabilitation Journal, 22 (4), 418-419.

［253］Pratto, F., Sidanius, J., Stallworth, L. M., & Malle, B. F. (1994). Social Dominance Orientation: A Personality Variable Predicting Social and Political Attitudes, 259-288.

［254］Prigogine I. (1978). Time, Structure and Fluctuations. Science, 201 (4358), 777-785.

［255］Rastle, K. G., & Burke, D. M. (1996). Priming the Tip of the Tongue: Effects of Prior Processing on Word Retrieval in Young and Older Adults. Journal of Memory and Language, 35 (4), 586-605.

[256] Richard, L., & Mary, F. (2009) . The Ethics of Suicide Research: The Views of Ethics Committee Members. Crisis, 30 (1), 13-19.

[257] Rizzolatti, G., & Luppino, G. (2001) . The Cortical Motor System. Neuron, 31 (6), 889-901.

[258] Roberts D. R., Davenport T. O. (2002) . Job Engagement: Why It's Important and How to Improve It. Employment Relations Today, 3, 21-29.

[259] Rosenfeld L . B., Richman J. M., Bowen G. L. (2000) . Social Support Networks and School Outcomes: The Centrality of the Teacher. Child & Adolescent Social Work Journal, 17 (3), 205-226.

[260] Rosenwax, L., Malajczuk, S., & Ciccarelli, M. (2014) . Change in Carers' Activities after the Death of Their Partners. Supportive Care in Cancer, 22 (3), 619-626. doi: 10. 1007/s00520-013-2014-1.

[261] Salanova M., Llorens S., Cifre E., et al. (2012) . We Need a Herotoward a Validation of the Healthy and Resilient Organization Model. Group & Organization Management, 37 (37) .

[262] Santiesteban, I., Banissy, M. J., Catmur, C., & Bird, G. (2012) . Enhancing Social Ability by Stimulating Right Temporoparietal Junction. Current Biology, 22 (23), 2274-2277.

[263] Santiesteban, I., Banissy, M. J., Catmur, C., & Bird, G. (2015) . Functional Lateralization of Temporoparietal Junction - imitation Inhibition, Visual Perspective - taking and Theory of Mind. European Journal of Neuroscience, 42 (8), 2527-2533.

[264] Sarason S. B. (1981) . Psychology Misdirected. Psychology Misdirected.

[265] Sarfati, Y., Hardy Bayle, M. C., Besche, C., & Widlocher, D. (1997) . Attribution of Intentions to Others in People with Schizophrenia: A Non - verbal Exploration with Comic Strips. Schizophrenia Research, 25 (3), 199-209.

[266] Saxe, R., & Kanwisher, N. (2003) . People Thinking about Thinking People-The Role of the Temporo-parietal Junction in "Theory of Mind". Neuroimage, 19 (4), 1835-1842.

[267] Scambler, G. (1998) . Stigma and Disease: Changing Paradigms, 352 (9133), 1054.

[268] Schaufeli W. B. (2006) . The Measurement of Work Engagement with a Short Questionnaire. Educational & Psychological Measurement, 66 (4), 701-716.

[269] Schaufeli W. B., Martinez, I. M. Marques, P. A. Salanova, Bakker A. B. (2002) .

Burnout and Engagement in University Students: A Cross-national Study, Journal of Cross-Cultural Psychology, 5, 464-481.

[270] Schaufeli, W. (2002). The Measurement of Engagement and Burnout: A Two Sample Confirmatory Factor Analytic Approach. Journal of Happiness Studies, 3, 71-92.

[271] Schaufeli, W. B., & Enzmann, D. (1998). The Burnout Companion to Study & Practice: A Critical Analysis. Philadelphia: Taylor & Francis.

[272] Scherer, K. R. (2005). What are Emotions? And How Can They be Measured? Social Science Information, 44, 695-729.

[273] Schurz, M., Radua, J., Aichhorn, M., Richlan, F., & Perner, J. (2014). Fractionating Theory of Mind: A Meta-analysis of Functional Brain Imaging Studies. Neurosci. Biobehav. Rev., 42: 9-34.

[274] Scott, S. B., Bergeman, C. S., Verney, A., Longenbaker, S., Markey, M. A., & Bisconti, T. L. (2007). Social Support in Widowhood: A Mixed Methods Study. Journal of Mixed Methods Research, 1 (3), 242-266. doi: 10.1177/1558689807302453.

[275] Sellaro, R., Guroglu, B., Nitsche, M. A., van den Wildenberg, W. P. M., Massaro, V., Durieux, J., Colzato, L. S. (2015). Increasing the Role of Belief Information in Moral Judgments by Stimulating the Right Temporoparietal Junction. Neuropsychologia, 77, 400-408.

[276] Shafto, M. A., & Tyler, L. (2014). The Network Dynamics of Cognitive Decline and Preservation. Science, 346, 583-587.

[277] Shear, K., & Shair, H. (2005). Attachment, Loss, and Complicated Grief. Developmental Psychobiology, 47 (3), 253-267.

[278] Shneidman, E. S. (1993). Suicide as Psychache. Journal of Nervous and Mental Disease, 181 (3), 145-147.

[279] Shuck M. B., Rocco T. S., Albornoz C. A. (2011). Exploring Employee Engagem Ent from the Employee Perspective: Implications for HRD. Journal of European Industrial Training, 35 (4).

[280] Siegrist, J. (1996). Adverse Health Effects of High Effort/Low Reward Conditions. Journal of Occupational Health Psychology, 1, 27-41.

[281] Siltaloppi M. (2009). Recovery Experiences as Moderators between Psychological Work Characteristics and Occupational Well-being. Work & Stress, 23 (4), 330-348.

[282] Simon, Richard J., Olson, et al. (1960). Assessing Job Attitudes of Nursing Service Personnel, 2, 120-123.

[283] Siu O. L., Hui C. H., Phillips D. R., et al. (2009). A Study of Resiliency

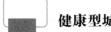

among Chinese Health Care Workers: Capacity to Cope with Workplace Stress. Journal of Research in Personality, 43 (5), 770-776.

[284] Siu O. L., Hui C. H., Phillips D. R., et al. (2009). A Study of Resiliency among Chinese Health Care Workers: Capacity to Cope with Workplace Stress. Journal of Research in Personality, 43 (5).

[285] Siu, O. L. (2006). Resilience. Peking University Business Review, April, 72-74.

[286] Skachkov V., Chepkyi V., Bratchenko H., et al. (2015). Entropy Approach to the Investigation of Information Capabilities of Adaptive Radio Engineering System in Conditions of Intrasystem Uncertainty. Radioelectronics and Communications Systems, 6 (58), 241-249.

[287] Smith B. W., Danlen J., Wiggins K., et al. (2008). The Brief Resilience Scale: Assessing the Ability to Bounce Back. International Journal of Behavioral Medicine, 15 (3).

[288] Solinski S., Jackson H. J., Bell R. C. (1992). Prediction of Employability in Schizophrenic Patients. Schizophrenia Research, 7, 141-148.

[289] Sonnentag, S., & Binnewies, C. (2013). Daily Affect Spillover from Work to Home: Detachment from Work and Sleep as Moderators. Journal of Vocational Behavior, 83 (2), 198-208.

[290] Sonnentag, S., & Frese, M. (2012). Stress in Organizations. In N. W. Schmitt, & S. Highhouse (Eds.), Handbook of Psychology. Vol. 12: Industrial and Organizational Psychology (2nd ed., pp. 560-592).

[291] Sonnentag, S. Recovery from Fatigue: The Role of Psychological Detachment. In Ackerman P. L. (Ed.). 2011, Cognitive Fatigue: Multi-disciplinary Perspectives on Current Research and Future Applications (pp. 253-268). Washington. D C. American Psychological Association.

[292] Sonnentag, S. (2010). Job Stressors, Emotional Exhaustion, and Need for Recovery: A Multi-Source Study on the Benefits of Psychological Detachment. Journal of Vocational Behavior, 76 (3), 355-365.

[293] Sonnentag, S., & Fritz, C. (2007). The Recovery Experience Questionnaire: Development and Validation of a Measure for Assessing Recuperation and Unwinding from Work. Journal of Occupational Health Psychology, 12 (3), 204-221.

[294] Sonnentag, S. (2007). The Recovery Experience Questionnaire: Development and Validation of a Measure for Assessing Recuperation and Unwinding from Work. Journal of Occupational Health Psychology, 12 (3), 204-221.

[295] Sonnetage S., Fritz C. (2007). The Recovery Experience Questionnaire: Development and Validation of a Measure Assessing Recuperation and Unwinding at Work. Journal of Occu-

pational Health Psychology, 12（3）, 204-221.

［296］ Sorin A. M. , Robert J. B. （2015）. Pareto's 80/20 Law and Social Differentiation: A Social Entropy Perspective. Public Relations Review, 2（41）, 178-186

［297］ Stauffer D. L. （1986）. Predicting Successful Employment in the Community for People with a History of Chronic Mental Illness. Occupational Therapy in Mental Health, 31-49.

［298］ Sternberg, S. （1969）. The Discovery of Processing Stages: Extensions of Donders' Method. Acta Psychologica, 30, 276-315.

［299］ Steward, W. T. , Herek, G. M. , Ramakrishna, J. , Bharat, S. , Chandy, S. , & Wrubel, J. , et al. （2008）. HIV-Related Stigma: Adapting a Theoretical Framework for Use in India. , 67（8）, 1225-1235.

［300］ Stroebe, M. S. , & Schut, H. （2010）. The Dual Process Model of Coping with Bereavement: A Decade On. Omega: Journal of Death & Dying, 61（4）, 273 – 289. doi: 10. 2190/OM. 61. 4. b.

［301］ Stroebe, M. S. , Schut, H. , & Stroebe, W. （2007）. Health Outcomes of Bereavement. The Lancet, 370, 1960-1973.

［302］ Stroebe, M. S. , Folkman, S. , Hansson, R. O. , & Schut, H. （2006）. The Prediction of Bereavement Outcome: Development of an Integrative Risk Factor Framework. Social Science & Medicine, 63（9）, 2440-2451.

［303］ Stroebe, M. S. , Schut, H. , & Stroebe, W. （2005）. Attachment in Coping with Bereavement: A Theoretical Integration. Review of General Psychology, 9（1）, 48-66.

［304］ Stroebe, W. , Abakoumkin, G. , & Stroebe, M. （2010）. Beyond Depression: Yearning for the Loss of a Loved One. Omega: Journal of Death & Dying, 61（2）, 85-101. doi: 10. 2190/OM. 61. 2. a.

［305］ Takada, M. , Tokuno, H. , Hamada, I. , Inase, M. , Ito, Y. , Imanishi, M. , Nambu, A. （2001）. Organization of Inputs from Cingulate Motor Areas to Basal Ganglia in Macaque Monkey. European Journal of Neuroscience, 14（10）, 1633-1650.

［306］ Taylor, J. K. , & Burke, D. M. （2002）. Asymmetric Aging Effects on Semantic and Phonological Processes: Naming in the Picture-word Interference Task. Psychology and Aging, 17（4）, 662-676.

［307］ Tsang, H. W. H. , Mok, C. K. , Au Yeung, Y. T. , & Chan, S. Y. C. （2003）. The Effect of Qigong on General and Psychosocial Health of Elderly with Chronic Physical Illnesses: A Randomized Clinical Trial. International Journal of Geriatric Psychiatry, 18, 441-449.

［308］ Tsang H. W. H. （2001）. Social Skills Training for Finding and Keeping Anjob with the Mentally ill. Psychiatric Service, 52 (7), 891-894.

[309] Tsang H. W. H. , Bacon N. G. , Leung O. (2000) . Predictors of Employment Outcome for People with Psychiatric Disabilities: A Review of the Literature since the Mid 80's. Journal of Rehabilitation, 66 (2), 19-31.

[310] Tsang H. W. H. , Pearson, V. (1996) . A Conceptual Framework on Work-related Social Skills for Psychiatric Rehabilitation. Journal of Rehabilitation, 62 (3), 61-67.

[311] Tsang H. , Lam P. , Ng B. , Leung O. (2000) . Predictors of Employment Outcome of People with Psychiatric Disabilities: A Review of the Literature since Mid 80s. Journal of Rehabilitation, 66 (2), 19-31.

[312] Twamley E. W. , Jeste D. V. , Lehman A. F. (2003) . Vocational Rehabilitation in Schizophrenia and Other Psychotic Disorders - A Literature Review and Meta - analysis of Randomized Controlled Trials. Journal of Nervours and Mental Disease, 191 (8), 515-523.

[313] Vanderhorst R. K. , Mclaren S. (2005) . Social Relationships as Predictors of Depression and Suicidal Ideation in Older Adults. Aging and Mental Health, (6) .

[314] Villacieros, M. , Serrano, I. , Bermejo, J. C. , Magaña, M. , & Carabias, R. (2014) . Social Support and Psychological Well-being as Possible Predictors of Complicated Grief in a Cross-section of People in Mourning. Anales de Psicología, 30 (3), 944-951.

[315] Vollm, B. A. , Taylor, A. N. W. , Richardson, P. , Corcoran, R. , Stirling, J. , McKie, S. , Elliott, R. (2006) . Neuronal Correlates of Theory of Mind and Empathy: A Functional Magnetic Resonance Imaging Study in a Nonverbal Task. Neuroimage, 29 (1), 90-98.

[316] Wallace C. J. , Tauber R. , Wilde J. (1999) . Teaching Fundamental Work Place Skills to Persons with Serious Mental Illness. Psychiatric Services, 50 (9), 1147-1153.

[317] Warr P. (1992) . Age and Occupational Well-being. Psychology & Aging, 7 (1), 37-45.

[318] Wasserman S. , Faust K. (1994) . Social Network Analysis: Methods and Applications. Cambridge: Cambridge University Press.

[319] Weiner, B. , Perry, R. P. , & Magnusson, J. (1988) . An Attributional Analysis of Reactions to Stigmas. Journal of Personality and Social Psychology, 55 (5), 738-748.

[320] White, D. L. , Walker, A. J. , & Richards, L. N. (2008) . Intergenerational Family Support Following Infant Death. International Journal of Aging and Human Development, 67 (3), 187-208.

[321] White, K. K. , Abrams, L. , & Frame, E. A. (2013) . Semantic Category Moderates Phonological Priming of Proper Name Retrieval during Tip-of-the-tongue states. Language and Cognitive Processes, 28 (4), 561-576.

［322］White, K. K. , & Abrams, L. （2002）. Does Priming Specific Syllables During Tip-of-the-tongue States Facilitate Word Retrieval in older Adults? . Psychology and Aging, 17 （2）, 226-235.

［323］Whitman, M. V. , Halbesleben, J. R. B. , & Holmes, O. （2014）. Abusive Supervision and Feedback Avoidance: The Mediating Role of Emotional Exhaustion. Journal of Organizational Behavior, 35, 38-53.

［324］WHO. （2008）. Preventing Suicide: A Resource for Media Professionals. Geneva: WHO.

［325］World Health Organization. （2010）. Suicide Prevention. Retrieved from http: // www. who. int/ mental_ health/prevention/suicide/suicideprevent/en/.

［326］World Health Organization. （1946）. Preamble to the Constitution of the World Health Organization as Adopted by the International Health Conference. New York, （6）.

［327］Wright, S. C. , Aron, A. , McLaughlin-Volpe, T. , & Ropp, S. A. （1997）. The Extended Contact Effect: Knowledge of Cross-Group Friendships and Prejudice. Journal of Personality and Social Psychology, 73 （1）, 73.

［328］Yang, L. H. （2007）. Application of Mental Illness Stigma Theory to Chinese Societies: Synthesis and New Directions. Singapore Medical Journal, 48 （11）, 977-985.

［329］Ye, H. , Chen, S. , Huang, D. , Zheng, H. , Jia, Y. , & Luo, J. （2015）. Modulation of Neural Activity in the Temporoparietal Junction with Transcranial Direct Current Stimulation Changes the Role of Beliefs in Moral Judgment. Frontiers in Human Neuroscience, 9.

［330］Young, L. , Camprodon, J. A. , Hauser, M. , Pascual-Leone, A. , & Saxe, R. （2010）. Disruption of the Right Temporoparietal Junction with Transcranial Magnetic Stimulation Reduces the Role of Beliefs in Moral Judgments. Proceedings of the National Academy of Sciences of the United States of America, 107 （15）, 6753-6758.

［331］Young, L. , Cushman, F. , Hauser, M. , & Saxe, R. （2007）. The Neural Basis of the Interaction between Theory of Mind and Moral Judgment. Proceedings of the National Academy of Sciences of the United States of America, 104 （20）, 8235-8240.

［332］Yu-Chun Chen. （2016）. Hospice Palliative Care Article Publications: An Analysis of the Web of Science Database from 1993 to 2013. Journal of the Chinese Medical Association, 79, 29-33.

［333］Zacks, R. T. , & Hasher, L. Directed Ignoring: Inhibitory Regulation of Working Memory. In D. Dagenbach & T. H. Carr （Eds. ）, 1994, Inhibitory Processes in Attention, Memory, and Language （pp. 241-264）. San Diego, CA: Academic Press.

［334］Zhang, Q. , & Wang, C. （2014）. Syllable Frequency and Word Frequency Effects in Spoken and Written Word Production in a Non-alphabetic Script. Front Psychology,

5, 120.

[335] Zhang X. , Yeung D. Y. , Fung H. H. , Lang F. R. (2001) . Changes in Peripheral Social Partners and Loneliness over Time: The Moderating Role of Interdependence. Psychology and Aging, (4) .

[336] Zung, W. W. (1965) . A Self-rating Depression Scale. Archives of General Psychiatry, 12, 63-70.

后 记

《健康型城区建设模式研究》作为国家社会科学基金重大项目的子课题，在大家的共同努力下，终于顺利完稿。在完成上海静安区这个项目的过程中，我要感谢各方面的大力支持：2014年7月，上海市静安区卫生计生党工委和中国人民大学心理学系在静安区举行了国家重大项目子课题"健康型城区建设的社会管理模式研究"的签约仪式，然后，2014年12月，该项目被列为静安区卫生计生系统重点学科建设项目，纳入了十百千人才培养序列。由于有了研究经费的保障，我们开始全面探索健康型城区的建设规律。首先探讨了城区民众的社会心理变迁和融合规律，整个静安区的社区居民和企事业单位我们都发动起来进行调查，还考察了民办学校中常住与外来学生的友谊选择和价值观趋势。另外，由于区卫生计生党工委的支持，我们在医护人员中开展了范围较大的抗逆力模型方面的调查，问卷调查覆盖了几乎静安区所有类型的医院，从质性研究的深度访谈到大面积问卷调查，最后，根据调查结果，还选择了几所医院做干预的验证性研究，这些调研工作帮助我们进一步发现了抗逆力与工作投入和工作幸福感的关系。

在失智老人的研究方面，除了我们在中国人民大学进行的脑功能衰退与症状表现的理论模型研究之外，我们在深入推进静安区区域化"三二一"社会健康行动中，选择上海江宁健康社区爱老家园开展了老年友好的社区管理模式的研究，把室内失智老人的理论研究成果运用于认知功能训练、有氧训练、情绪管理、放松训练之中，取得了非常明显的成效。在晚期癌症病人的死亡应对与临终精神性关怀方面，我们在静安寺社区卫生服务中心的支持下，开展了有效的临终精神性关怀的理论和实践研究工作。

最值得一提的是我们开展的丧亲人群的哀伤社会支持研究，我们共完成了哀伤人员28人的访谈。众所周知，进行这种痛苦的回忆，搞得不好就会造成对丧亲者的"二次伤害"。由于访谈中被试方面的密切配合，我们取得了意想不到的效果。在静安区广大群众的大力配合下，我们终于顺利完成了数十位被试访谈和后来 400 名丧亲被试的问卷调查工作。令人欣慰的是，调研结果显示，丧亲社会支持不仅有利于个体抑郁情绪和孤独感的缓解，同时促进了个体对自身态度和世界观的积极改变。

总之，在课题组全体人员的共同努力下，我们在健康型城区建设模式方面进行了卓有成效的探讨，先后开展了社会心理变迁与融合研究、医务人员的抗逆力模型及其组织与员工促进模式研究、老年人社交网络和健康的关系研究、老龄化与认知功能衰退的神经机制及干预研究、丧亲人群的哀伤社会支持研究以及死亡应对与临终关爱研究等方面的研究工作，在健康型城区建设模式方面取得了明显的进展。这里，我还要衷心感谢中国人民大学心理学系的研究人员对于室内实验和室外现场研究两条"战线"的鼎力支持，没有中国人民大学和上海静安区双方的精诚合作，我们的科学研究和实践活动是不可能取得这么圆满的成功的。

习近平总书记在中共十九大报告中提出，要"加强社会心理服务体系建设，培育自尊自信、理性平和、积极向上的社会心态"，上海静安区"健康型城区建设的社会管理模式"较系统地开展了社会心理服务体系的理论和实践模式的探索，取得了明显的进展。目前，我国城区社会心理服务研究还处于萌芽阶段，还需要继续努力。我们期望今后与城区心理学领域的同行们一道，继续深入持久地进行探索，把健康型组织建设的研究提高到一个新的水平。

于北京市奥林匹克花园
2018 年 5 月 16 日